DR. SHAWN **BAKER**

DIE FLEISCH-FRESSER DIÄT

Für Jasmine, die mir in all den schweren Zeiten beigestanden hat. Ich danke dir!

Für meine Babys Saxon, Emmie, Nylah und Chouch. Daddy liebt euch!

Ich möchte den Tausenden von Menschen danken, die ihre Geschichten, wie die Fleisch-Diät ihr Leben verändert hat, mit mir geteilt haben. Die phänomenale Unterstützung durch die Gemeinschaft der Fleischfresser, die an tatsächliche Ergebnisse statt an Dogmen glaubt, war unglaublich inspirierend und hatte maßgeblichen Einfluss auf die Entstehung dieses Buches!

DR. SHAWN **BAKER**

DIE FLEISCH-FRESSER DIÄT

Das Carnivoren-Ernährungsprogramm für Fleischliebhaber

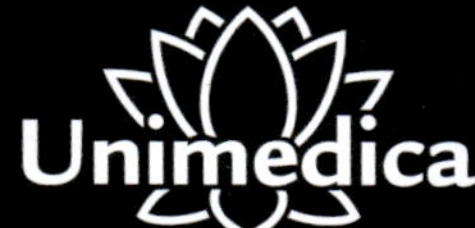

IMPRESSUM

Dr. Shawn Baker
Die Fleischfresser-Diät
Das Carnivoren-Ernährungsprogramm für Fleischliebhaber
1. deutsche Auflage 2021
2. deutsche Auflage 2023
3. deutsche Auflage 2024
ISBN 978-3-96257-200-6

Published by arrangement with the original publisher,
Victory Belt Publishing Inc. c/o Simon & Schuster, Inc.

Übersetzung aus dem Englischen: Simone Fischer
Layout: Elita San Juan
Satz: Narayana Verlag
Coverlayout: Charisse Reyes
Coversatz: Narayana Verlag
Autorenfoto: ©Jasmine Forbes

Herausgeber: Unimedica im Narayana Verlag GmbH
Blumenplatz 2, D-79400 Kandern
Tel.: +49 7626 974 970–0
E-Mail: info@unimedica.de
www.unimedica.de

Finger weg vom Salat!

In den letzten 100 Jahren haben uns Ernährungsexperten geraten, fettreiches Fleisch zu meiden und lieber viel Gemüse, Obst und Vollkornprodukte zu essen. Aber wohin hat uns diese Art der Ernährung geführt? Auf direktem Weg zu chronischen Krankheiten und Übergewicht!

Dr. Shawn Baker steht an der Spitze einer Bewegung, die all dies ändern will. Er setzt sich ein für die Fleischfresser-Diät – ein carnivorer Ernährungsplan, der den Essgewohnheiten unserer Vorfahren weitaus ähnlicher ist als den gängigen Ernährungspyramiden staatlicher Institutionen. Denn bevor wir zu sesshaften Bauern wurden, lebten wir als Jäger und Sammler vorrangig von der Jagd. Fleisch ist weitaus nahrhafter als Gemüse und Obst, weshalb unsere Vorfahren ihre Energie auch nicht damit verschwendet haben, nach einer Handvoll Beeren zu suchen, um ihre Bäuche zu füllen. Stattdessen jagten sie das Großwild, das die Erde durchstreifte, weil sie wussten, dass tierische Proteine ihnen alles gaben, was sie brauchten.

Wir haben vielleicht die Höhlen gegen Häuser und Wohnungen eingetauscht, die Ernährungsbedürfnisse unseres Körpers haben sich jedoch nicht geändert. Deshalb sollten wir die Komplexität moderner Ernährungskonzepte mit ihren Lebensmittelgruppen und unterschiedlichen Nährstoffzusammensetzungen hinter uns lassen. Statt uns Gedanken übers Kalorienzählen zu machen, sollten wir unsere Teller einfach mit nahrhaftem, leckerem Fleisch füllen. Fleisch ist und war schon immer der zentrale Bestandteil menschlicher Ernährung. Verzichten Sie deshalb auf Lebensmittel aus billigem Getreide, Zucker und ungesunden Ölen. Übernehmen Sie die Verantwortung für Ihre Gesundheit und geben Sie Ihrem Körper das, was er braucht: Fleisch!

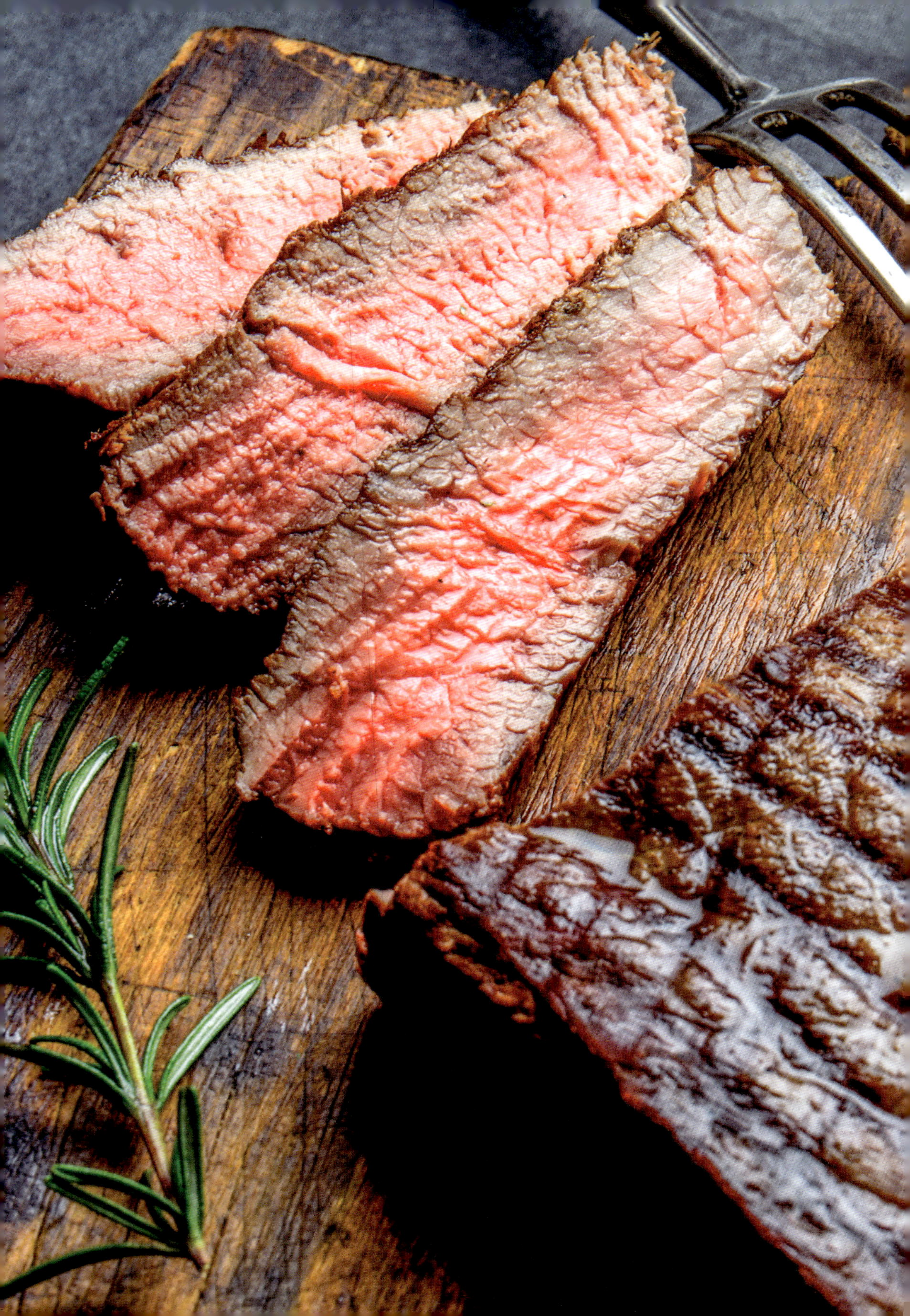

INHALT

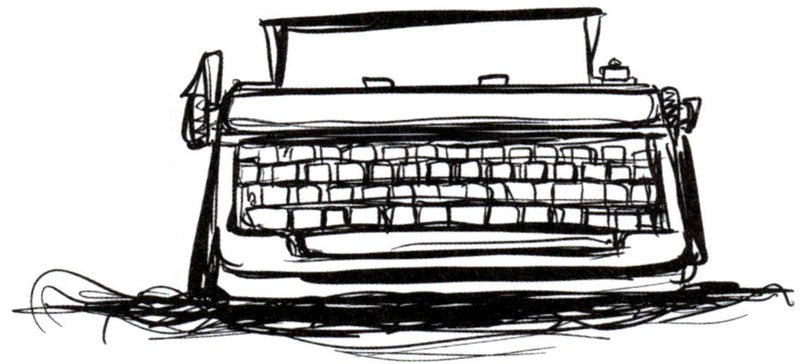

EINLEITUNG

Wenn Sie mich vor fünf Jahren gefragt hätten, ob ich plane, ein Buch zu schreiben, insbesondere ein albernes Ernährungsbuch, hätte ich Sie für verrückt erklärt. Und hier bin ich nun und schreibe einen Ernährungsratgeber, der alle Ernährungsratschläge, die wir seit mindestens 100 Jahren befolgen, auf den Prüfstand stellt.

Dieses Buch wird zweifellos sehr viele Leute verärgern. Ethisch motivierte Veganer werden es hassen, aber das ist natürlich nicht überraschend. Denn ich bin dafür, Fleisch zu essen – viel Fleisch. Ernährungswissenschaftler werden sich durch das Buch bedroht fühlen, weil meine Empfehlungen der konventionellen Sichtweise widersprechen, an der wir seit einem Jahrhundert festhalten. Außerdem werden sie den Mangel an gründlichen Studien zu diesem Thema anprangern. Am wütendsten werden jedoch die Menschen sein, die sich für die carnivore Diät entscheiden und dann feststellen, dass alles, was sie im Laufe der vorherigen Jahre zum Thema Ernährung gelernt haben, völliger Müll war.

Zu Beginn der Lektüre dieses Buches werden Sie vielleicht Zweifel haben. Die Fleischfresser-Diät? Was soll das denn? Wie kann man nur glauben, der Verzehr von Fleisch in rauen Mengen würde weder der eigenen Gesundheit noch der Erde enorm schaden? Genau das ist nämlich die Botschaft, die wir seit mehreren Generationen zu hören bekommen. In Wahrheit sieht es aber so aus: Diese Botschaft wurde bisher kaum infrage gestellt, und es gibt keine wirklichen Beweise für die Behauptung, dass der Verzehr von viel Fleisch schlecht für die Gesundheit ist.

In den letzten zweieinhalb Jahren habe ich mich ausschließlich von Fleisch ernährt. Ich habe überhaupt kein Gemüse und Obst und keinerlei Vollkornprodukte und Ballaststoffe gegessen. Keine Phytonährstoffe oder pflanzliche Antioxidantien sind in meinen Bauch gewandert. Und obwohl ich diese Dinge nicht gegessen habe, bin ich weder gestorben noch krank geworden. Im Gegenteil, ich bin so gesund wie noch nie zuvor. Die Probleme, von denen ich annahm, sie seien eine natürliche Folge des Alterns, sind nach und nach verschwunden. Meine sportliche Leistung hat sich dramatisch bis zu dem Punkt verbessert, dass ich drei Weltrekorde im Rudern brechen konnte und sich meine Kraft deutlich steigerte.

Mein Ziel mit diesem Buch ist es nicht, die ganze Welt davon zu überzeugen, dass wir alle eine carnivore Ernährung zu uns nehmen müssen. Ich bin sogar ein bisschen besorgt, dass mein Vorrat an saftigen Rib-Eye-Steaks schwindet, wenn zu viele Leute diese Ernährungsweise übernehmen. Ich sehe mich jedoch in der Pflicht, die Menschen auf diese Alternative und den Erfolg, den viele mit diesem Ansatz haben, aufmerksam zu machen.

In Bezug auf das Thema Ernährung werden viele Vermutungen angestellt, die mehr auf dem Glauben als auf soliden Beweisen basieren. Aus diesem Grund hat es im Laufe der Jahre immer wieder Versuche gegeben, das Wissen und die Daten auf diese tief verwurzelten Überzeugungen zuzuschneiden. Wenn Studien zu Ergebnissen führen, die diesen Überzeugungen zuwiderlaufen, werden sie einfach verworfen und abgelehnt. Glücklicherweise ändern sich die Zeiten jedoch, und die Menschen begreifen allmählich, dass Forschungsergebnisse weitaus aussagekräftiger sind als jede Theorie. Noch beruhen die Grundlagen der Ernährung auf Vermutungen. Doch wenn mehr Beweise vorgelegt werden, müssen wir unsere Überzeugungen anpassen.

Wie in jedem normalen Ernährungsratgeber üblich, untermauere auch ich meine Argumente mit einer Reihe wissenschaftlicher Studien, streue einige historische Berichte ein und nehme Sie auf eine Zeitreise mit, um auch die Evolution zu beleuchten. Einige Geschichten über lebensverändernde Erfahrungen und persönliche Erfolge, die ich ebenso aufschlussreich finde wie viele wissenschaftliche Studien, füge ich ebenfalls ein. Ich schreibe nicht für die Kritiker, von denen es garantiert jede Menge geben wird. Ich schreibe für Menschen, die ihre Gesundheit und ihr Leben im Allgemeinen grundlegend verändern wollen. Einige davon werden verstehen, wovon ich spreche, andere wiederum nicht (weil sie es vielleicht nicht können). Vor mir liegt daher zweifellos eine sehr schwierige Aufgabe, aber ich werde diese Arbeit mit Freude und viel Spaß angehen!

KAPITEL 1

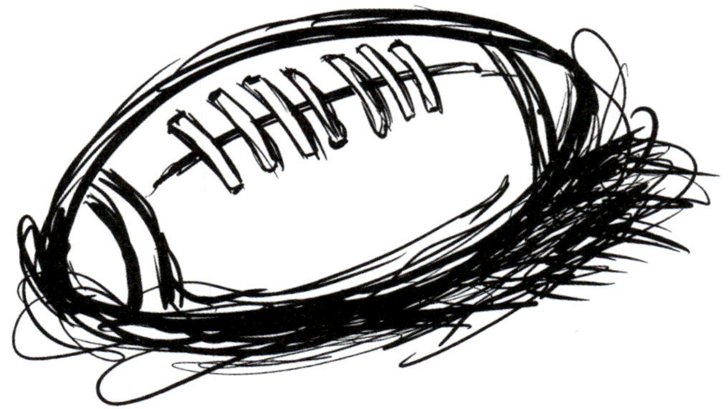

MEINE GESCHICHTE

Bevor wir uns mit der Wissenschaft und den Grundprinzipien der Ernährung befassen, möchte ich Ihnen erzählen, wer ich bin, was mich geprägt hat, wie ich dazu kam, mit dieser Diät zu experimentieren, und warum ich heute ein ziemlich lautstarker Befürworter dieser Ernährungsweise bin. Wenn Sie keine autobiographischen Inhalte lesen möchten, blättern Sie einfach zum nächsten Kapitel weiter. Ich verspreche, ich werde darüber nicht sauer sein.

Okay, wo soll ich anfangen? Ich bin in den 1970er Jahren aufgewachsen und lebte hauptsächlich in der Umgebung von Chicago, Illinois. Als ich sah, wie Bruce Jenner bei den Olympischen Sommerspielen 1976 Gold im olympischen Zehnkampf gewann, inspirierte mich das dazu, Sportler zu werden. Ich erinnere mich noch gut daran, dass ich in meiner Nachbarschaft unsere ganz eigenen Olympischen Spiele organisierte. Die Sieger erhielten Medaillen, die ich herstellte, indem ich

Pennys in Alufolie wickelte. Wir hatten einen „Marathon", bei dem es vier Runden um den Block ging, Sprints, Hochsprung auf eine alte Matratze und Kugelstoßen, bei dem wir einen großen Stein als Kugel benutzten. Alle Kinder aus der Nachbarschaft nahmen daran teil.

Ich war schon immer von Leichtathletik besessen und habe mich immer bemüht, mein Bestes zu geben. Aus irgendeinem Grund wurde ich ziemlich groß, nämlich 1,95 m, obwohl meine Mutter nur 1,56 m und mein Vater nur 1,85 m groß sind. Groß zu sein hilft bei bestimmten Sportarten, aber bei anderen schränkt es ein. Für mich wäre es nie infrage gekommen, Turner, Jockey oder CrossFit-Athlet zu werden. Ich war als Heranwachsender ein ziemlich dünner Kerl. Als ich mit der Highschool anfing, war ich ungefähr 1,85 m groß und wog 61 Kilo, was man als leicht untergewichtig bezeichnen könnte.

Aber selbst bei diesem geringen Gewicht hatte ich etwas zu viel Bauch.

Was habe ich als Kind gegessen? So ziemlich dasselbe Zeug wie alle anderen. Zum Frühstück gab es zuckerhaltiges Müsli in den unterschiedlichsten Variationen mit Magermilch. Ich habe es einfach geliebt! Das Zeug schmeckte definitiv gut, und das Trinken der mit Zucker angereicherten Milch, die eine merkwürdige Farbe angenommen hatte, war immer das Beste daran. Das Mittagessen bestand oft aus einem Sandwich mit einem Fleischprodukt, manchmal auch etwas Obst, einem Müsliriegel und vielleicht ein paar Keksen. Zum Abendessen hatten wir oft ein Standardgericht aus Fleisch, einem stärkehaltigen Lebensmittel und Gemüse. Und ich bekam oft Nachtisch. Ich weiß noch gut, dass ich jede Woche literweise Magermilch herunterkippte, als ich älter wurde. Mein Vater fand es gar nicht lustig, wenn er von einem langen Arbeitstag nach Hause kam und die ganze Milch verschwunden war. Ich habe zudem jede Menge Kartoffelchips und Schokoladenkuchen mit Vanilleeis gegessen. Manchmal schnappte ich mir sogar eine Dose Kuchenglasur und einen Löffel und trabte durch die Gegend, bis ich das ganze Ding weggeputzt hatte. (Aber verraten Sie das nicht meiner Mutter!)

Mit vierzehn begann ich mich für Gewichtheben zu interessieren und versuchte, mich gesünder zu ernähren. Ich fing an, riesige Mengen Joghurt in mich zu stopfen, weil ich ein paar coole Fernsehspots gesehen hatte, in denen angedeutet wurde, dass russische Dorfbewohner aufgrund ihres großen Joghurtkonsums lange lebten.

Mit zunehmendem Alter informierte ich mich vor allem durch Bodybuilding-Zeitschriften genauer darüber, wie man groß und stark wird. Ich beschäftigte mich mit Proteinpulver und Nahrungsergänzungsmitteln, von denen ich annahm, dass sie die Schlüsselzutaten dafür waren, warum diese unglaublich

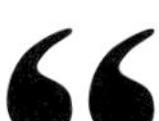

Natürlich war der Joghurt fettarm und enthielt Tonnen von zugesetztem Zucker, aber damals lautete die Botschaft der Experten, dass wir Nahrungsfett vermeiden sollten. Zucker empfand man als weniger besorgniserregend.

riesigen, muskulösen Typen so aussahen. Im Rückblick scheint es offensichtlich, dass Drogenmissbrauch ein wesentlicher Bestandteil des Bodybuildings war, aber damals wusste ich das noch nicht.

Als ich die Highschool in Texas abschloss, wog ich ungefähr 88 Kilo und hatte meine volle Erwachsenengröße erreicht. Laut dem Basketballtrainer war ich „das stärkste Kind in der Schule". Nach der Highschool verbrachte ich zwei Jahre an einem örtlichen Junior College und ging danach an die University of Texas in Austin, um meinen Bachelor-Abschluss zu machen. Ich hatte ungefähr mit sechzehn beschlossen, Arzt zu werden, weil mich die Wissenschaft interessierte und mich der menschliche Körper faszinierte, also ging ich in die entsprechenden Vorbereitungskurse.

Während meiner Studienzeit waren neben dem Lernen die sozialen Kontakte für mich wichtig, außerdem arbeitete ich auch nebenbei als Lkw-Verlader bei UPS. Trotz dieses vollen Terminkalenders fand ich noch Zeit zum Trainieren. Ich entdeckte, dass ich ein Naturtalent dafür hatte, schwere Dinge hochzuheben und abzusetzen. Jerry, mein Chef bei UPS, war ungefähr so alt wie ich und ging in dasselbe Fitnessstudio. Er wettete mit mir darum, dass er meine Lastwagen beladen würde, wenn ich beim Kreuzheben 205 kg schaffen würde. Ich war damals neunzehn Jahre alt und hatte noch nie Gewichte gehoben, schon gar keine 205 kg, um die es bei dieser Wette ging.

Ich näherte mich der Stange, schnappte sie mir und zog daran, so fest ich konnte. Zu Jerrys und meiner Überraschung löste sich die Stange vom Boden, und ich bekam sie komplett hoch. Nach diesen ersten 205 kg entwickelte ich eine lebenslange Liebe zum Kreuzheben. Im Jahr 2000 hob ich schließlich 350 kg und stellte einen amerikanischen Rekord im drogenfreien Powerlifting auf. (Übrigens hat der dämliche Jerry diese Lastwagen nie für mich beladen).

Ich wechselte an die Universität von Texas, wo ich weiterhin hart trainierte und fleißig lernte. Ich erwarb meinen Abschluss in Biologie und wurde an der medizinischen Fakultät angenommen.

Beginn meiner medizinischen Laufbahn mit einem Umweg

Ich nahm mein Medizinstudium an der medizinischen Fakultät der University of Texas in Galveston auf. Kurz nach meiner Ankunft in Galveston fand ich ein großartiges Fitnessstudio – Sergeant Rock's Gym –, das einem Typ namens Paul McCartney gehörte (nein, nicht der von den Beatles). Paul meinte scherzhaft, dass ich für das örtliche Rugby-Team spielen müsse, wenn ich bei ihm trainieren wollte. Rugby-Spieler zu werden, erwies sich für mich auf mehreren Ebenen als lebensveränderndes Ereignis.

Ich hatte vorher noch nicht einmal im Fernsehen Rugby angeschaut, doch es fiel mir direkt sehr leicht, weil ich athletisch, groß, stark und schnell war. Nach einer kurzen Eingewöhnungsphase war ich süchtig danach. Bald galt mein Hauptinteresse dem Rugby-Training, und die medizinischen Studieninhalte wurden zweitrangig. Ich bekam zwar immer noch gute Noten, aber meine Leistungen waren nicht auf dem Niveau, das ich hätte erreichen können, wenn das Studium mein Hauptaugenmerk gewesen wäre. Als ich im Rugby immer besser wurde, wurde ich in einige All-Star- und Auswahlmannschaften gerufen. Bald reiste ich durch das ganze Land und spielte für die All-Texas-Mannschaft und später für die Western U. S.-Mannschaft.

Aufgrund meiner Rugby-Reisen verpasste ich schließlich eine Übung für meinen Pharmakologie-Kurs. Zwar hatte ich die Gelegenheit, diese nachzuholen, rechnete aber nach, wie sich die Übung auf meine Note auswirken würde, und stellte fest, dass ich in dem Kurs immer noch leicht eine Eins bekommen konnte, selbst wenn ich für diese Übung keine Punkte erzielte.

Also sagte ich der Sekretärin der pharmakologischen Abteilung, dass es für mich in Ordnung sei, die Übung auszulassen. Anscheinend kam das nicht so gut an, denn nun stand ich unter akademischer Beobachtung. Etwa zur selben Zeit erhielt ich das Angebot, nach Neuseeland, dem Rugby-Mekka der Welt, zu gehen und für eine Mannschaft aus der Premier League zu spielen. Nach etwa fünf Minuten intensiver Überlegung sagte ich zu mir: „Verdammt, ja! Scheiß auf diesen Medizinstudienkram. Ich gehe ins Kiwi-Land“. Sehr zum Schock meiner Professoren zog ich mich also vom Medizinstudium zurück und machte mich auf den Weg nach Neuseeland.

Rugby ist kein Sport für Weicheier. Es kann brutal sein, aber es ist auch ein wunderschön künstlerischer Sport, wenn er gekonnt ausgeführt wird. Ich habe meine Zeit in Neuseeland sehr genossen und bereue meine Entscheidung, das Medizinstudium abzubrechen, um dorthin zu gehen, keine Sekunde lang. Während ich in Neuseeland war, hatte ich alle möglichen Gelegenheitsjobs, darunter Müllmann, Baggerfahrer für Gasleitungen, Schafscherer, Milchlieferant und Barkeeper. Als „amerikanischer Einwanderer“ wurde ich oft zum Abendessen bei den Leuten zu Hause eingeladen, wo es fast immer eine Art Lammgericht gab, das mit einer gebratenen Kumara serviert wurde, der neuseeländischen Version einer Süßkartoffel. Ich habe, während ich dort war, so viel Lamm gegessen, dass ein Jahrzehnt verging, bevor ich es wieder genießen konnte. (Ironischerweise esse ich als reiner Fleischfresser, der ich heute bin, jeden Tag Rindfleisch, und es kommt mir nicht zu den Ohren heraus. Ich mag mittlerweile auch wieder gerne Lammfleisch, wenn ich es bekommen kann.)

Nach Beendigung meines Aufenthalts in Neuseeland kehrte ich nachTexas zurück. Ich brauchte einen Job, und zu dieser Zeit hatte das Militär eines der besten Rugby-Programme des Landes, also trat ich der United States Air Force bei. Ich besuchte die Offiziersausbildungsschule, wo ich hervorragende Leistungen erbrachte und mit Auszeichnung abschloss.

Ich erhielt sogar ein Offizierspatent, was für Leute, die keinen Abschluss der Air Force Academy haben, ziemlich selten ist. Um Pilot zu werden, war ich jedoch zu groß und hatte keine ausreichende Sehkraft. Daher wurde ich darin ausgebildet, Interkontinentalraketen mit nuklearen Sprengköpfen zu starten. Ich musste eine Reihe von Persönlichkeits- und psychologischen Zuverlässigkeitstests bestehen, bevor ich für diesen Job zugelassen wurde und meine Sicherheitsfreigabe für die höchste Geheimhaltungsstufe erhielt.

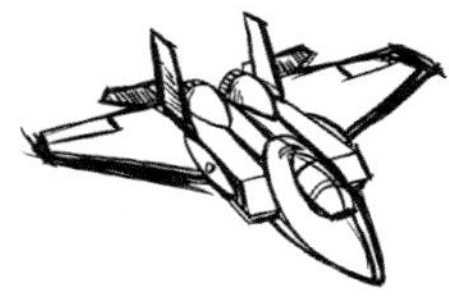

Nach einem etwa sechsmonatigen Aufenthalt in Kalifornien auf der Vandenberg Air Force Base, wo ich alle Feinheiten des Minuteman-III-Nuklearwaffenkontrollsystems kennenlernte, wurde ich zur F. E. Warren Air Force Base nach Cheyenne, Wyoming, geschickt. Fünf Jahre lang arbeitete ich bis zu achtmal im Monat in 24-Stunden-Schichten, wo ich 150 Atomsprengköpfe betreute und regelmäßig für den Dritten Weltkrieg übte. Ich war ziemlich gut darin, so zu tun, als würde ich Atombomben abwerfen, und wurde zum Raketenkommandant des Jahres ernannt. Schließlich wurde ich Ausbilder.

Als ich Ende zwanzig war, wurde Rugby für mich immer uninteressanter. Während eines Spiels gegen ein Team aus Russland trat mich einer der russischen Sportler wiederholt an den Kopf, bis aus einem meiner Ohren Blut strömte. Nach diesem Vorfall beschloss ich, dass es für mich an der Zeit war, die Rugby-Schuhe an den Nagel zu hängen und mich um eine „richtige Berufslaufbahn“ zu kümmern. Überraschenderweise gab es im zivilen Sektor keine große Nachfrage nach Raketenkommandanten für Nuklearwaffen, doch glücklicherweise übernahm das Militär die Kosten für meine Wiederaufnahme des Medizinstudiums.

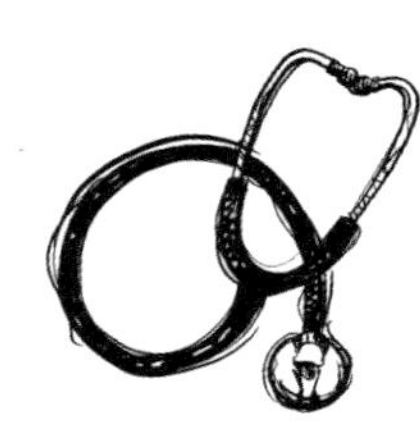

Dafür musste ich aber erst einmal an der medizinischen Fakultät aufgenommen werden, und leider kam mir hier meine Vergangenheit in die Quere. Da mein Notendurchschnitt während meines letzten College-Semesters so niedrig gewesen war, musste ich eine Unmenge an College-Kursen belegen, um ihn zu verbessern. Ich schrieb mich für ein Fernstudium an der Universität von Wyoming ein und absolvierte die Kurse in rasendem Tempo, wobei ich nur Einsen bekam. So konnte ich meinen Gesamt-College-Notendurchschnitt wieder in den „für das Medizinstudium akzeptablen Bereich“ bringen. Ich musste auch den MCAT wiederholen, den standardisierten Test für angehende Medizinstudenten. Glücklicherweise bestand ich diesen Test mit Bravour, was mich zu einem ziemlich starken Kandidaten für den Wiedereinstieg ins Studium machte und dazu führte, dass ich an der Texas Tech University aufgenommen wurde.

Als ich wieder an der medizinischen Fakultät war, war ich entschlossen, meine Sache richtig gut zu machen. Zu diesem Zeitpunkt wog ich ungefähr 130 bis 135 Kilo und war enorm gut im Powerlifting, hatte aber Probleme, im Unterricht wach zu bleiben. Rückblickend und mit meinem heutigen Wissen über Ernährung vermute ich stark, dass die klassisch ungesunde, kohlenhydratreiche Ernährung maßgeblich für meine Schläfrigkeit verantwortlich war.

Ich habe jedoch sehr gewissenhaft gelernt und bei den Tests routinemäßig eine der höchsten Punktzahlen erzielt, was entscheidend ist, wenn man Erfolg haben und sich sein Fachgebiet aussuchen will. Man muss auch während der Famulatur richtig Gas geben, sich enorm anstrengen und gute Arbeit abliefern. Die Tatsache, dass ich Sportler war, hat mir dabei sehr geholfen, weil ich wie ein Tier schuften konnte, ohne zu ermüden. Ich arbeitete auf ein ganz bestimmtes Ziel hin: die Facharztausbildung in orthopädischer Chirurgie. Am Ende meines vierjährigen Medizinstudiums schloss ich fast als Jahrgangsbester ab und sicherte mir dadurch die freie Wahl des orthopädisch-chirurgischen Facharztausbildungsprogramms. Dies führte mich an die University of Texas – genau an den Ort, an dem ich fast ein Jahrzehnt zuvor mein Medizinstudium abgebrochen hatte.

Meine chirurgische Facharztausbildung begann ich im pädiatrischen Verbrennungszentrum des Shriner Hospitals for Children, das eines der größten und bekanntesten Krankenhäuser für Verbrennungen in den Vereinigten Staaten ist. Es war einfach eine schreckliche Erfahrung! Ich war völlig ahnungslos, erschöpft und fragte mich, was ich hier tat und warum ich Chirurg werden wollte. Ich hatte jede dritte Nacht Bereitschaftsdienst, was bedeutete, dass ich für eine ganze Intensivstation mit kranken, schrecklich verbrannten Kindern verantwortlich war, von denen viele dem Tod nahe waren. Nur dank der Unterstützung der erfahrenen Krankenschwestern, die seit Jahren in diesem Bereich tätig waren, stand ich das durch, obwohl ich ein naiver, unerfahrener Arzt war. Nach dieser ersten Feuerprobe verbrachte ich den Rest meines Assistenzarztjahres abwechselnd in den verschiedenen chirurgischen Teilgebieten.

Nach vier Jahren Medizinstudium und fünf langen Jahren Facharztausbildung war meine Ausbildung endlich vorbei, oder zumindest dachte ich das. Ich hatte meine Facharztausbildung mit zahlreichen Auszeichnungen abgeschlossen und erhielt die Zulassung, die ich brauchte, um endlich loszulegen.

Es wäre nachlässig, nicht zu erwähnen, dass mein erstes Kind geboren wurde, als ich gerade meine Facharztausbildung beendete. Saxon Michael Baker kam in den frühen Morgenstunden des 26. März 2006 auf die Welt. Er war ein auffallend schöner, kleiner Junge, und seine Existenz veränderte mein Leben für immer! Erst als er etwa 18 Monate alt war, bemerkten wir, dass er nicht ganz so war wie andere Kinder. Mit drei Jahren wurde bei ihm Autismus diagnostiziert. Später wurde meine Familie um zwei wunderbare kleine Mädchen, Emmie und Nylah, bereichert, und schließlich wurde mein viertes Kind, Lucas, geboren.

Da Uncle Sam meine Studiengebühren für das Medizinstudium bezahlt hatte, forderte die Regierung nach meiner abgeschlossenen Ausbildung meinen Dienst ein. Anfang 2006 trat ich daher im Rang eines Majors wieder in die Luftwaffe ein und begann, für den Staat als Orthopäde zu arbeiten. Meine erste „Solo"-Operation war eine Knie-Operation – etwas, das ich während meiner Assistenzzeit hunderte Male gemacht hatte, und sie lief gut. Nachdem ich diese erste Operation hinter mir hatte, entwickelte sich eine gute Routine, und die Arbeit machte mir größtenteils sehr viel Spaß. Leider kam das einfache Leben der Betreuung von meist gesunden und jungen aktiven Militärangehörigen und ihren Familien im Januar 2007 abrupt zum Erliegen, als ich für sechs Monate nach Afghanistan geschickt wurde, um mich dort um Kriegsopfer zu kümmern.

Im Kriegsgebiet

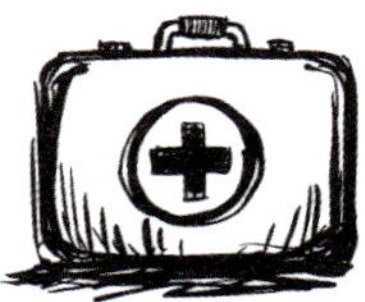

Es heißt ja, der Krieg sei die Hölle, und ich muss Ihnen sagen, dass das stimmt. Während meiner chirurgischen Facharztausbildung hatte ich mich um die Opfer eines Zugunglücks und um die Opfer einer Raffinerieexplosion gekümmert. Diese Unfälle verblassen im Vergleich zu dem Ausmaß der menschlichen Zerstörung, die wir im Krieg anrichten. Es gab keinen einzigen Tag während meiner Zeit in Afghanistan, an dem wir nicht mit grausam Verletzten überschwemmt wurden. Wir haben tagtäglich pausenlos operiert, wirklich den ganzen Tag lang. Pausiert haben wir nur, um zu essen, uns ein wenig zu bewegen und zu schlafen, wenn nachts Waffenruhe herrschte.

Als ich in den Nahen Osten ging, hatte ich gerade einmal sechs Monate zuvor meine chirurgische Facharztausbildung abgeschlossen, und schon wurde ich an einen der schlimmsten Kampfplätze der Welt geschickt. Mein fantastischer orthopädischer Kollege, Dr. Tom Large (der ebenfalls frisch aus der Facharztausbildung kam), und ich waren die Spezialisten für orthopädische Traumata für das gesamte Kriegsgebiet in Afghanistan. Wir haben dort alles gesehen: frische Wunden von Menschen aus der Umgebung, Verletzungen, die einen oder mehrere Tage zuvor passiert und in aller Eile von den Stützpunkten vor Ort behandelt worden waren. Wir operierten Kinder, Erwachsene, US-Soldaten, Angehörige der NATO-Streitkräfte, der afghanischen Armee, die Guten, die Bösen, Kriegsgefangene, Taliban-Soldaten und hochrangige Agenten. Wenn wir Zeit hatten, leisteten wir sogar ein bisschen Missionsarbeit bei den einheimischen Erwachsenen und Kindern, die Gelenkfehlbildungen oder andere chronisch orthopädische Probleme hatten. Nie zuvor habe ich so viel gearbeitet wie zu dieser Zeit und werde es auch nie wieder tun. Ich würde gerne glauben, dass ich meine militärische Fronterfahrung ohne seelische Narben hinter mir gelassen habe. Aber ich habe die Erfahrung gemacht, dass es für mich jetzt enorm schmerzhaft ist zu sehen, wenn Menschen in Film und Fernsehen verletzt werden, was mich früher nie gestört hat.

Am Ende meines Einsatzes heftete mir ein Zwei-Sterne-General, den ich noch nie zuvor gesehen hatte und an dessen Namen ich mich nicht mehr erinnern kann, eine Medaille an die Brust. Ich war erleichtert, nach Hause gehen zu können, und verdammt froh, von diesem Ort wegzukommen. Einer der anderen Chirurgen brachte es folgendermaßen auf den Punkt: „Es war eine Millionen-Dollar-Erfahrung, für die ich nicht einen einzigen Cent bezahlen würde." Ich kann ehrlich versichern, dass mich nach dieser Erfahrung nichts mehr erschüttern kann.

Der Krieg ist immer noch die Hölle, aber wenn ich etwas Gutes über ihn sagen kann, dann, dass er uns eine Menge über die Medizin lehrt, und ehrlich gesagt auch über das Leben im Allgemeinen.

Als ich nach Hause kam, war mein Sohn Saxon von einem winzigen Baby zu einem kleinen Jungen herangewachsen, der weinte, als er mich aus dem Flugzeug steigen sah. Es dauerte sieben Monate, bis ich mich wieder an das Leben zu Hause gewöhnt hatte, doch irgendwann begannen sich die Dinge zu normalisieren. Auf dem Luftwaffenstützpunkt, auf dem ich stationiert war, wurde ich zum Chef der Orthopädie ernannt, und dann wurde ich auf einen anderen Stützpunkt versetzt, wo ich ebenfalls die Leitung der Orthopädie übernahm. Als meine fünf Jahre bei der Luftwaffe beendet waren, beschloss ich, das Militär zu verlassen und in die zivile Medizin einzusteigen. Ich schied mit dem Rang eines Oberstleutnants aus dem Militärdienst aus.

Wieder Zivilist

Der Übergang vom militärischen zum zivilen Leben war eigentlich ziemlich einfach. Ich war etwa zwei Jahre lang von meiner Familie getrennt gewesen, sodass es nun schön war, wieder regelmäßig mit ihnen zusammen zu sein. Ich schloss mich einer kleinen, recht gemächlichen orthopädischen Praxis mit zwei weiteren Ärzten an. Nach einer kurzen Anfangsphase bat mich die Verwaltung, die Leitung der Praxis zu übernehmen. Ich nahm diese Verantwortung an und baute das Team schnell von einer Gruppe aus drei Chirurgen mit relativ geringer Produktivität zu einer größeren Gruppe mit zwölf Anbietern an zwei Standorten aus. Wir wurden zum führenden Ärztehaus unseres Stadtviertels und waren sehr erfolgreich.

Zusätzlich zu meinen Aufgaben als Praxisleiter hatte ich einen unglaublich vollen klinischen Zeitplan. Ich behandelte routinemäßig vierzig bis fünfzig Patienten pro Tag und beaufsichtigte mehrere Arzthelferinnen und Krankenschwestern. Auch mein Operationsplan war voll, sodass ich fast 600 Operationen pro Jahr durchführte, was ungefähr dem Doppelten des nationalen Durchschnitts eines allgemeinen Orthopäden entspricht. Ich hatte viel zu tun, aber meine Patienten waren durchgehend zufrieden, die Ergebnisse waren gut, und das Krankenhaus war mit den Einnahmen aus meiner Arbeit und der meiner Kollegen zufrieden.

Dunkle Zeiten und Ernährungsumstellung

Doch leider war nicht alles perfekt. Im Jahr 2012 musste ich eine Scheidung durchmachen und verlor den täglichen Kontakt zu meinen Kindern. Das war eine der schmerzhaftesten Erfahrungen meines ganzen Lebens; es tut mir bis heute weh. Ich litt im Stillen und ließ nur einige meiner engsten Freunde bei der Arbeit wissen, was vor sich ging. Und ich hielt mein aufreibendes Arbeitspensum ein und begann eine Art Selbsttherapie mit intensivem sportlichen Training.

Nach einer langen Zeit ging ich eine neue Beziehung ein mit einer wunderbaren und unglaublich unterstützenden Frau, Jasmine, die mir half, wieder auf die Beine zu kommen. Sie hält auch heute noch voll und ganz zu mir. (Interessanterweise ernährte sich Jasmine vorwiegend vegetarisch, als ich sie kennenlernte, was ich besonders seltsam fand, weil sie aus Frankreich stammt – dem Land von Chateaubriand, Butter und Sahne.)

Das Gute an meinen Problemen war, dass ich anfing, auf meine Gesundheit zu achten. Ich war fast Mitte vierzig, aber ich trainierte immer noch wie ein Irrer und war unlängst sogar Highland Games Masters World Champion geworden. Rückblickend kann ich jedoch feststellen, dass ich trotz meiner beträchtlichen Kraft und meiner Trainingsleistung ein metabolisches Syndrom entwickelte.

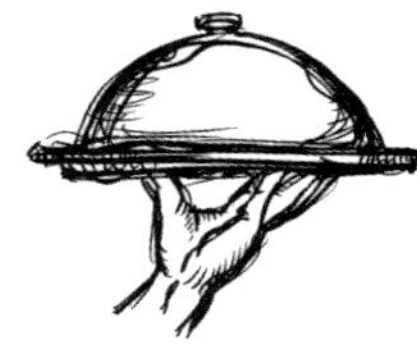

Kein Mensch hätte behauptet, dass ich dick war. Ich war ein großer Kerl, wog etwa 127 Kilo, aber mein Gewicht bestand hauptsächlich aus Muskeln – zumindest sagte ich mir das. Ich schlief nicht gut, schnarchte viel, war oft müde und hatte eindeutig Schlafapnoe. Mein Blutdruck stieg immer weiter an, und im Laufe der Zeit entwickelte ich immer mehr Schmerzen und Beschwerden. Als erfolgreicher Sportler und Chirurg fiel es mir schwer zu akzeptieren, dass ich zunehmend krank wurde. Meine Ernährungsphilosophie „Iss, was du willst, solange du hart genug trainierst" hatte mich eingeholt. Wohlgemerkt habe ich nie Unmengen von Junkfood gegessen, aber von Zeit zu Zeit stopfte ich ziemlich viel Eiscreme, Pizza oder andere schmackhafte Nahrungsmittel in mich hinein. Ich habe viel Obst gegessen, viel magere Milchprodukte (immer noch massenweise Joghurt) und oft Müsli und Nudeln, um genug Vollkorngetreide zu mir zu nehmen. Ich liebte Fleisch, war allerdings kein großer Fan von Gemüse. Und ich aß *enorm große* Mengen.

Als mir klar wurde, dass ich mich nicht mehr ausschließlich auf Bewegung verlassen konnte, um gesund zu bleiben, beschloss ich, meine Ernährung umzustellen. Mein Wissen über Ernährung bestand bis zu diesem Zeitpunkt aus dem, was die meisten Ärzte wissen. Zudem hatte ich mir noch ein paar Sachen angelesen, die für mich als Sportler wichtig waren. Der erste Schritt auf meinem Weg war die Reduzierung der Kalorien, die ich zu mir nahm; ich reduzierte diese von etwa 6.000 Kalorien pro Tag auf etwa 3.000 Kalorien täglich. Ich verzichtete auf Junkfood und Zucker und aß viel grünes Blattgemüse, viele ballaststoffreiche Nahrungsmittel und nur wenig mageres Fleisch wie Huhn und Fisch. Außerdem steigerte ich mein Training und fing gleich morgens mit Seilspringen an – 1.000 Sprünge jeden Morgen. Mittags machte ich Krafttraining. Wenn ich abends nach Hause kam, machte ich nochmals 1.000 Seilsprünge. Mein Gewicht begann schnell zu purzeln – im ersten Monat nahm ich 14 Kilo ab. Ich reduzierte meine Kalorien noch weiter und erhöhte meine Springseilübung auf 2.000 und dann auf 3.000 Sprünge pro Durchgang.

In den nächsten zwei Monaten nahm ich weitere 9 Kilo ab, sodass ich in drei Monaten insgesamt 23 Kilo an Gewicht verlor. Ich war schlank und sah viel besser aus (auch wenn die Krankenschwestern sagten, ich würde zu dünn). Allerdings hatte ich ständig einen Mordshunger und fühlte mich elend.

Zu diesem Zeitpunkt begann ich, mich mit der Paläo-Diät zu befassen und damit zu experimentieren, meine Essgewohnheiten gemäß diesen Richtlinien zu ändern. Ich fühlte mich besser. Mein Gewicht blieb ziemlich stabil, als ich anfing, nach Paläo-Rezepten zu kochen. Ich las mehrere Bücher über Ernährung und vertiefte mich in populäre Bücher zu diesem Thema. Irgendwann las ich *Good Calories, Bad Calories* von Gary Taubes und war überwältigt von den Fehlern in unserem Verständnis von Ernährung. Taubes' Buch veranlasste mich dazu, viele der Dogmen infrage zu stellen, die ich zuvor ohne Weiteres akzeptiert hatte. Später las ich Nina Teicholz' Buch *The Big Fat Surprise* und war massiv erstaunt davon, welche Korruption hinter den Ratschlägen steckt, was wir essen sollen. Daher vertiefte ich mich weiter in die Materie der kohlenhydratarmen Ernährung und las Bücher von Stephen Phinney, Jeff Volek, Jimmy Moore und Jason Fung. Schlussendlich begann ich dann eine ketogene Ernährung, und zum ersten Mal wusste ich, wie es ist, frei von Hunger zu sein.

Ich habe mich vollständig auf Keto eingelassen, Rezeptbücher gekauft und alle Arten von Gerichten zubereitet, einschließlich köstlicher Desserts. Ich fügte MCT-Öl zu meinem Essen hinzu, in der Hoffnung, dass es meinen Ketonspiegel erhöhen würde. Um meine sportliche Leistung zu verbessern, experimentierte ich sowohl mit der gezielten als auch mit der zyklischen Version der ketogenen Diät. An einigen der Tage, an denen ich viele Kohlenhydrate zu mir nahm, hatte ich wirklich Mühe, alles, was ich berechnet hatte und konsumieren sollte, zu vertilgen. Zuerst freute ich mich auf die kohlenhydratreiche Zeit. Im Laufe der Zeit merkte ich jedoch, dass ich sie zum einen überhaupt nicht genoss und dass sie zum anderen auch Probleme in meinem Magen-Darm-Trakt verursachte und meine Leistung im Fitnessstudio nicht merklich besser war.

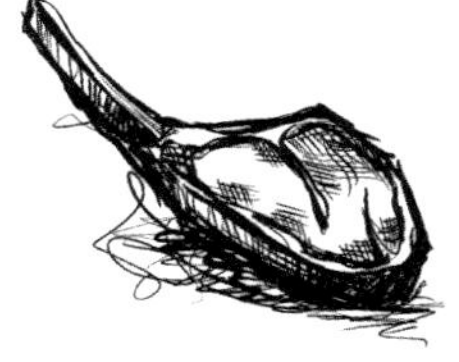

Ich war ein absoluter Verfechter der ketogenen Ernährung, nahm Fleisch in meinen Speiseplan auf, und oft schleppte ich die ganze Praxis in den örtlichen Imbiss, wenn es freitags als Mittagsmenü Rippchen gab. Ich aß ständig Speck und Eier, aber auch riesige Salate aus Spinat mit Olivenöl, Nüssen, Eiern, Speck und etwas Beerenobst.

Als sich mein Gesundheitszustand weiter verbesserte, begann ich, mit einigen meiner adipösen Patienten über die ketogene Diät zu sprechen. Ich freute mich, ihnen ein Hilfsmittel zur Verfügung zu stellen, das ihnen meiner Meinung nach helfen würde. Ich druckte Flyer mit Lektüre- und Videoempfehlungen, die die Wissenschaft hinter der Diät erklärten und praktische Ratschläge zur Umsetzung gaben. Bei einem hohen Prozentsatz der Patienten, denen ich die ketogene Diät empfahl, funktionierte sie.

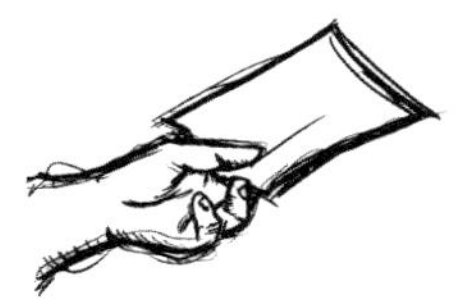

Bald bemerkte ich, dass sich viele der orthopädischen Beschwerden, die ich bisher mit Medikamenten, Injektionen oder Operationen behandelt hatte, allein durch eine Ernährungsumstellung verbesserten. Ich wühlte mich durch die Literatur, um herauszufinden, was da vor sich ging. Leider gab es nicht viele Daten über den Zusammenhang zwischen Ernährung und gängigen orthopädischen Erkrankungen. Ich fand eine Handvoll Studien, die klinische Zustände untersuchten. Diese unterstützten im Allgemeinen das, was ich bei meinen Patienten beobachtete. Zudem entdeckte ich einiges an wissenschaftlicher Grundlagenforschung, das meine Hypothese stützte. Der kontinuierliche Erfolg, den ich beobachtete, beflügelte mich immer mehr. Ich verteilte Flyer an so gut wie jeden Patienten, der auch nur das geringste Interesse zeigte.

Ich konnte meine Begeisterung über die Ergebnisse dieser Ernährungsweise nicht zügeln. Obwohl ich es liebte, zu operieren, fand ich es nun wichtiger, dass sich die Gesundheit meiner Patienten in jedem Aspekt verbesserte, wenn sie ihre Essgewohnheiten änderten. Anstatt mich wie ein Rädchen im Getriebe zu fühlen, fühlte ich mich gestärkt. Ich erreichte das, was ich mir immer erhofft hatte, als ich als Sechzehnjähriger davon geträumt hatte, Arzt zu werden.

Ich sprach mit meinem Verwaltungschef über die Ergebnisse, die ich bei meinen Patienten sah, und er sagte mir höflich, dass es interessant sei, teilte aber meine Begeisterung nicht. Daraufhin deutete ich an, dass ich gerne etwas Zeit in der Klinik hätte, um einen neuen Ansatz der Lifestyle-Medizin zu praktizieren. Meine Andeutungen wurden weitgehend ignoriert. Ich war der Meinung, dass dieser Ernährungsansatz auch auf das Wellnessprogramm für die Angestellten anwendbar wäre, also vereinbarte ich ein Treffen mit der Programmleiterin. Als ich jedoch in ihr Büro kam und eine riesige Schüssel Pfirsiche auf ihrem Schreibtisch sah, wurde mir klar, dass sie voll und ganz auf die pflanzenbasierte Ernährung setzte. Ich kam also auch bei ihr nicht weiter.

Das Krankenhaus hatte gerade einen Adipositas-Chirurgen in Vollzeit angestellt, mit dem ich mich sehr gut verstand. Ein Teil des Adipositas-Programms sollte eine nicht-operative diätetische Praxis umfassen. Dieser Teil war jedoch nicht richtig angelaufen, wohingegen die Adipositas-Chirurgie gut vorankam. Daher fragte ich, ob ich den diätetischen Teil in Teilzeit durchführen könnte, und bekam als Antwort „Nein, danke". Schließlich begann ich aus Frustration, meinen Zeitplan zu ändern. Statt der üblichen achtminütigen Untersuchungen verbrachte ich vierzig Minuten in der Beratung mit meinen Patienten. Anstatt jeden Tag eine Menge Operationen zu buchen, schlug ich vor, dass wir besser mit der Operation warten und es mit Ernährungs- und anderen Lebensstiländerungen versuchen sollten. Meine Krankenschwester musste ständig neue Flyer drucken, weil ich alle paar Tage einen ganzen Stapel verteilte. Die Krankenhausverwaltung teilte mir schließlich mit, dass dieser ganze Lebensstil-Kram in der Orthopädie nicht erwünscht sei. Aber als Leiter der Abteilung war es mir egal, was die Verwaltung dachte, also machte ich weiter.

Irgendwann wurde ein Treffen mit jemandem aus dem medizinischen Personalwesen anberaumt, der mich darüber informierte, dass sich die Richtlinien geändert hätten. Bei einer Überprüfung meiner Bürounterlagen aus den Jahren zuvor hatte der Gutachter festgestellt, dass ich in die Kategorie fiel, die ein Peer-Review-Verfahren rechtfertigen könnte. Mir wurde gesagt, dass ein Dutzend Fälle nach dem Zufallsprinzip ausgewählt und von einem anderen orthopädischen Chirurgen überprüft werden würden.

Einige Monate später wurde ich wieder ins Büro gerufen und erfuhr, dass die Überprüfung meiner Fälle abgeschlossen sei und einige von ihnen als „unterdurchschnittlich" eingestuft worden waren. Ich bat um einen Einblick in diese Fälle, aber mir wurde mitgeteilt, dass dies nicht gestattet sei. (Später fand ich heraus, dass diese Vorgehensweise nicht richtig war; es hätte mir erlaubt sein müssen, Klarstellungen zu den überprüften Fällen abzugeben.) Ich fand auch heraus, dass der Prüfer meiner Fälle zufällig bei unserer Konkurrenzpraxis am anderen Ende der Stadt beschäftigt war. Deshalb äußerte ich meine Besorgnis darüber, dass es einem direkten finanziellen Konkurrenten erlaubt wurde, meine Fälle zu überprüfen. Die Verwalter stimmten zu, dass ein möglicher Interessenkonflikt bestehen könnte und dass sie meine Fälle an ein unabhängiges externes Überprüfungsunternehmen schicken würden. Mir wurde mitgeteilt, dass die meisten der aufgezeigten Probleme die Dokumentation meiner Unterlagen betrafen, und mir wurde versichert, dass ich mir wahrscheinlich keine Sorgen zu machen brauchte. Ich ging wieder an die Arbeit und kümmerte mich um die Patienten.

Nach einigen Monaten erhielt ich eine Nachricht von der Klinikleitung, dass ich für den nächsten Tag meine Behandlungen und alle anstehenden Operationen absagen und mich am Nachmittag mit dem Verwaltungsleiter treffen sollte. Dieser überreichte mir eine Kopie des Berichts des externen Gutachters, der eine kurze Aufstellung der ausgewählten Fälle, jedoch keine weiteren Informationen oder Einzelheiten enthielt. Der Bericht listete mehrere Mängel in meiner Behandlung auf und stellte fest, dass ich mehrfach Operationen durchgeführt hatte, die nicht indiziert, schlecht dokumentiert oder anderweitig problematisch waren. Als ich den Bericht las, rutschte mir das Herz in die Hose, und ich verfiel in einen Schockzustand. Mir wurde mitgeteilt, dass meine Krankenhausprivilegien mit sofortiger Wirkung bis zur formellen Überprüfung durch einen Ausschuss ausgesetzt wurden.

Wie Sie sich vielleicht vorstellen können, ist eine solche Überprüfung unglaublich stressig und emotional anstrengend. Am nächsten Tag fragte mich der Personalleiter des Krankenhauses, der im Ausschuss sitzen und über mein Schicksal entscheiden würde, ob ich mich mit ihm zum Frühstück treffen und über meine Bedenken sprechen wolle. Er teilte mir mit, es sei auf der Grundlage dieses externen Überprüfungsberichts beinahe garantiert, dass ich suspendiert würde. Dann schlug er mir vor, einen Brief an den Ausschuss zu schreiben, in dem ich in der Hoffnung auf ein besseres Ergebnis die Verantwortung für meine Fehler auf mich nehmen sollte. Immer noch völlig benommen und geschockt willigte ich ein, den Brief zu schreiben, und tat, was er vorschlug, da ich dachte, er wolle nur mein Bestes.

Völlig deprimiert fuhr ich zum Grand Canyon hinaus, um mich mit meiner Freundin zu treffen. Ich verbrachte die nächsten Tage in einem zombiehaften Zustand, während ich auf das Ergebnis des Komitees wartete. Wie erwartet verkündete der Ausschuss das Suspendierungsurteil. Mir wurde gesagt, dass es eine sehr schwierige Entscheidung gewesen sei, weil alle Mitglieder, die mich kannten und mit mir gearbeitet hatten, mich immer sehr sympathisch gefunden und nie Probleme mit meiner Patientenversorgung bemerkt hatten. Der Ausschuss setzte sich jedoch aus Ärzten verschiedener nichtorthopädischer Fachrichtungen zusammen, die sich ausschließlich an die Informationen im Bericht hielten. Per Konferenzschaltung hatte dem Ausschuss ein orthopädischer Berater zur Verfügung gestanden. Wie ich erfuhr, war dieser Berater aber ein weiteres Mitglied der konkurrierenden Praxis in unserer Stadt.

Zunächst akzeptierte ich mein Schicksal und teilte dem Krankenhaus mit, dass ich die Ergebnisse nicht anfechten würde. Die nächsten Wochen verbrachte ich zu Hause und versuchte herauszufinden, was zum Teufel ich mit meinem Leben anfangen sollte. Als mein Schockzustand jedoch nachließ, wurde ich langsam wütend. Ich beriet mich mit einem Anwalt und reichte einen Antrag auf eine faire Anhörung ein, um ohne den Einfluss direkter finanzieller Konkurrenten fortfahren zu können.

Mein Anwalt bat darum, uns Zugang zu allen Aufzeichnungen der Überprüfung zu gewähren, auf die sich der Suspendierungsbeschluss stützte. Als ich diese Aufzeichnungen und den Bericht endlich prüfen konnte, war ich schockiert, weil ich sofort erkannte, dass der unabhängige Gutachter zahlreiche eklatante Fehler gemacht hatte und eindeutig durch den ursprünglichen Bericht meines Konkurrenten aus der Stadt beeinflusst worden war. Dieser Bericht war keine unabhängige Prüfung. Ich war natürlich sehr verärgert, aber zumindest konnte ich nun darauf hinweisen, wo in dem Bericht Fehler gemacht worden waren.

Als der Tag meiner Anhörung endlich kam, hörte ich schweigend zu, als das Krankenhaus seinen Fall vorstellte. Sie spielten die Tatsache herunter, dass die externe Überprüfung das entscheidende Beweisstück gewesen war, das den Ausschuss letztlich dazu veranlasst hatte, mich zu suspendieren. Das Krankenhaus behauptete, ich hätte das Wort „Bullshit" einmal in einer E-Mail verwendet, und daher würde die Verwaltung mich ungeachtet des externen Berichts suspendieren. Diese Behauptung stand in völligem Widerspruch zu dem, was mir die ganze Zeit gesagt worden war. Es schien, dass das Krankenhaus sehr wohl wusste, dass der Bericht totaler Müll war. Deswegen versuchten sie so zu tun, als sei er nur von minimaler Bedeutung. Ich war sehr frustriert von dieser Stellungnahme.

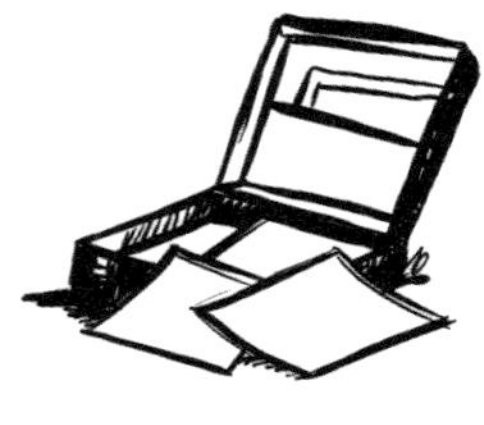

Als ich schließlich meine Sicht des Falls vortragen durfte, zerlegten mein Anwalt und ich die Integrität des Berichts des externen Gutachters. Am Ende der Anhörung wurde mir mitgeteilt, dass der Anhörungsbeauftragte bis Ende des Monats einen Abschlussbericht erstellen würde. Für den Rest des Monats überprüfte ich daraufhin jeden Tag ängstlich die Post. Als die Ergebnisse schließlich eintrafen, riss ich den Umschlag auf und begann zu lesen. Die Auswertung räumte ein, dass der Bericht des unabhängigen Gutachters falsch und problembehaftet war. Wir hatten gegen den Anhörungsbeauftragten Einspruch erhoben, weil er erst kurz vorher aus dem Arbeitsverhältnis mit meinem direkten finanziellen Konkurrenten ausgeschieden war. Genau dieser Mann erklärte nun, es sei klar, dass ich meinen Patienten „zu viel Entscheidungsfreiheit“ bei der Auswahl ihrer Behandlungsmöglichkeiten gelassen habe. Er kam zu dem Schluss, dass die Suspendierung durch das Krankenhaus rechtens sei. Ich bin immer noch völlig entgeistert über die Vorstellung, man könne einem Patienten „zu viel Entscheidungsfreiheit“ in Bezug auf seine medizinische Versorgung geben!

Es versteht sich von selbst, dass ich von diesem Ergebnis enttäuscht war. Kurze Zeit später wurde die staatliche Ärztekammer eingeschaltet, weil das Krankenhaus eine formelle Beschwerde eingereicht hatte. Nun hatte ich zwei Möglichkeiten. Die erste bestand darin, die Beschwerde anzufechten und eine Anhörung auf staatlicher Ebene durchzuführen. Bis zum Termin der Anhörung könnte jedoch ein Jahr oder mehr vergehen, und meine Verteidigung wäre wahrscheinlich sehr teuer. Ich hatte bereits fast zwei Jahre lang kein Einkommen mehr erzielen können, und meine Ersparnisse waren geschrumpft. Und mir war klar, dass das Krankenhaus weiterhin in seinem eigenen Interesse handeln würde und nicht an der Wahrheit interessiert war. Also entschied ich mich für die zweite Option, die in einer unabhängigen Bewertung bestand, für die ich vorher aber freiwillig auf meine Approbation verzichten musste.

Ich reiste nach Denver, Colorado, wo eine unabhängige Institution mehrere Tage damit verbrachte, mich zu bewerten. Hier wurden mit mir eine Reihe physischer, mentaler und neurokognitiver Tests durchgeführt; zudem hatte ich Gespräche mit mehreren orthopädischen Chirurgen und führte simulierte Patientenkontakte durch. Außerdem überprüfte die Agentur meine Patientenakten. Am Ende der Evaluierung wurde mir mitgeteilt, dass das Institut einen Bericht mit den Auswertungsergebnissen erstellen würde. Vier Monate später erhielt ich den Ergebnisbericht, in dem festgestellt wurde, dass ich voll und ganz in der Lage und befugt sei, so bald wie möglich wieder in die Praxis zurückzukehren. Ich wurde angewiesen, meine medizinische Fortbildung auf den neuesten Stand zu bringen, da ich seit weit über zwei Jahren nicht mehr praktiziert hatte. Natürlich war ich mit diesen Ergebnissen zufrieden und fühlte mich etwas bestätigt. Nach mehr als dreieinhalb Jahren Wartezeit erhielt ich meine Approbation zurück.

Mein endgültiger Weg zum Fleischfresser

Während all die Kontroversen über meine medizinische Praxis stattfanden, verschlang ich weiterhin Artikel und wissenschaftliche Literatur über Ernährung und Lebensstil. Ich experimentierte zudem auch weiter mit meiner

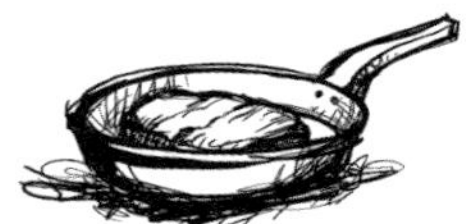

eigenen Ernährung und diversen Lebensstilveränderungen. Anfang 2016 weckte eine Gruppe von Menschen mein Interesse, denen es scheinbar gut damit zu gehen schien, sich rein fleischlich zu ernähren. Ich hatte bei mir selbst in einigen Bereichen Verbesserungen beobachtet, seitdem ich mich ketogen ernährte, aber Leute, die diese verrückte reine Fleisch-Diät befolgten, berichteten von noch häufigeren und erfolgreicheren Besserungen. Wie konnte es nur sein, dass Menschen, die sich bereits kohlenhydratarm oder ketogen ernährten und sowohl Zucker als auch Samenöle und raffiniertes Getreide von ihrem Speiseplan gestrichen hatten, noch gesünder wurden, wenn sie auf Spinat, Brokkoli und Grünkohl verzichteten? Das ergab keinen Sinn. Alles, was ich jemals zuvor gelesen oder gehört hatte, war, dass genau diese Nahrungsmittel der Schlüssel zur Gesundheit seien. Und die Wahrheit dieser Weisheit stellte niemand infrage. Sicher, ich hatte von Gesellschaften (wie den Inuit und Massai) gehört, die sich hauptsächlich von Fleisch ernährten, aber diese Menschen taten das aufgrund ihrer ungewöhnlichen Lebensbedingungen. Natürlich wusste ich, dass diese Kulturen als außergewöhnlich gesund galten, aber ich war davon ausgegangen, dass ihre gute Gesundheit auf den Nicht-Verzehr von Junkfood und viel körperliche Aktivität zurückzuführen war.

Als mich dieses verrückte Phänomen der Menschen, die nur Fleisch essen, mehr und mehr faszinierte, begann ich, mich eingehender mit der verfügbaren Literatur zu befassen. Ich las die Schriften von Vilhjalmur Stefansson, der beschrieb, wie er mehr als ein Jahrzehnt unter den Inuit lebte und sich ausschließlich von Fleisch ernährte. Er behauptete, er habe sich nie besser gefühlt als in dieser Zeit. Ich durchforstete zahlreiche Peer-Review Studien, die angefertigt worden waren, nachdem Stefansson zugestimmt hatte, ein Jahr lang nur Fleisch zu essen, um der skeptischen wissenschaftlichen Welt zu beweisen, dass dies möglich ist. Die Schlussfolgerungen besagten, dass er und sein Studienpartner nach dem einjährigen Versuch bei ausgezeichneter Gesundheit waren; sie waren frei von jeglichen Mangelerscheinungen oder Krankheiten.

Ich erkannte eine erstaunliche Einfachheit in dieser Ernährungsweise und stellte fest, wie intuitiv verständlich sie war. Offenbar gab es eine wachsende Gemeinschaft, die die Komplexität, die Frustration und die Sinnlosigkeit satthatte, die bei anderen Ernährungsratschlägen so häufig vorkamen. Bei dieser Idee einer reinen Fleisch-Diät ging es darum, um der Ernährung willen zu essen, ohne Rücksicht auf sozialen Druck, Unterhaltungsaspekte, Abhängigkeiten oder Erwartungen. Natürlich hatten manche Menschen, die diese Umstellung versuchten, Schwierigkeiten damit, aber viele verbesserten ihren Gesundheitszustand und definierten ihre Beziehung zum Essen neu. Sich zu ernähren wurde zu etwas Einfachem, und die Ängste verschwanden. Zum ersten Mal in ihrem Leben erlebten die Menschen eine echte Ernährungszufriedenheit, und das war ansteckend. Ich wollte es ausprobieren. Ich hatte schon immer den Geschmack von Fleisch geliebt, aber im Hinterkopf hatte ich immer ein leichtes Schuldgefühl verspürt – nicht, weil ich ein Tier gegessen hatte, sondern weil mir gesagt worden war, dass es schlecht für mich sei, viel Fleisch statt reichlich Obst und Gemüse zu essen.

Im Laufe des Sommers 2016 führte ich rein carnivore Tage in meine Ernährung ein. Ich aß Eier, Speck, Meeresfrüchte, Steaks und Hamburger. Ich genoss es sehr und fühlte mich, ehrlich gesagt, verdammt gut. An manchen Tagen aß ich mehr „normale" Lebensmittel, und an diesen Tagen fühlte ich mich nicht so gut. Ich begann, mich auf meine rein fleischlichen Tage zu freuen. Nach und nach ging ich von ein paar carnivoren Tagen auf eine ganze Woche über. Überraschenderweise vermisste ich die anderen Nahrungsmittel nicht. Dann wurden aus einer Woche zehn Tage, und dann dehnte ich den Fleischverzehr auf zwei Wochen aus. Während der ganzen Zeit fühlte ich mich großartig.

Gegen Ende 2016 war ich in den sozialen Medien, insbesondere auf Twitter, ziemlich aktiv und kündigte dort meinen Followern an, dass ich eine verrückte dreißigtägige Fleischfresser-Challenge durchführen würde. Die Menschen beantworteten dies mit vielen humorvollen Beiträgen, und ich führte sogar eine Umfrage durch, bei der die Leute vorhersagen konnten, woran ich sterben würde. Würde ich Skorbut bekommen? Würden meine Arterien sofort verstopfen? Würde mein Dickdarm Probleme bereiten? Ein paar Leute nahmen an meiner Fleischfresser-Challenge teil und teilten mit viel Freude ebenfalls ihre Ergebnisse mit. Am Ende des Monats hatte ich überlebt, und ich hatte weder Skorbut noch eine andere Krankheit entwickelt. Abgesehen davon, dass ich in der ersten Woche leichte Kopfschmerzen hatte, war der Monat sehr gut verlaufen, und ich hatte ihn sehr genossen.

Am Tag nach dem Ende der 30-tägigen Challenge konsumierte ich die Nahrungsmittel, die mir meiner Meinung nach gefehlt hatten. Ich aß etwas Obst, einige Nüsse und ein paar andere Dinge und stellte fest, dass meine zuvor perfekte Verdauung etwas beeinträchtigt war. Zudem stellten sich wieder leichte Rückenschmerzen ein, und das Essen befriedigte mich nicht besonders. Meine ursprüngliche Absicht war es gewesen, mein Experiment auf nur dreißig Tage zu beschränken, doch nun stellte ich fest, dass ich mich bei der rein fleischlichen Ernährung sehr viel wohler gefühlt hatte. Daher nahm ich die Diät am nächsten Tag sofort wieder auf und berichtete weiterhin darüber in den sozialen Medien. Obwohl ich von Woche zu Woche gesünder wurde und meine Kraft und sportliche Leistung in die Höhe schnellten, behaupteten viele Leute, dass ich mir damit selbst schadete. Und kurze Zeit später erntete ich online Kritiken von einer Gruppe von Veganern.

Zuerst beschäftigte ich mich mit diesen Menschen und versuchte, eine intelligente Auseinandersetzung mit ihnen zu führen. Bald merkte ich aber, dass diese Leute vollständig in ihrer Ideologie verstrickt waren und sich nicht beeinflussen ließen, egal welche Fakten ihnen präsentiert wurden. Ich stellte schnell fest, dass die Antwort auf meine Frage „Würden Sie Fleisch essen, wenn es Ihre Gesundheit verbessern würde?" immer „Nein!" lautete. Diese Antwort zeugte in meinen Augen von völliger Irrationalität. Ich habe diese Leute deshalb in den sozialen Medien stumm geschaltet und schließlich blockiert, weil die Interaktion mit ihnen zu einer enormen Zeit- und Energieverschwendung wurde. Paradoxerweise berichteten mir einige von ihnen später, dass sie den Veganismus aufgegeben und ihre Gesundheit verbessert hatten, nachdem sie meinem Ansatz gefolgt waren.

Aus meinen zwei Monaten rein carnivorer Ernährung wurden sechs Monate, und immer noch wurde ich für mein Experiment kritisiert. Die Kritiker sagten, dass meine Ergebnisse in keiner Weise das widerspiegelten, was die meisten Menschen erwarten könnten. Daraufhin beschloss ich, zu überprüfen, ob meine Werte tatsächlich einzigartig waren oder ob andere Menschen dasselbe erleben würden. Ich führte eine weitere Online-Umfrage durch, in der ich Menschen suchte, die sich neunzig Tage ausschließlich von Steaks und Co. ernähren wollten. Innerhalb weniger Tage hatte ich Hunderte von Freiwilligen. Zu diesem Zeitpunkt beschloss ich gemeinsam mit Matt Maier, einem weiteren Fleischfresser und Luftwaffenveteran, eine „Studie“ zu organisieren, obwohl wir keinerlei Finanzierung oder sonstige Unterstützung hatten. Das „Forschungsteam“ bestand aus uns beiden, und wir führten die Studie in unserer Freizeit durch. Zunächst erstellte ich eine Webseite namens *Nequalsmany.com*, dann suchten wir unsere Freiwilligen.

Bis August 2016 hatten sich mehrere Hundert Menschen zur Teilnahme angemeldet, und dann ging es los. Sie verzehrten ab diesem Zeitpunkt Steaks und Burger und verzichteten auf Kaffee und Kohlenhydrate. Am Ende der neunzig Tage hatten wir viele Daten gesammelt und brauchten etwa sechs Monate, um alles zu analysieren und zu ordnen. Keiner der Teilnehmer hatte Skorbut bekommen, niemand war gestorben oder hatte nennenswerte Probleme entwickelt. Die überwiegende Mehrheit der Menschen hatte deutlich an Gewicht und Bauchfett verloren. Die meisten hatten mindestens ein Kilo Fleisch pro Tag gegessen, und subjektiv erlebten fast alle Teilnehmer signifikante Verbesserungen (bei Verdauungsstörungen, Gelenkgesundheit und Schlafgewohnheiten). Zugegebenermaßen beinhaltete dieses kleine „wissenschaftliche Experiment“ einige Aspekte, welche die Kritiker dazu veranlassen könnten, die Ergebnisse nicht anzuerkennen. Die Studie hatte zum Beispiel eine Selektions- und kognitive Verzerrung, wir hatten keine Kontrollgruppe, und wir überprüften nicht, was die Leute aßen. Viele der Ergebnisse waren subjektiv, und mehrere Störfaktoren (wie zum Beispiel sportliche Betätigung) könnten das Ergebnis beeinflusst haben. Das Fazit der Studie ist jedoch, dass eine Gruppe von Menschen eine fleischbasierte Ernährung zu sich nahm und die überwiegende Mehrheit von ihnen gesünder wurde.

Immer mehr Menschen wurden auf meine Arbeit aufmerksam, und schon bald wurde ich gebeten, als Gast bei Podcasts aufzutreten und Interviews zu geben. Joe Rogan, der wohl einen der einflussreichsten Podcasts der Welt hat, lud mich in seine Sendung ein, woraufhin die carnivore Ernährung bei Millionen von Menschen bekannt wurde. Die meisten hielten sie für verrückt – einschließlich Joe, wie ich vermute. Ich wurde immer häufiger von Veganern angegriffen, einige verglichen mich sogar mit Satan und Hitler. Trotz der Kritik nahm das Interesse an meiner verrückten Diät zu. Ich versuchte, so viele Interviews wie möglich zu geben und einen fairen und undogmatischen Ansatz für die Diät zu präsentieren. In den Mainstream-Medien wurde ich oft als ein bisschen verrückt, wenn nicht gar gefährlich dargestellt. Die meisten Artikel über mich begannen mit „Dr. Shawn Baker, dem seine ärztliche Approbation entzogen wurde, bla, bla, bla". Der Widerstand gegen diese Ernährungsform ist, gelinde ausgedrückt, extrem.

In den Medien tummeln sich haufenweise Ernährungsberater, die uns vor den Gefahren einer fleischbasierten Ernährung warnen. Es wird behauptet, die Diät sei so absurd, dass selbst der Versuch einer solchen Ernährungsweise zu gesundheitlichen Problemen führen würde. Die Ernährungswissenschaftler betonen, dass man sich mit dieser Ernährung mit Sicherheit zu einem Leben mit Herz-Kreislauf-Erkrankungen, Dickdarmkrebs und Diabetes verdammt, wenn sie einen nicht sogar sofort umbringt. Sie schenken den Ergebnissen keine Beachtung, die beweisen, dass praktisch alle Risikofaktoren für eben diese Probleme verschwinden, wenn jemand die Diät richtig einhält. Und sie ignorieren die Tatsache, dass Gesellschaften, die sich rein fleischlich ernähren, frei von diesen Krankheiten sind. In vielen dieser Kulturen gibt es nicht einmal Worte für diese Krankheiten. Menschen, die diese Ernährungsweise einhalten – wie Mikhaila Peterson, die Tochter des umstrittenen kanadischen Psychologen Jordan Peterson – wurden beschuldigt, bezüglich ihres Gesundheitszustands zu lügen. Die Kritiker behaupteten gar, die Leute würden nur gesünder werden, weil sie ein wenig Gewicht verloren haben. Langzeit-Fleischfresser (Menschen, die die Diät zehn Jahre oder länger befolgt haben) – wie Joe und Charlene Andersen und Charles Washington – wurden beschuldigt, sich durch den heimlichen Verzehr von Obst und anderen Nahrungsmitteln am Leben zu erhalten. Ausschließlich Fleisch zu essen, kann sicherlich nicht gut für uns sein – das würde schließlich all unsere Ernährungsüberzeugungen über den Haufen werfen. Und obwohl die Menschen seit Beginn der Menschheit Fleisch essen, will man genau das jetzt für unsere moderne Krankheitsepidemie verantwortlich machen.

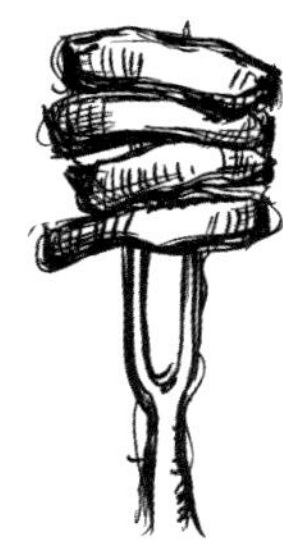

Als aus einem Jahr der Fleischfresser-Diät zwei wurden, bemerkte ich anhaltende Verbesserungen meiner Gesundheit, meiner Körperzusammensetzung und meiner sportlichen Leistung, und Tausende anderer Menschen beobachteten ähnliche Veränderungen an sich selbst. Jeden Tag erhielt ich aufmunternde Briefe, die erstaunliche Geschichten darüber enthielten, wie sich das Leben der Leute durch diese Art der Ernährung verändert hatte. Die Menschen verloren Gewicht, reduzierten ihre Medikamente oder ließen sie ganz weg und nahmen wieder am Leben teil. Jahrzehntelang andauernde Depressionen ließen nach, und chronische Schmerzen verschwanden. Ich war so bewegt, dass ich gemeinsam mit dem Fleischfresser Michael Goldstein eine weitere Website namens *Meatheals.com* ins Leben rief. Wir begannen, diese unglaublichen Anekdoten zu sammeln und sie nach Erkrankungen zu sortieren, damit sie leicht nachschlagbar waren. Wir erhalten immer noch täglich Einsendungen.

Die Medien bekämpften die Fleischfresser-Diät weiterhin. Häufig wurde versucht, sie zu politisieren, indem man behauptete, sie sei eine Ernährungsweise von Rechtskonservativen und Neonazis. Manchmal konnte ich während der Interviews regelrecht spüren, wie die Reporter mich dazu bringen wollten, ihren Verdacht zu bestätigen, dass ich in eine rechte Verschwörung verwickelt sei. Sie dachten wohl, ich würde sagen, dass jeder, der nur Fleisch isst, irgendwelche anti-homosexuelle, rassistische oder andere bigotte Tendenzen in sich tragen muss. Fürs Protokoll: Ich bin nichts in dieser Art, und ich habe erlebt, dass Menschen aller Rassen, Religionen, sexueller Orientierungen und politischer Neigungen diese Diät mit Erfolg anwenden. Einem leckeren Steak ist es egal, wer es isst!

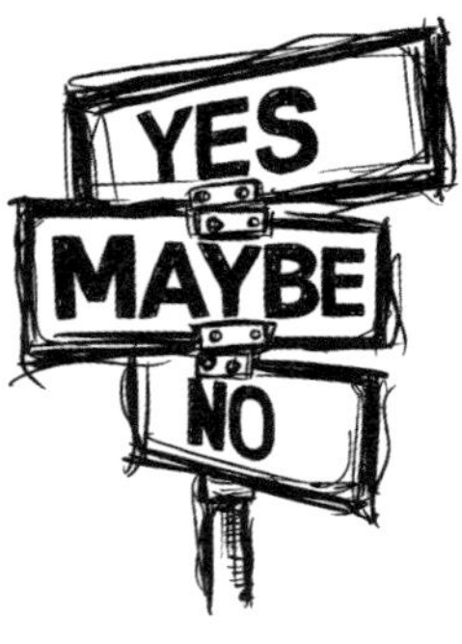

Ich hoffe, es hat Ihnen Spaß gemacht, etwas über meine Geschichte zu lesen. Wir alle müssen unsere eigenen Geschichten schreiben, und Ihre unterscheidet sich vielleicht sehr von meiner. Und die Entscheidung, was für Sie richtig ist, können nur Sie selbst treffen. Ich rate Ihnen lediglich, objektiv zu beurteilen, was Ihnen wichtig ist. Richten Sie Ihre Entscheidungen nach Ihren Bedürfnissen und nicht danach, was Ihre Familie, Ihre Freunde, Ihr Arzt oder die Gesellschaft Ihnen sagt. Sie haben nur diesen einen Körper, in dem Sie Ihr ganzes Leben verbringen. Auf welche Art Sie leben und wie Sie sich um diesen Körper kümmern, liegt ganz bei Ihnen. Ist die Fleischfresser-Diät für Sie sinnvoll? Das kann ich nicht mit Sicherheit sagen, aber der Rest dieses Buches kann Ihnen dabei helfen, einige Ihrer Fragen zu beantworten.

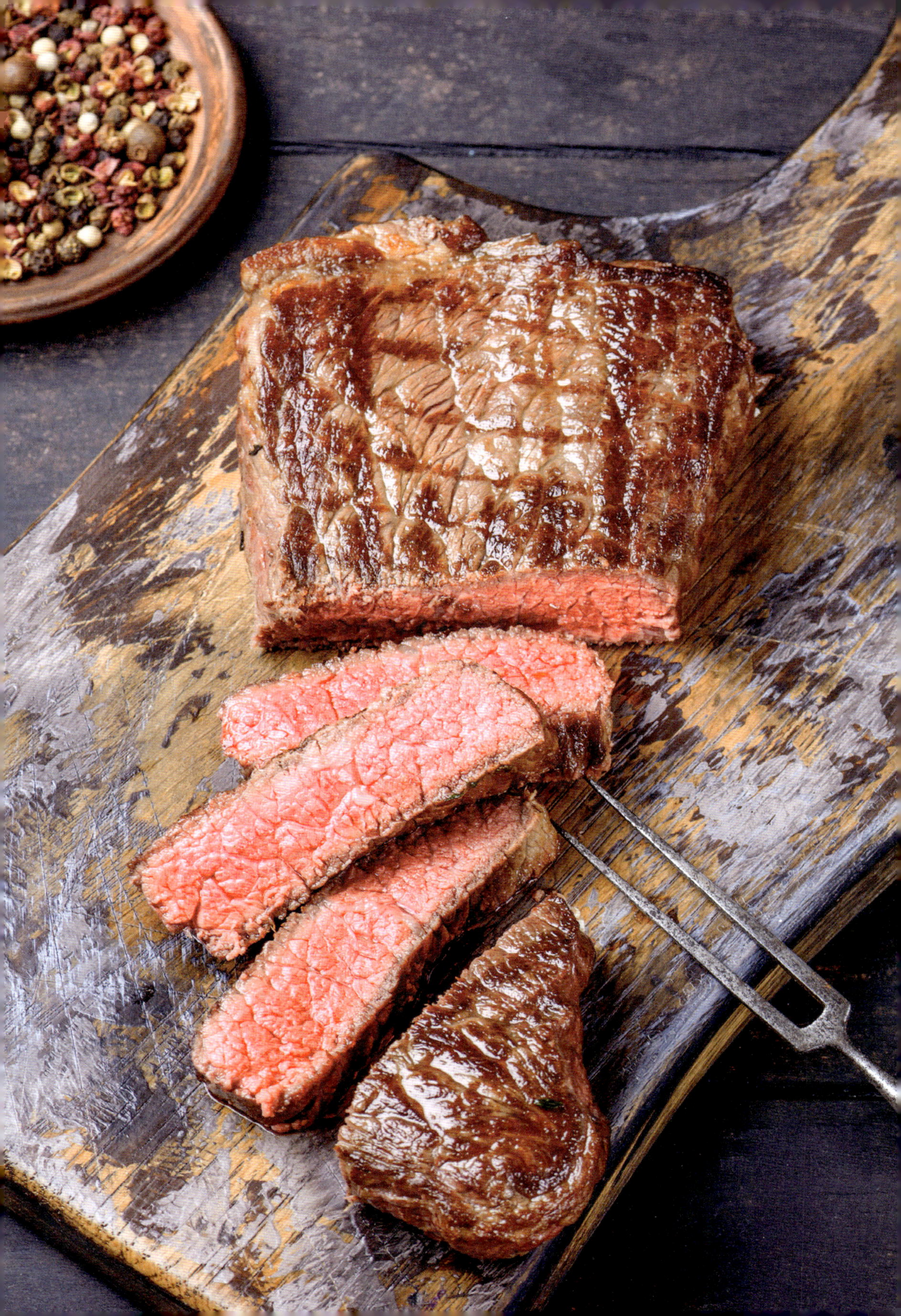

KAPITEL **2**

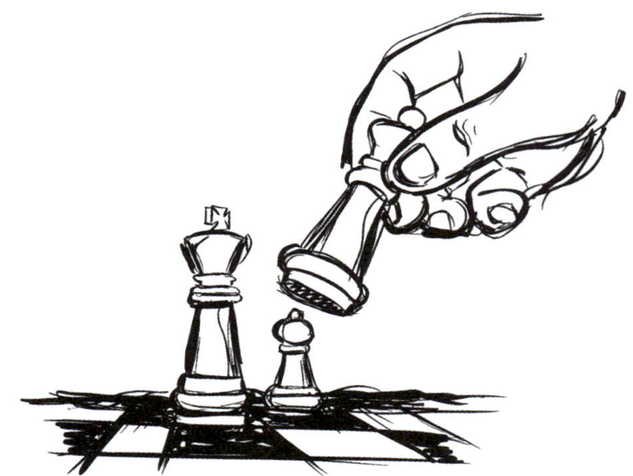

WAS HABEN WIR **FALSCH GEMACHT?**

„Das größte Problem ist, dass die überwiegende Mehrheit der Studien keine experimentellen, randomisierten Anlagen sind. Einfach nur zu beobachten, was die Menschen essen – oder noch schlimmer, welche Nahrungsaufnahme sie in Erinnerung haben – und zu versuchen, dies mit den Krankheitsergebnissen in Verbindung zu bringen, ist überdies Zeitverschwendung. Diese Studien müssen weitgehend aufgegeben werden. Wir haben schon genug Ressourcen vergeudet und genug Verwirrung gestiftet."

—Prof. Dr. John Ioannidis, 2018

Ich will es ganz offen sagen: Ein Großteil der Forschung im Bereich der menschlichen Ernährung war einfach nur Schrott, für den wir Milliarden von Dollar verschwendet haben. Das Ergebnis ist, dass massenweise Menschen fett, krank, schwach, müde und depressiv sind oder mit Taschenrechnern herumlaufen, um jeden Bissen Nahrung, den sie essen, zu erfassen. So lässt sich das am höflichsten beschreiben. Wahrscheinlich sind mehr Menschen wegen dummer Ernährungsratschläge umgekommen, verletzt oder psychisch geschädigt worden als in all den Kriegen, die im letzten Jahrhundert stattgefunden haben.

Häufig hört man von der Forschungsintelligenz, dass es sehr schwierig (ja fast unmöglich) ist, wirklich sinnvolle Ernährungsforschung am Menschen durchzuführen. Das ist zutreffend. Um gründlich zu testen, welche Ernährungsweise die beste ist, müsste man mehrere Zwillingspaare lebenslang in Stoffwechsellabore einsperren und jede einzelne Variable kontrollieren, um sicherzustellen, dass sie genau die Ernährung zu sich nehmen, die man gerade testet. Solche Experimente wären unethisch, und werden daher niemals durchgeführt werden.

Stattdessen führen wir oft groß angelegte Bevölkerungsstudien durch, in denen wir die Menschen einschätzen lassen, was sie in den letzten sechs Monaten gegessen haben. Dann müssen wir im Anschluss Tausende von verschiedenen Störfaktoren erfassen, die in der Lebensweise der Testpersonen liegen. Wie viel jemand trinkt, ob er raucht, einen Sicherheitsgurt trägt, zum Arzt geht, Sport treibt, Zeit im Freien verbringt, meditiert oder schläft, kann die Gesundheit dieses Menschen beeinflussen. Wir können nur raten, welche Auswirkungen diese Art von Störfaktoren haben, zumal sie von Person zu Person unterschiedlich sind. Zudem können wir Tierversuche durchführen, oft an Mäusen oder Ratten; doch leider sind diese Ergebnisse sehr oft nicht auf den Menschen übertragbar.

Eine andere Alternative besteht darin, Kurzzeitinterventionsstudien durchzuführen und die Proxy-Indikatoren zu untersuchen, von denen wir glauben, dass sie in manchen Fällen mit einer bestimmten Krankheit in Verbindung gebracht werden könnten. So unsicher Tier- und Kurzzeitinterventionsstudien auch sind, müssen wir uns leider mit den Informationen begnügen, die wir aus ihnen gewinnen können. Es ist ein bisschen so, als würde man sagen: „Das Flugzeug, das Sie gleich besteigen werden, hat nur einen Flügel, und der Motor könnte versagen, aber es ist das Beste, was wir haben. Viel Glück!“ Ich weiß nicht, wie es Ihnen geht, aber ich bin nicht besonders scharf darauf, in diesem Flugzeug zu sitzen.

Ernährung ist kompliziert

Wir scheinen jede Woche etwas Neues darüber zu lernen, wie kompliziert der menschliche Stoffwechsel ist. Jedes Mal, wenn jemand eine Entdeckung macht, wird darüber spekuliert, was sie bedeuten könnte. Firmen für Nahrungsergänzungsmittel beeilen sich, das neueste Produkt auf den Markt zu bringen, das mit den jüngsten Erkenntnissen einhergeht. Und die Menschen kaufen diese Nahrungsergänzungsmittel und fragen sich, ob sie irgendeine Wirkung haben. Ein paar Jahre vergehen; niemand verwendet die Mittel mehr, aber raten Sie mal, was geschieht? Irgendjemand macht eine weitere Entdeckung, und der Zyklus wiederholt sich bis ins Unendliche.

Heute laufen wir mit Geräten herum, die uns genau sagen, wie viele Schritte wir gemacht haben, und die zudem alle möglichen Variablen messen, einschließlich Herzfrequenz, Schlafmuster und Blutzucker. Wir verbringen Stunden damit, uns mit Makro- und Mikronährstoffen zu beschäftigen. Wir berechnen unsere Essenszeiten auf die Minute genau. Wir sind wissensbasiert und optimiert und glauben für eine kurze Zeit, dass wir eine Lösung haben. „Es dreht sich alles um Kalorien", schreit ein Lager. „Nur Kohlenhydrate und Insulin sind entscheidend", erklärt ein anderes. „Man braucht nur das perfekte Maß an Ausgewogenheit und Mäßigung", lautet das Mantra eines dritten Lagers. In der Zwischenzeit hängt jedes andere Tier auf dem Planeten einfach nur herum, mampft Gras oder kaut Zebraknochen oder was auch immer. Seltsamerweise leiden diese anderen Tierarten nicht und werden nicht fett, nur weil sie all diese Hightech-Werkzeuge und Daten nicht nutzen können. (Letztes Jahr habe ich meinem Hund zu seinem Geburtstag ein FitBit geschenkt, aber er kaute nur eine Weile darauf herum und hörte dann auf, damit zu spielen. Ich schätze, er war nicht schlau genug, um damit umzugehen.)

Was wäre, wenn durch einen verrückten, glücklichen Zufall die Menschen auch Tiere wären und es eine Ernährungsweise gäbe, die keine obsessiven Planungen, Berechnungen und Nachverfolgungen erfordert? Stellen Sie sich mal vor, Sie könnten einfach essen, wenn Sie hungrig sind. Und Sie würden aus der Nahrung, die Sie verzehren, sogar das bekommen, was Sie brauchen, um gesund zu bleiben, ohne jede Menge Nahrungsergänzungsmittel zu sich nehmen, um zu überleben und zu gedeihen. Sie könnten jetzt natürlich zu mir sagen: „Mann, Sie reden da wirklich verrücktes Zeug. Menschen sind keine dummen Tiere. Außerdem weiß jeder, dass man Nahrungsergänzungsmittel nehmen muss. Es gab schließlich so etwas wie Evolution, also haben wir aufgehört, uns wie Tiere zu benehmen!"

Eines Tages in der Zukunft, wenn wir alle in unseren sexy blauen oder roten Uniformen im *Star-Trek*-Stil herumlaufen und mit unseren Tricordern plaudern und unser Essen am Teleporter bestellen, werden wir wahrscheinlich Zugang zu einer köstlichen und absolut nahrhaften Supernahrung haben, die uns garantiert zufriedenstellt und uns gesund, glücklich und leistungsfähig hält. Zurzeit tue ich mein Bestes, um schlank zu bleiben, damit ich eines Tages, wenn ich diese enge, knappe Raumuniform trage, keinen Bauch über meinem Gürtel hängen habe. (Ich möchte nicht, dass Captain Kirk denkt, er müsse mich als Ersatzmann in eine der Auswärtsmannschaften schicken, weil ich nicht in Form bin. Diese Typen werden immer getötet!) Vorerst jedoch ist diese magische Supernahrung aus dem dreiundzwanzigsten Jahrhundert noch nicht entwickelt worden. Dennoch stelle ich fest, dass ich ähnliche Ergebnisse erziele, wenn ich etwas esse, das nicht ganz so modern ist.

Könnte eine Ernährung, die nur aus jeder Menge Fleisch besteht, gesund sein? Ist das völlig verrückt? Wenn Sie es versuchen würden, würden Sie daran sterben oder sofort krank werden? Würde ein Mangel an Ballaststoffen zu sofortigen Riesenproblemen im Dickdarm führen? Lesen Sie weiter und sehen Sie selbst.

Die ehemalige Interims-Chefredakteurin des *New England Journal of Medicine*, Dr. med. Marcia Angell, hat einmal gesagt: „Es ist einfach nicht möglich, einem Großteil der veröffentlichten klinischen Forschung Glauben zu schenken oder sich auf das Urteil von vertrauenswürdigen Ärzten oder maßgeblichen medizinischen Richtlinien zu verlassen. Ich bin selbst nicht erfreut über diese Schlussfolgerung, zu der ich während meiner zwei Jahrzehnte als Herausgeberin des *New England Journal of Medicine* langsam und widerstrebend gelangt bin." In *Drug Companies & Doctors: A Story of Corruption* erklärt Angell, dass unsere Beweise weitgehend gekauft und fremdfinanziert sind. Dazu gehören die Pharmaunternehmen und die von ihnen hergestellten Arzneimittel ebenso wie die Ernährungswirtschaft. Leider sind Krankheiten ein großes Geschäft, und mit gesunden Menschen lässt sich nicht viel Geld verdienen.

Dr. George Lundberg, ein ehemaliger Herausgeber des *Journal of the American Medical Association*, hat ebenfalls öffentlich erklärt, dass wir es

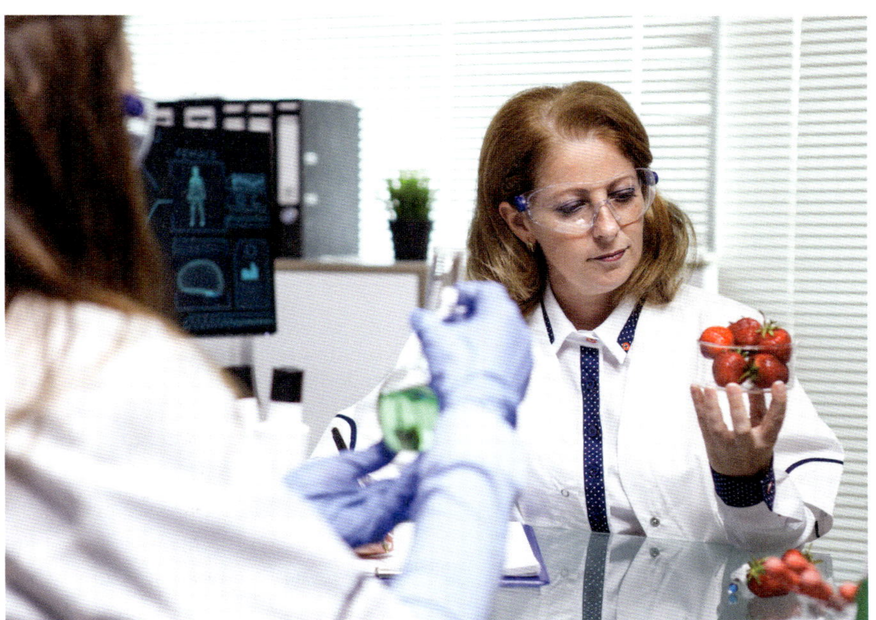

mit unseren Ernährungsratschlägen und der diesbezüglichen Forschung vermasselt haben. Er glaubt, dass die Verteufelung des Fettes nie gerechtfertigt war und dass die Daten nie wirklich die Vorstellung unterstützten, dass Nahrungsfett böse ist. Jeden Tag suchen immer mehr Menschen nach einer Lösung, während sie und ihre Lieben immer kränker, fetter und unglücklicher werden, und ihnen wird klar, dass ihnen etwas verkauft wurde, das nicht viel wert ist. Wir müssen unsere Sicht der Dinge neu überdenken.

Alte Annahmen und neue Hypothesen

Okay – wenn der größte Teil unserer Ernährungsforschung nicht sehr hilfreich ist und wir kollektiv jahrzehntelang Zeit und unkalkulierbare Geldbeträge verschwendet haben, was tun wir dann jetzt? Die Antwort lautet: Wir fangen von vorne an. Neu anfangen? Ja, wir werfen ungetestete alte Annahmen über Bord und fangen von vorne an. Was meine ich mit alten Annahmen? Das sehen Sie im Folgenden.

Annahme	Alternative Hypothese
Alle Menschen profitieren von der Ernährung, die sie in der Vergangenheit immer gegessen haben.	Um zu überleben, werden die Menschen essen, was immer verfügbar ist, ob es optimal ist oder nicht.
Alle Menschen benötigen unabhängig von ihrer Ernährung bestimmte Mindestmengen an Vitaminen, Mineralien und anderen Co-Faktoren.	Der Bedarf an Vitaminen, Mineralien und Co-Faktoren variiert je nach der Ernährungsstrategie einer Person.
Der Mensch funktioniert am besten mit einer abwechslungsreichen Ernährung, die möglichst viele verschiedene Nahrungsquellen umfasst.	Der Mensch funktioniert am besten mit einer qualitativ hochwertigen, wenig abwechslungsreichen Ernährung.
Pflanzen, insbesondere Obst und Gemüse, sind eine enorme Quelle für Phytonährstoffe, Antioxidantien und lebenswichtige Ballaststoffe; daher müssen wir reichlich davon essen.	Es gibt keinen Bedarf an Phytonährstoffen, Antioxidantien und Ballaststoffen in unserer Ernährung. Sie sind optional.

Sie sehen, worauf ich hinauswill: Wir haben viele Annahmen zur Ernährung gemacht, aber wir haben diese Annahmen nicht formell getestet. Wir gehen davon aus, dass die Ratschläge wahr sind und daher nicht angefochten werden können. Wenn wir von vorne beginnen, müssen wir diese Annahmen testen. Warum haben wir das nicht von Anfang an gemacht?

Iss dein verdammtes Gemüse!

Wenn wir auf die Entstehung der modernen „Ernährungswissenschaft" zurückblicken, wird deutlich, dass die verschiedenen Philosophien von den Überzeugungen ihrer Gründer beeinflusst sind. Zum Beispiel gründete Lenna Cooper 1917 die American Dietetic Association (heute Academy of Nutrition and Dietetics). Cooper war Mitglied der Kirche der Siebenten-Tags-Adventisten, die einen vegetarischen Lebensstil fördert. Es überrascht nicht, dass vegane und vegetarische Befürworter oft Studien zitieren, die an der Loma Linda Universität durchgeführt wurden, die von der Kirche der Siebenten-Tags-Adventisten unterstützt wird.

Wenn ich jemanden frage, was die „Wahrheit" über ein Thema ist, schaut mich die Person oft an, als sei ich eine Art Spinner. Ich mag in der Tat seltsam sein, aber das ist nicht der Punkt, denn oft wissen wir nicht, was wahr ist, weil wir die „Wahrheit" für das halten, was wir am häufigsten gehört haben. Wir sehen dies in der Religion, Politik und Ernährung.

Ihre Eltern, Großeltern und ein paar Generationen von Urgroßeltern haben als Kinder immer wieder dasselbe gehört: „Es spielt keine Rolle, ob du es nicht magst; iss dein Gemüse, weil es gut für dich ist." Dieses Mantra ist in unser kollektives Bewusstsein eingegangen und wurde nie infrage gestellt; deshalb muss es die Wahrheit sein! Das Interessante daran ist, dass man, wenn man nur ein paar hundert Jahre zurückgeht, feststellt, dass unsere Vorfahren dachten, dass viele Gemüsesorten Krankheiten verursachen. Gäste wären beleidigt gewesen, wenn sie bei einer Mahlzeit Gemüse serviert bekommen hätten. In weiten Teilen der Welt wurde Gemüse und vor allem Obst nur selten verzehrt. Ich sage nicht, dass Gemüse und Obst *grundsätzlich* als unerwünscht betrachtet wurden, aber die Menschen verzichteten oft in erheblicher Menge darauf. Wenn ich dies den Menschen erkläre, antworten sie natürlich oft mit „Ach ja? Nun, unsere Vorfahren lebten ja auch nicht sehr lange."

Das Thema Langlebigkeit ist wahrscheinlich eines der irreführendsten Themen in der Ernährung. Wir hören oft von „Blauen Zonen" und dass die Menschen in diesen Gebieten sich auf eine bestimmte Art und Weise ernähren, die ihnen ein langes Leben ermöglicht. Wir erfahren auch, dass unsere prähistorischen Vorfahren ein brutales Leben führten und unglaublich jung starben. Schauen wir uns zuerst einmal die „Blauen Zonen" an.

Überall auf der Welt gibt es Menschengruppen, die lange leben und dabei ganz verschiedene Ernährungsweisen haben, also pflanzen- oder fleischbasierte ausgewogene Ernährungen. Wir nennen diese Gebiete mit einer überdurchschnittlich langen Lebensdauer *Blaue Zonen*. Leider ist die Ernährung nur einer der zahlreichen Faktoren, welche die Lebenserwartung bestimmen, und sie gehört nicht zu den wichtigsten Faktoren. Obwohl einige wenige pflanzenbasierte Blaue Zonen identifiziert wurden, gibt es nachgewiesenermaßen zahlreiche Populationen, die sehr viel Fleisch essen und sehr alt werden. Die Einwohner Hongkongs zum Beispiel konsumieren mehr Fleisch als an irgendeinem anderen Ort auf der Welt. Raten Sie mal. Sie leben länger als alle anderen! (Siehe Abbildung 2.1.) Bedeutet dies, dass die Einwohner Hongkongs durch den Fleischkonsum sehr lange leben? Nein, das können wir ebenso wenig bestätigen, wie wir sagen können, dass der Verzehr von Pflanzen die Bewohner Okinawas lange leben lässt. Andere Faktoren, die die Lebensdauer beeinflussen und einen größeren Einfluss auf die Lebenserwartung haben als die Ernährung, sind unter anderem der Wohlstand der Bevölkerung, die Wasserqualität, die Raucherquote, der Zugang zu medizinischer Versorgung, sanitären Einrichtungen sowie kulturelle Praktiken. Diese Faktoren gehören zu den Gründen dafür, dass die modernen Inuit – die in Armut leben, extrem

Faktoren, die die Langlebigkeit beeinflussen

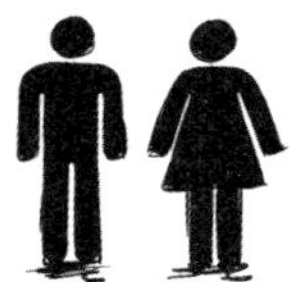

GESCHLECHT

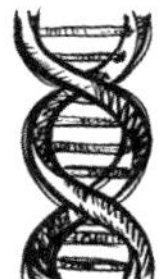

GENETIK

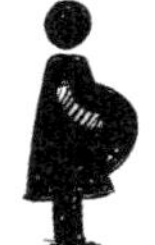

BEDINGUNGEN VOR DER GEBURT UND IN DER KINDHEIT

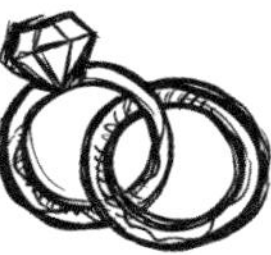

FAMILIENSTAND

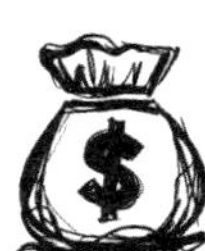

SOZIO-ÖKONOMISCHER STATUS

BILDUNG

ETHNISCHE ZUGEHÖRIGKEIT/ MIGRANTENSTATUS

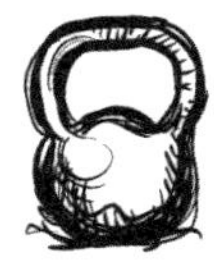

LEBENSSTIL

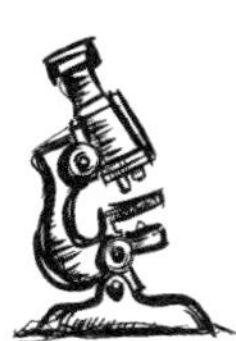

MEDIZINISCHE TECHNOLOGIE

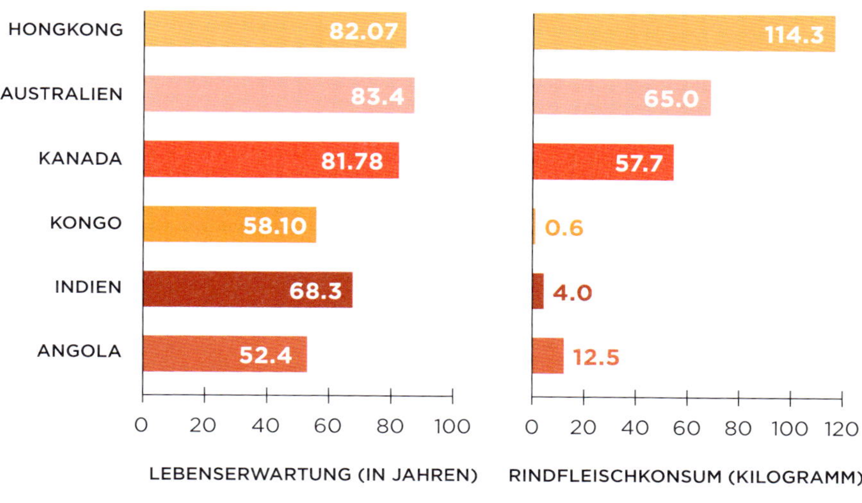

Abbildung 2.1 Lebenserwartung in Jahren (UN-Daten 2010–2015) und 2016 anhand des Pro-Kopf-Rindfleischverbrauchs in Kilogramm (FAS/USDA)

viel rauchen und nur sehr begrenzten Zugang zu Gesundheitsversorgung und sanitären Einrichtungen haben – eine um etwa zehn Jahre kürzere Lebenserwartung haben als ihre wohlhabenderen Nachbarn aus denselben Regionen. Übrigens war die Lebenserwartung der Inuit laut Volkszählungsdaten der damaligen Zeit im neunzehnten Jahrhundert auf einem annähernd gleichen Niveau wie die ihrer wohlhabenderen Nachbarn aus denselben Regionen.

Auch wenn es albern ist, die Langlebigkeit anhand der Ernährung zu beurteilen, macht es manchmal Spaß. Und glauben Sie mir, es gibt Menschen, deren gesamte Lebensgrundlage davon abhängt. Betrachten wir die Lebenserwartung an verschiedenen Orten der Welt und vergleichen wir sie mit dem Rindfleischkonsum in diesen Gebieten.

Auf der Grundlage dieser Daten könnte man sagen, dass Menschen, die mindestens 50 Kilogramm Rindfleisch pro Jahr essen, etwa fünfzehn bis dreißig Jahre länger leben als Menschen, die weniger als 15 Kilogramm essen. Natürlich würde jeder, der auch nur ein bisschen nachdenkt, nun sagen: „Moment mal. Sie haben arme Länder mit reichen Ländern verglichen." Natürlich, aber dann könnte ich erwidern, dass ich auf magische Weise festgestellt habe, dass der Wohlstand einen Faktor von 0,33 darstellt und ich eine willkürliche Anpassung vorgenommen habe. Jetzt beträgt der „Rindfleischvorteil" nur noch zehn bis zwanzig Jahre. So läuft es, wenn man sich die Rosinen herauspickt, also wenn Forscher die Datenteile verwenden, die sie zur Untermauerung ihrer Argumente benötigen. Wir erleben genau das immer und immer wieder bei allen Arten von ernährungswissenschaftlichen und medizinischen Assoziationsstudien. Die Forscher sind voreingenommen, sie messen oder wählen die von ihnen gewünschten Daten aus, und dann nehmen sie die notwendigen Anpassungen vor, wenn sie dies für sinnvoll halten. Ich habe hier ein rudimentäres Beispiel verwendet, oftmals werden viel ausgefeiltere Methoden angewandt. Je nach den Überzeugungen, auf denen die Studie basiert, können die Ergebnisse fast immer zeigen, was man bereits für wahr hält. In den meisten Fällen wird Forschung betrieben, um eine bestehende Annahme oder Hypothese zu „beweisen", nicht um sie tatsächlich zu testen.

Viele tüchtige, ehrliche Forscher versuchen, ihre Studien unvoreingenommen durchzuführen, aber einige Wissenschaftler haben eine Vielzahl von Studien unter widersprüchlichen finanziellen oder glaubensbasierten Vorurteilen veröffentlicht. Das Problem liegt darin, dass wir gar nicht feststellen können, welche Studien unvoreingenommen sind und welche nicht. Erst kürzlich wurden Forscher gebeten, Voreingenommenheiten zu erklären. Doch selbst dann ist die Angabe freiwillig, sodass die Wissenschaftler oft keine glaubensbezogenen Voreingenommenheiten angeben (zum Beispiel „Ich bin Veganer" oder „Ich bin Fleischfresser"). Fürs Protokoll: Ich bin entschieden für Fleisch und würde wahrscheinlich meine Seele für einen lebenslangen Vorrat an Steaks verkaufen! Wo wir gerade davon sprechen, bekomme ich Hunger. Zeit für eine kleine Pause und ein Rib-Eye-Steak. Im nächsten Kapitel spreche ich über einige coole Anthropologie-Sachen.

KAPITEL 3

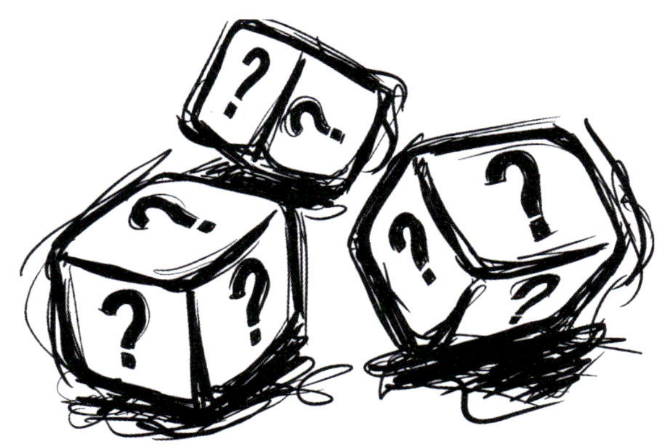

EVOLUTIONÄRES **RATESPIEL**

Während ich hier glücklich mit einem Bauch voller fetter, köstlicher Rib-Eye-Steaks sitze und darüber nachdenke, wie primitiv befriedigend mein Essen war, kann ich nicht umhin, mich zu fragen, warum das so ist. Wenn wir weit genug in unserer Geschichte zurückgehen, werden wir, so denke ich, Hinweise auf dieses Rätsel finden.

Falls Sie nicht glauben, dass der Mensch sich entwickelt hat oder dass die Evolutionswissenschaft real ist, dann blättern Sie einfach weiter und überspringen Sie dieses Kapitel. Wenn Sie wie ich fasziniert sind von Informationen darüber, wie sich die Menschheit entwickelt hat, dann lesen Sie dieses Kapitel, in dem wir herausfinden wollen, warum Fleisch für uns so befriedigend ist.

Die Jäger kamen vor den Sammlern

Stellen wir uns einen prototypenhaften Höhlenmenschen namens Urk vor. Er ist der starke stille Typ, aber bei Weitem kein Dummkopf. Er ist intelligent und einfallsreich, und er verfügt über eine unglaublich einfache, aber effektive Technologie.

In seinem ausgezeichneten Buch *The Primal Blueprint* verwendete der Autor Mark Sisson den meiner Meinung nach besten Namen für einen prototypischen Höhlenmenschen – Grok. Aus diesem Grund musste ich mich für meine zweite Wahl entscheiden: Urk. *The Primal Blueprint* ist ein großartiges Buch darüber, wie der Lebensstil die Gesundheit fördert.

Wir haben keine Zeitreise-Technologie, und es existieren nur eine relativ geringe Anzahl von Fossilienfunden. Daher ist alles, was wir aus den begrenzten, zur Verfügung stehenden Daten über Urk und unsere anderen Vorfahren schließen, bestenfalls höchst spekulativ. Wenn wir uns stark auf die Ernährungsepidemiologie verlassen, kann diese Art von Spekulation problematisch sein. Aber unter dem Strich ist am Ende fast alles Spekulation, also spekulieren wir munter weiter!

Sie fragen sich vielleicht, warum ich diese Spekulation nicht einfach überspringe und Ihnen gleich sage, dass Sie einfach ein verdammtes Steak essen und fertig. Zunächst einmal macht Anthropologie Spaß. Zweitens liefert Ihnen diese Information etwas, worüber Sie reden können, wenn Sie die Tatsache verteidigen, dass Sie gerne Steaks essen.

Da wir über viele Details der Gewohnheiten unserer Vorfahren nur spekulieren können, blicken wir auf die modernen Jäger- und Sammlerstämme, um Vergleiche anzustellen. Das führt uns manchmal zu der Annahme, dass wir ihre Ernährungsgewohnheiten und ihren Lebensstil imitieren müssten, weil diese Menschen im Allgemeinen frei von vielen der Krankheiten sind, die wir mit dem westlichen Lebensstil und der westlichen Ernährung in Verbindung bringen. Es stimmt zwar meist, dass diese Menschen nicht fettleibig oder krank sind, aber sie befinden sich in einer Umweltsituation, die so gut wie sicher nicht das ist, was die Mehrheit unserer Urahnen erlebt hat. Dies bedeutet wiederum, dass unsere Annahmen fehlerhaft sein könnten.

Die meisten der indigenen Stämme, die noch immer auf der Erde leben, sind isoliert, vor allem an tropischen Standorten. Einige indigene Völker leben noch immer in den kalten arktischen Regionen, aber wir weisen diese Völker oft als nicht relevant ab, weil ihre Essgewohnheiten nicht mit dem üblichen Mantra übereinstimmen, fünf Portionen Obst und Gemüse pro Tag zu verzehren. Wenn wir uns jedoch die Epochen ansehen, in denen sich die menschliche Spezies entwickelt hat, stellen wir fest, dass die Durchschnittstemperatur auf der Erde gestiegen ist, was bedeutet, dass unsere Vorfahren in einer Umgebung lebten, die kühler und trockener war als die, die wir heute erleben. Tatsächlich ist die Erde, die wir heute bewohnen, viel wärmer und feuchter als zu fast jeder anderen Zeit, in der unsere Spezies auf dem Planeten wandelte. (Siehe Abbildung 3.1.)

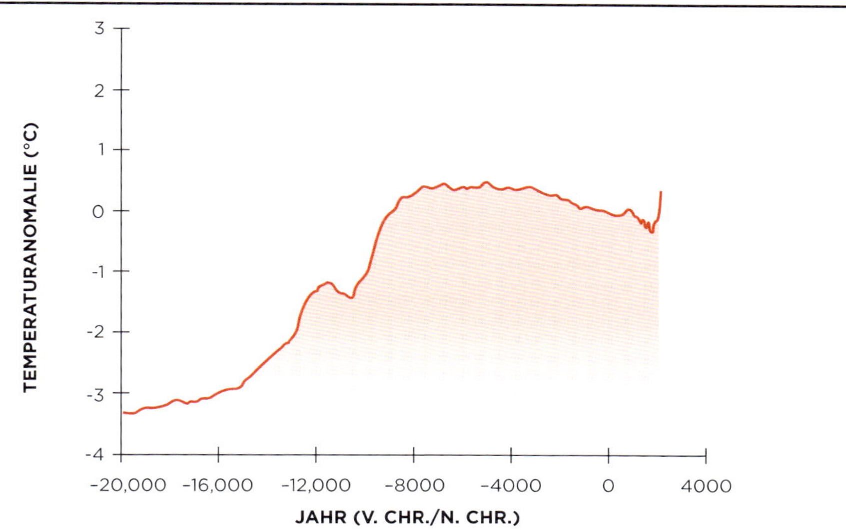

Abbildung 3.1 Entwicklung der Erdtemperatur

Diese kältere, trockenere Situation der Vergangenheit förderte das Wachstum von Grasland eher als das von tropischen Wäldern. Der Mensch hatte einen Großteil dieser Grasländer besetzt, und wissen Sie, was dort noch lebte? Steaks! Große, gewaltige Megafauna-Tiere wie Mastodonten, Elefanten, Mammuts, Auerochsen und Wollnashörner waren in ganz Eurasien und Afrika weit verbreitet. Die Beweise dafür, dass wir diese Tiere gejagt und gegessen haben, sind recht solide. Archäologen haben auf der ganzen Welt unzählige Jagdwerkzeuge gefunden, und die früheste bekannte Kunst stellt die Jagd auf große Tiere dar. Es ist sehr wahrscheinlich, dass diese Tiere die Hauptnahrungsquelle des Menschen waren und dass unsere Vorfahren sie wegen der unglaublich konzentrierten und massiven Menge an Nahrung, die das Fleisch lieferte, sehr effizient aufspürten, töteten und schlachteten. Überraschenderweise waren diese riesigen Tiere, deren ausgewachsene Größe sie vor den meisten Raubtierangriffen schützte, eine leichte Beute für die frühen Menschen und ihre einfache Waffentechnologie.

Bevor der *Homo habilis* vor etwa 2,8 Millionen Jahren die ersten groben Steinwerkzeuge herstellte und wohl auch der erste „Mensch" wurde, waren die früheren Hominiden in den afrikanischen Savannen umhergezogen und hatten dort auch Fleisch konsumiert. Wissenschaftler gehen davon aus, dass die frühen Vormenschen und viele archaische Menschen zumindest teilweise als Aasfresser lebten. Tatsächlich ist eines der bemerkenswertesten und einzigartigsten Merkmale unseres menschlichen Verdauungstrakts im Vergleich zu anderen Primaten unser unglaublich saurer Magen-pH-Wert. Die Magensäure liegt bei einem normalen, gesunden Menschen bei etwa 1,1 bis 1,5 pH, was unglaublich sauer ist und dem Wert von Aasfressern wie dem Geier und der Hyäne ähnelt. Im Vergleich dazu haben pflanzenfressende Primaten einen pH-Wert von etwa 4,0, andere fleischfressende Raubtiere weisen einen Magen-pH-Wert von 2 bis 3 auf. Die Aufrechterhaltung dieser hohen Säurekapazität erfordert eine beträchtliche Menge an Energieressourcen, und es ist unwahrscheinlich, dass sie beim Menschen zufällig aufgetreten ist. Es muss also einen Grund dafür geben, der höchstwahrscheinlich darin liegt, dass unsere Vorfahren mit Krankheitserregern konfrontiert waren, die sich vermutlich auf den Nahrungsquellen befanden (die sie erbeutet haben). Interessanterweise haben auch Kaninchen, die ja Pflanzenfresser sind, einen ähnlich sauren Magen, möglicherweise weil sie Koprophagie betreiben – sie fressen ihren eigenen Kot.

Weitere Beweise dafür, dass Menschen einst Aasfresser waren, stammen aus Studien an afrikanischen Löwen, aus denen hervorgeht, dass Löwen oft eine beträchtliche Menge Fleisch an einem Tierkadaver zurücklassen, nachdem sie sich satt gefressen haben. Oft reicht diese Menge aus, um mehrere hungrige Menschen zu ernähren. Forscher haben Filmaufnahmen von einheimischen afrikanischen Jägern gemacht, die Fleisch von Tieren essen, die von Löwen erlegt wurden. Es ist sehr wahrscheinlich, dass die frühen Menschen zusätzlich zum direkten Verzehr von Aas auch Fleisch gegessen haben, das sie durch verschiedene Methoden konserviert hatten – wie zum Beispiel durch Trocknen in der Sonne, Lagerung unter Wasser oder Vergraben im Schnee. Dieses Fleisch wies trotz der Konservierung immer noch eine beträchtliche bakterielle Belastung auf.

Eines der in Ernährungskreisen oft diskutierten Themen ist, dass unsere Vorfahren häufig mit Zeiten der Nahrungsmittelknappheit konfrontiert waren. Deshalb sollten wir modernen Menschen periodisch für längere Zeiträume fasten, um diese Situation nachzuahmen. Sicherlich gab es in unserer Geschichte Zeiten der Nahrungsmittelknappheit, und ich stimme zu, dass ein ständiger Nahrungszufluss alle paar Stunden für die Gesundheit vieler Menschen suboptimal ist. Es ist jedoch nicht bewiesen, dass die frühen Menschen häufig ohne Nahrung auskommen mussten. Schließlich waren sie von zahlreichen Megafauna-Tieren umgeben und verfügten über die Technologie, diese leicht zu töten und dann das Fleisch zu konservieren. Diese Situation mag sich geändert haben, als alle großen Tiere verschwanden und unse-

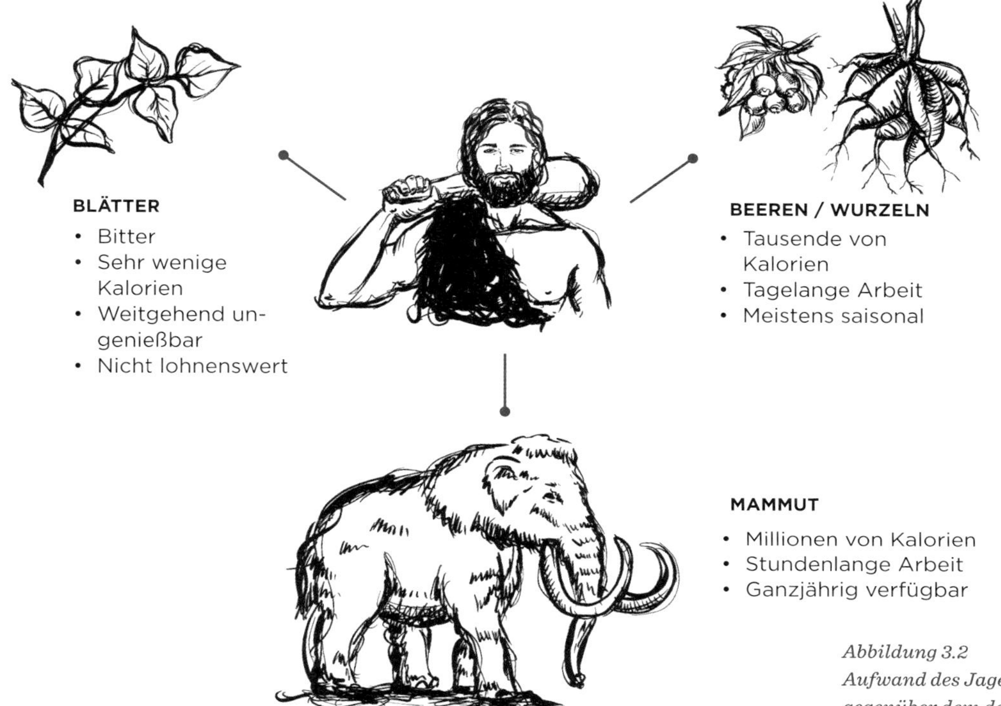

Abbildung 3.2 Aufwand des Jagens gegenüber dem des Sammelns

re Vorfahren relativ schnelle, dünne Tiere jagen mussten, um an Fleisch zu kommen. Zu diesem Zeitpunkt waren sie möglicherweise stärker auf Pflanzen als Nahrungsquelle angewiesen, was schließlich zur Entwicklung eines landwirtschaftlichen Systems führte. Da es schwieriger geworden war, Tiere zu jagen und zudem die Pflanzen den jahreszeitlichen Schwankungen der Wachstumsperioden unterworfen waren, sahen sich unsere Vorfahren wahrscheinlich häufiger mit Perioden der Nahrungsmittelknappheit konfrontiert. (siehe Abbildung 3.2.)

Sie könnten jetzt sagen: „Sicherlich haben die Menschen seinerzeit auch verschiedene Beeren, Nüsse, Wurzeln und so weiter gegessen." Natürlich, aber das widerspricht nicht dem Wesen einer fleischlichen Ernährung. Der Mensch ist ein opportunistischer Allesfresser und wahrscheinlich auch ein fakultativer Fleischfresser, und die Fähigkeit, etwas Nahrung aus Pflanzen zu extrahieren, war wahrscheinlich schon bei den allerersten Primaten vorhanden.

Vergleichen wir den Menschen mit anderen Primaten, so sehen wir, dass sich die Zusammensetzung des Magen-Darm-Systems dramatisch verändert hat. Bei einem Schimpansen ist zum Beispiel ein erheblich größerer Teil des Verdauungstrakts dem Zökum und dem Dickdarm sowie ein proportional kleinerer Teil dem Dünndarm zugeordnet. Der Dickdarm und insbesondere das Zökum sind darauf spezialisiert, faseriges Pflanzenmaterial zu zersetzen, um Fettsäuren durch die Einwirkung von Mikroben zu gewinnen – ein Pflanzenfresser benötigt also diese Art der Spezialausrüstung. Die Fähigkeit des Menschen, mit diesem Grad der Zersetzung umzugehen, ist deutlich geringer als die von Schimpansen und anderen Primaten. Beim Menschen finden die Verdauung und Absorption von Fleisch im Dünndarm statt, nachdem die starke Magensäure ihre Arbeit weiter oben erledigt hat. (siehe Abbildung 3.3.)

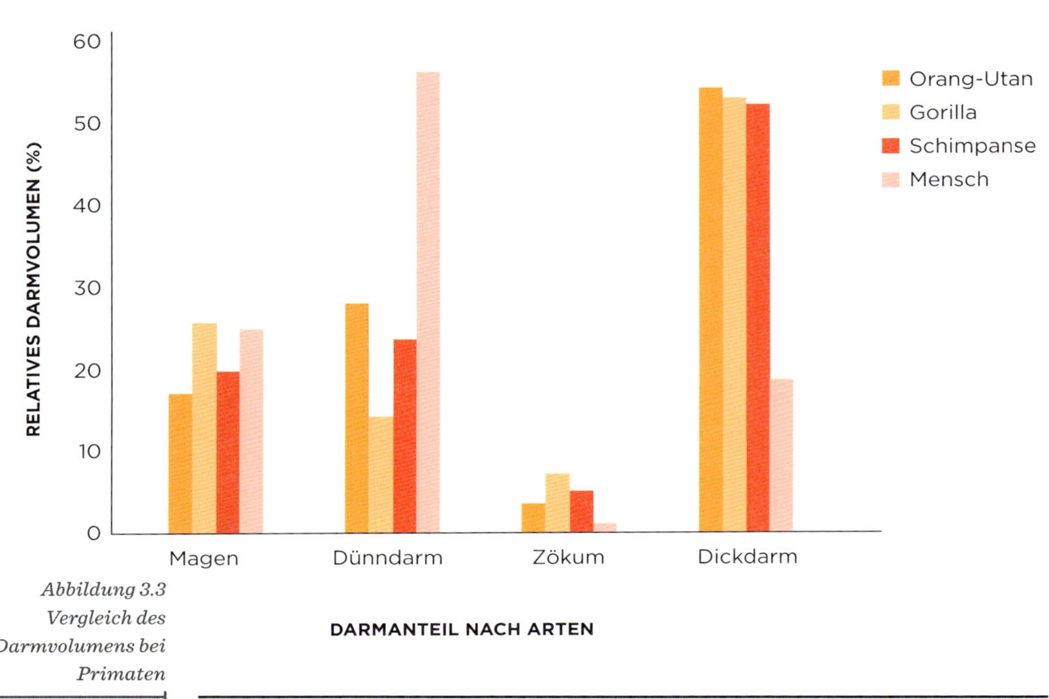

Abbildung 3.3 Vergleich des Darmvolumens bei Primaten

Angesichts der Struktur unseres Verdauungssystems hat der Mensch eine geringe Kapazität, um eine minimale Menge an Kalorien aus faserigen Pflanzen zu gewinnen. Sich zur Deckung unseres Nährstoffbedarfs nur auf Pflanzen zu verlassen, wäre daher eine ziemlich schlechte Strategie, insbesondere weil das menschliche Gehirn ein enormer Energiefresser ist. Ein Schimpanse verbringt zehnmal mehr Zeit mit dem Kauen von Pflanzen als ein Mensch mit dem Kauen von Fleisch, um die notwendigen Kalorien und andere Nährstoffe aus seiner Nahrung zu erhalten. Bei Gorillas ist der Zeitaufwand für das Kauen sogar noch höher. Wenn wir uns frühe Menschen auf Grundlage ihrer Kieferstruktur ansehen, können wir schätzen, dass sie nur etwa 4 Prozent ihrer Zeit mit Kauen verbrachten, sodass wir mit ziemlicher Sicherheit sagen können, dass sie nicht den ganzen Tag Blätter und Stängel gegessen haben.

Schaut man sich die Anatomie des Magen-Darm-Trakts an und vergleicht die Zersetzungskapazität des Menschen mit der anderer Tiere, stellt man fest, dass wir Katzen und Hunden am ähnlichsten sind. Diese tiefgreifenden anatomischen Anpassungen erfolgten wahrscheinlich als Reaktion auf Millionen von Jahren ernährungsbedingter Exposition gegenüber großen Mengen Fleisch und relativ geringen Mengen Pflanzenfasern.

Ein weiteres verbreitetes Missverständnis ist, dass Gemüse schon immer Teil der menschlichen Ernährung war. (Ich möchte hierbei klarstellen, dass

Spezies	**Prozentualer Anteil des Verdauungstraktes, der der Zersetzung von Pflanzenmaterial gewidmet ist**
Schaf	83
Meerschweinchen	80
Rind	75
Pferd	69
Gorilla	65
Schimpanse	60
Hase	51
Schwein	48
Mensch	17
Katze	16
Hund	14

Tabelle 3.1 Vergleich des menschlichen und tierischen Verdauungstrakts

ich, wenn ich von *Gemüse* spreche, die Blätter und Stängelteile von Pflanzen meine. Obst, Nüsse und Wurzelgemüse sind ein anderes Thema). Man hat also die Vorstellung, dass der prähistorische Mensch ständig wilden Brokkoli, Spinat oder Grünkohl zusammen mit Beeren und Nüssen sammelte und nur selten ein Stück Fleisch aß.

Wenn Sie nach draußen gehen und wahllos anfangen, Blätter und Stängel zu essen, werden Sie wahrscheinlich seltsame Blicke von Ihren Nachbarn ernten. Was aber viel wichtiger ist: Sie werden wahrscheinlich sehr krank werden. Wenn wir diese speziellen Teile der pflanzlichen Anatomie zerstören, schützen die Pflanzen diese Bereiche mit giftigen und bitter schmeckenden Chemikalien. Daher ist die überwiegende Mehrheit der Pflanzen für den menschlichen Verzehr giftig. Nur durch Tausende von Jahren des Anbaus waren wir in der Lage, eine nennenswerte Menge an Gemüse zu essen. Auch die anderen Teile der Pflanzen (Früchte, Samen und Wurzeln) sind nicht völlig harmlos. Ich gehe später intensiver darauf ein, aber für den Moment weise ich nur darauf hin, dass Stängel und Blätter eine schreckliche, bitter schmeckende Option waren, die unseren prähistorischen Vorfahren fast keine nutzbare Energie geliefert hätte. Und es ist sehr zweifelhaft, dass sich die frühen Menschen die Mühe gemacht hätten, diese Pflanzen zu essen, außer in Zeiten äußerster Verzweiflung. Können Sie sich den armen Kerl vorstellen, der in dieser Situation als Pflanzenvorkoster ausgewählt wurde?

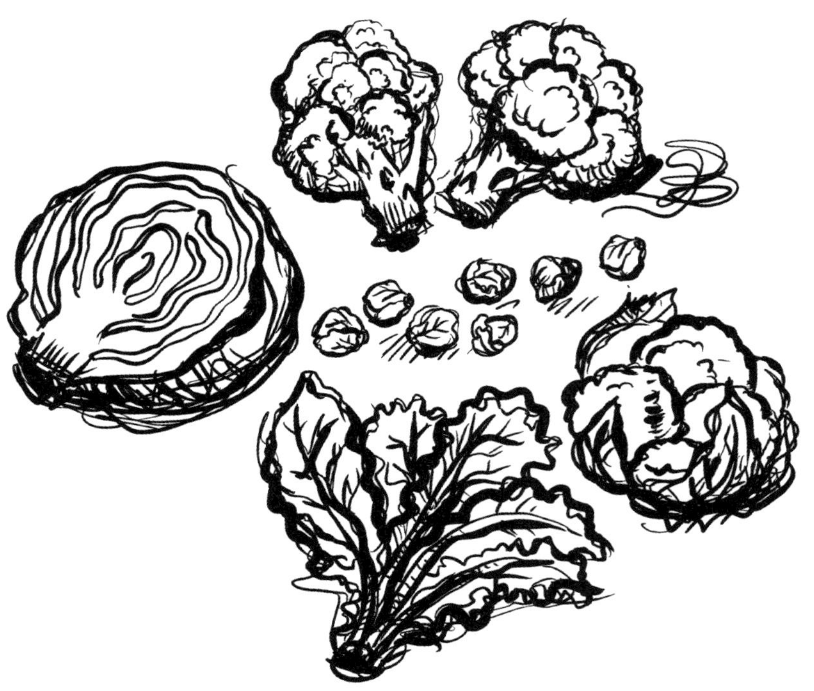

Phytochemikalien, Zellulose, Ballaststoffe, Mikronährstoffe, Chlorophyll, Makronährstoffe – unsere Vorfahren wussten nicht, was das alles war, und es war ihnen völlig egal. Sie saßen sicherlich nicht herum und sprachen über eine ausgewogene Ernährung. Wonach suchten sie? Das ist einfach: Eiweiß und Kalorien. Zweifellos war der effizienteste Weg, diese Bedürfnisse zu befriedigen, das Erlegen eines großen, fetten, energiegeladenen Megafauna-Tiers. Der Zeit- und Arbeitsaufwand, um die gleiche Menge an Kalorien und Proteinen durch das Sammeln von Nüssen, Früchten und Wurzeln zu erhalten, war wesentlich höher. Darüber gab es in vielen geografischen Gebieten keine ganzjährig zuverlässige Quelle für nicht-tierische Nahrung.

Der Grund, warum wir die Erde erobert haben, war die Allgegenwart der Tiere. Der Mensch ist das größte Raubtier, das je auf der Erde wandelte! Wir sind nicht wegen spitzer Zähne, scharfer Krallen oder extremer Stärke erfolgreiche Raubtiere, sondern wegen unseres Gehirns, das die beste Waffe auf dem Planeten ist. Unsere Beherrschung der Umwelt und der Einsatz wirksamer Werkzeuge haben uns einen großen Vorsprung vor der Konkurrenz verschafft und es uns ermöglicht, jenseits unserer Gewichtsklasse zu kämpfen. Denken Sie darüber nach: Wir haben einen Weg gefunden, jedes auf der Welt existierende Tier zu essen. Der Mensch isst Vögel, Insekten, Fische, Katzen, Hunde, Haie, Wale, Lamas, Affen. Egal, um welches Tier es sich handelt, wir haben es mit Sicherheit zu irgendeinem Zeitpunkt gegessen. Sogar die heutigen Ureinwohner sehr tropischer Klimazonen, in denen dauerhaft Früchte und andere essbare Pflanze vorhanden sind, geben der Jagd auf Tiere immer noch den Vorrang, weil sie wissen, dass Fleisch überlebenswichtig ist.

Anthropologen sind sich einig darin, dass der Mensch schon immer Fleisch gegessen hat; die Frage ist nur, wie viel er gegessen hat. Forscher haben Beweise dafür gefunden, dass schon vor einigen Millionen Jahren geschlachtet wurde. Sie haben Werkzeuge entdeckt, die eindeutig für das Schlachten und Jagen gedacht waren, und Tierfossilien zeigen Anzeichen von Schnittspuren, die mit menschlichen Aktivitäten in Verbindung stehen. Auf der ganzen Welt finden sich unzählige Höhlenmalereien und andere Artefakte, die Großwild und Jagdszenen darstellen, und zwar an allen Orten, an denen wir Beweise für menschliches Leben haben. Nachweisbare Radioisotopendaten zeigen, dass der Mensch in bestimmten Gebieten genauso fleischfressend oder vielleicht sogar noch fleischfressender war als andere Raubtiere, wie beispielweise Wölfe.

Die Hirngröße des *Homo sapiens* erreichte vor rund 100.000 Jahren mit etwa 1.500 Kubikzentimetern (cm^3) ihren Höchststand, gegenüber den 400 cm^3 des *Australopithecus*. Der überwiegende Teil dieses Hirnwachstums fand statt, als der *Homo sapiens* lernte, Fleisch für die Ernährung zu nutzen, jedoch lange bevor wir kochen lernten. Dabei sollte man nicht vergessen, dass es seit zig Millionen von Jahren fruchtfressende Primaten gibt. Und obwohl diese Tiere die kohlenhydratreichste, energiereichste Nahrung fressen, die ihnen zur Verfügung steht, haben sie keinen signifikanten Zuwachs in der Hirngröße erzielt.

Als das reichhaltige Nahrungsangebot der Megafauna schrumpfte, mussten unsere Vorfahren verstärkt auf alternative Energiequellen zurückgreifen. Einige Forscher sind der Meinung, dass eine allmähliche Verringerung der Elefantenpopulation einer der kritischen Faktoren ist, die viele der evolutionären Anpassungen des Menschen vorangetrieben haben. Anstatt große Megafauna-Tiere zu jagen, die er leicht mit einem Speer abschießen konnte, musste der Mensch Fett aus kleineren, schnelleren, beweglicheren und schwerer verfolgbaren Quellen gewinnen. Die Jagd auf kleinere Tiere erforderte komplexere organisatorische Kooperationen, was wahrscheinlich die Entwicklung von Sprache und Intellekt vorantrieb. Die Menschen wurden schlanker, und ihre Skelette passten sich an, um Langstreckenläufe und das Schleudern von Geschossen mit hoher Geschwindigkeit zu unterstützen. Es ist wahrscheinlich, dass unsere Vorfahren größere Anstrengungen unternahmen, um so viel Energie wie möglich aus dem Fett der getöteten Tiere zu gewinnen, zum Beispiel indem sie Knochenmark entnahmen und das gesamte Fett in und um die Organe herum verwendeten.

Die Gründe für das Aussterben der Megafauna-Tiere werden in Expertenkreisen kontrovers diskutiert. Die meisten glauben, dass dies weitgehend auf Überjagung und andere vom Menschen verursachte Umweltbelastungen zurückzuführen ist, was durch die Tatsache belegt wird, dass die Megafauna-Arten kurz nach dem Auftreten des *Homo sapiens* an den meisten Orten ausgestorben sind. Andere wiederum behaupten, dass der Klimawandel einen großen Anteil daran hatte. Ungeachtet der Gründe sind die Megafauna-

Tiere ausgestorben, und der Mensch stand seither unter verstärktem Druck, alternative Energiequellen zu finden.

Schätzungen zufolge erlebte der *Homo sapiens* vor etwa 25.000 Jahren eine Abnahme der Robustheit mit erheblichen Verlusten an Skeletthöhe, Knochenstärke und sogar 200 cm^3 Gehirngröße. Nach der Einführung der Landwirtschaft durch den Menschen vor etwa 10.000 bis 12.000 Jahren ist der Unterschied zwischen dem Skelett eines sogenannten Jägers und Sammlers und dem Skelett eines Bauern sehr leicht zu erkennen. Ersteres ist viel robuster als das Skelett eines Bauern.

Was könnte diese relative Verkürzung des Skeletts und die allgemeine Verringerung der Gehirngröße verursacht haben? Die wahrscheinlichste Erklärung ist eine dramatische Verringerung der Ernährung in der gesamten Bevölkerung. Wir verwenden oft die durchschnittliche Körpergröße eines Volkes als Proxy-Variable für die Angemessenheit der Ernährung. Interessanterweise waren die Gravettianer, eine Kultur, die vor etwa 30.000 Jahren in Mitteleuropa lebte, wohl die größten Menschen, die je existiert haben. Sie waren als hervorragende Mammutjäger bekannt. Die Männer dieser Gattung waren geschätzt durchschnittlich 1,90 m groß, also wesentlich größer als das größte heutige Volk, das im Durchschnitt etwa 1,82 m groß ist.

Die Landwirtschaft, insbesondere der Getreideanbau, ermöglichte letztlich eine relativ leicht zugängliche und billige Kalorienquelle, um eine ständig wachsende Bevölkerung zu versorgen. Unsere Vorfahren führten keine randomisierten kontrollierten Studien durch, bevor sie sich kollektiv entschieden, ihre Abhängigkeit von Getreide zu erhöhen. Sie hatten schlicht keine Wahl, und so ist es seitdem geblieben. Wenn es kein Mammutfleisch gibt und viel Mäuler gefüttert werden müssen, muss man mehr Getreide anbauen, mehr Obst kultivieren und schließlich sogar einige dieser giftigen und bitter schmeckenden Blätter und Stiele in etwas Essbares umwandeln, das man Gemüse nennt. Die Menschen wurden besser und effizienter in der Energiegewinnung aus Wurzeln, Nüssen und Samen, also bauten sie diese an, um höhere Energieerträge, weniger faseriges Material und weniger Giftstoffe zu produzieren. Sie fanden zudem heraus, wie man die giftigen Chemikalien in diesen Nahrungsmitteln durch ausgeklügelte Methoden der Zubereitung eliminieren oder verringern kann – durch Einweichen, Keimen, Fermentieren und Kochen. Die Nahrungsmittel, die die Menschen in den Tagen der reichhaltigen Megafauna wahrscheinlich nur sehr selten (oder gar nicht) konsumiert hatten, standen nun wesentlich häufiger auf dem Speiseplan.

Heute ist die Situation noch schlimmer: Wir verzehren giftige Pflanzenöle, die vor etwa 120 Jahren in die menschliche Ernährung eingeführt wurden, Maissirup mit hohem Fruktosegehalt, künstliche Aromen, Müsli mit leuchtend bunten Marshmallows und so weiter. Wir haben versucht, die grundlegende menschliche Ernährung durch einen ständigen Strom neuer Aromen, Formen, Farbkombinationen, Nahrungsergänzungsmittel und Zusatzstoffe zu ersetzen. So wurde eine grundlegende menschliche Funktion in eine Form von Unterhaltung und Sucht verwandelt, was ganz sicher nicht gut für uns ist.

Man sollte nie außer Acht lassen, dass Menschen Opportunisten sind. Wenn Junkfood vor 50.000 Jahren verfügbar gewesen wäre, hätten unsere Vorfahren diesen Müll mit Sicherheit auch gegessen.

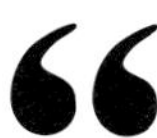

Wenn Junkfood vor 50.000 Jahren verfügbar gewesen wäre, hätten unsere Vorfahren diesen Müll mit Sicherheit auch gegessen.

Sicherlich sind wir doch besser als diese einfachen Höhlenmenschen, oder? Wir alle haben schon einmal gehört, dass der prähistorische Mensch ein kurzes, schmerzhaftes Dasein führte, das mit etwa dreißig Jahren zu Ende ging. Als orthopädischer Chirurg habe ich mich oft gefragt, wie zum Teufel jemand anhand von 50.000 Jahre alten Skeletten sagen kann, wie alt die Menschen waren. Es ist ziemlich einfach, das ungefähre Alter eines Kindes zu bestimmen; wenn Sie mir das Röntgenbild eines Kindes zeigen, kann ich Ihnen normalerweise sagen, wie alt es ist, plus oder minus ein Jahr. Bei Erwachsenen ist es schwieriger, das Alter einzuschätzen. Tatsächlich sind sich viele Anthropologen einig, dass es nach Erreichen eines bestimmten Lebensalters keine gute Möglichkeit mehr gibt, das Alter nur anhand des Skeletts zu bestimmen – deshalb sagen sie oft dreißig bis vierzig Jahre, ohne genau zu wissen, wie lange jemand gelebt hat. Es ist also möglich, dass diese frühen Menschen bis zu siebzig oder sogar achtzig Jahre alt wurden. Wir gehen davon aus, dass die Abnutzungsmuster der Zähne, Knochen und Gelenke damals die gleichen waren wie heute, doch diese Annahme ist mit Sicherheit nicht zutreffend. Ein weiterer Faktor für die Lebenserwartungsdaten sind die Daten zur Säuglingssterblichkeit, und diese können die durchschnittliche Lebenserwartung ebenfalls verzerren. Nehmen wir zum Beispiel an, wir haben zwei Skelette. Eines ist zwei Jahre alt, und eines ist achtzig Jahre alt. Wir würden sagen, dass die Gesamtlebenserwartung dieser Gruppe nur einundvierzig Jahre beträgt [(2 + 80 Jahre) / 2 Personen = 41 Jahre].

Urk lief also mit seinem relativ großen Gehirn herum, bekam reichlich Nahrung, indem er große, mit fettem Fleisch bestückte Tiere aß, wanderte durch die ganze Welt, aß vielleicht hier und da eine Beere und gedieh wahrscheinlich gut. Aus ernährungswissenschaftlicher Sicht hat es diese Situation in der Geschichte der Menschheit bis heute nie wieder gegeben. Inzwischen ist der 25.000 Jahre währende relative Mangel an Tieren durch die Effizienz der modernen Landwirtschaft und den Wohlstand der Bevölkerung endlich umgekehrt worden. Und obwohl wir kein fettes Mammutfleisch mehr bekommen können, ist der nächstgelegene Vertreter, den wir im kommerziellen Maßstab haben, die Kuh, in deren Produktion wir sehr effizient geworden sind. Ja, es ist hart, über Tiere als Nahrungsmittel zu sprechen, aber letztendlich sind sie genau das.

Wir leben in einer Welt von verhältnismäßiger Bequemlichkeit und Komfort, in der wir nur ein paar Knöpfe auf unseren Telefonen tippen müssen, um wie von Zauberhand plötzlich Essen erscheinen zu lassen. Es ist für uns selbstverständlich, dass wir zu jeder Jahreszeit Lebensmittel aus der ganzen

Welt bekommen können. In Kanada erhalten wir mitten im Januar 100 Geschmacksrichtungen von Eiscreme, 25 Arten von Kartoffelchips, faustgroße Erdbeeren und Bananen. Das ist die heutige Realität, aber es ist das, woran wir uns angepasst haben – nicht das, was wir immer waren. Die grausame Realität ist, dass wir früher andere Tiere aggressiv gefressen haben. Wir haben täglich ihr Fleisch gegessen; wir haben verstanden, wer wir waren – und ehrlich gesagt, sind wir immer noch diese Menschen.

Historische Hinweise

Was können uns Beobachtungen über historische Bevölkerungen sagen? Ich denke, dass wir sie nutzen können, um über unsere Möglichkeiten zu sprechen, es jedoch ein Irrtum ist, zu glauben, dass unsere Vorfahren alles perfekt gemacht haben. Wenn wir versuchen, Beweise für die Fleischfresser-Diät zu erbringen, können wir natürlich auf über mehrere Generationen erfolgreiche Populationen wie die Massai, Inuit und Mongolen verweisen. Aus Berichten über diese Kulturen stammen einige durchaus interessante Daten. Viele Menschen, die lautstarke Befürworter einer fleischbasierten Ernährung sind, verweisen auf diese alten Völker als Beweis für ihr Konzept und versuchen häufig auch, ihnen nachzueifern.

Kann der Mensch nur mit Fleisch überleben? Meiner Meinung nach lautet die Antwort eindeutig ja. Gibt es spezielle genetische Anpassungen oder eine einzigartige Situation, die es nur bestimmten Populationen ermöglicht hat, dies zu tun? Ich denke, diese Frage beruht auf einer Voreingenommenheit, die man uns in Bezug auf die Ernährung beigebracht hat. Wir sehen das immer wieder. „Die Inuit konnten Skorbut nur vermeiden, weil sie alle auch Beeren oder Maktaaq oder rohes Fleisch oder viel Organfleisch aßen. Deshalb müssen wir das auch tun.“ Viele dieser Vermutungen trafen nicht einmal auf alle Inuit zu, und man findet auch sehr leicht heute viele Menschen, die nichts von all diesen Dingen tun und dennoch gedeihen (meine Wenigkeit zum Beispiel).

Obwohl wir nicht genau nachvollziehen können, was diese Kulturen getan haben, um zu gedeihen, können wir einige interessante Dinge von ihnen lernen. Zum Beispiel zeigen die Massai, die einen beträchtlichen Teil ihres Lebens damit verbringen, nichts als Fleisch zu essen und Blut und Milch zu trinken, keine Anzeichen von Skorbut oder einem anderen Vitamin- oder Mineralienmangel. Sie werden nicht ständig von Magen-Darm-Problemen geplagt, die auf einen Mangel an Pflanzenfasern zurückzuführen sind. Sie sind nicht erblindet oder verrückt geworden oder haben in irgendeiner Weise unter einem Mangel an pflanzlichen Phytonährstoffen oder exogenen pflanzlichen Antioxidantien gelitten. Dasselbe lässt sich auch von anderen Kulturen auf der Nordhalbkugel sagen, die nicht die gleiche Genetik wie die Massai haben.

Tatsächlich gibt es auf der ganzen Welt Berichte über Populationen, die von einer vollständig fleischlichen Ernährung (oder von einer Ernährung, die

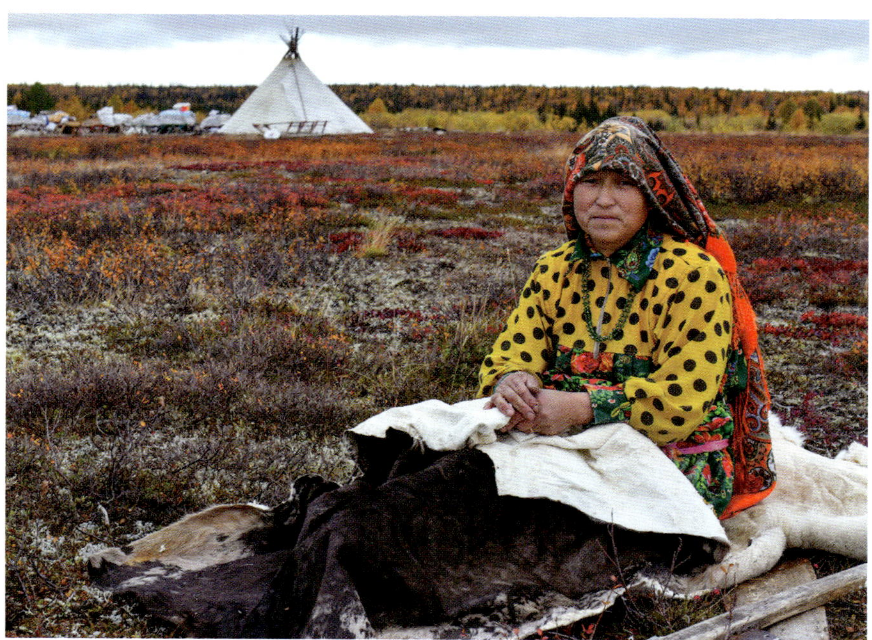

fast ausschließlich auf Fleisch basiert) profitiert haben. Trotz unserer Unterschiede gehören wir alle der gleichen Spezies an, und wir können alle die gleiche Nahrung zu uns nehmen und gedeihen, vorausgesetzt, diese Nahrung besteht aus Fleisch.

Als die Menschen zunehmend mehr Abwechslung in ihre Ernährung integrierten, stellten wir einige geringfügige Unterschiede in der Toleranz gegenüber anderen Lebensmitteln fest. Ein klassisches Beispiel ist die Laktoseintoleranz. Man fragt mich oft nach der „Blutgruppen"-Diät, bei der man je nach Blutgruppe bestimmte Nahrungsmittel essen soll. Ich sage immer: „Wenn Ihr Blut rot ist, haben Sie die richtige Blutgruppe, um Fleisch zu essen." So einfach ist das, auch wenn diese Auffassung dem aktuellen Trend der personalisierten Medizin entgegensteht, die auf der genetischen Ausstattung jedes Menschen basiert. Jeder Mensch ist ein besonderes Individuum, aber wir gehören alle zur gleichen Spezies.

Betrachten wir einige der unterschiedlichen Bevölkerungsgruppen, die sich hauptsächlich von Fleisch ernährt haben und gediehen sind. Die Yeoman Warders of England, die auch als die Beefeaters bekannt sind, waren handverlesene Hüter des Königshauses. Es wird vermutet, dass sie Beefeaters genannt wurden, weil sie große Rationen Rindfleisch erhielten, möglicherweise zur Verbesserung ihrer Kraft und Ausdauer. Während ihrer Expedition zur Erkundung der amerikanischen Grenze verzehrten Lewis und Clark sowie ihre Gefährten täglich ungeheure Mengen an Fleisch – bis zu vier Kilo – um Energie für ihre Aktivitäten zu erhalten. Traditionelle Landbewohner der Mongolei konsumierten regelmäßig viereinhalb Kilo Fleisch auf einmal, und einige wenige zusammen konnten an einem einzigen Tag ein ganzes Schaf verzehren. Das größte Reich, das jemals existierte, war das Reich von Dschingis Kahn. Seine Armee, die weite Teile Asiens und Europas eroberte, verließ sich auf eine fast vollständig auf Fleisch basierte Ernährung.

Gleichermaßen waren die Gauchos Südbrasiliens und Argentiniens dafür bekannt, dass sie sich lange Zeit ausschließlich von Fleisch ernährten. Im antiken Griechenland gab es zu einem bestimmten Zeitpunkt eine Carnivoren-Bewegung, und einige der ursprünglichen olympischen Athleten nahmen fleischbasierte Diäten zu sich, um ihre Leistung zu steigern. Die Nenzen in Nordrussland und die Samen in Nordskandinavien lebten traditionell fast ausschließlich von Rentieren, obwohl die Samen auch Fisch und gelegentlich einige Beeren zu ihrer Ernährung hinzufügten.

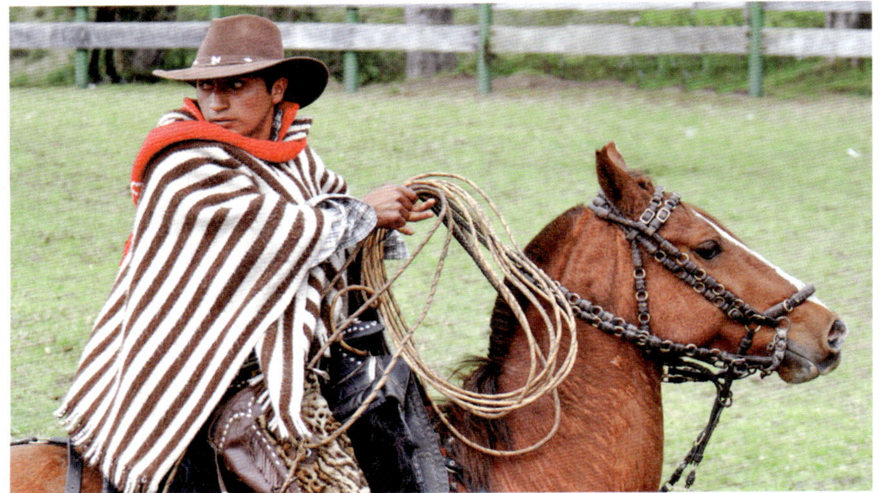

Pioniere der fleischbasierten Ernährung

Ich habe diese Diät nicht erfunden. Abgesehen von historischen Populationen sind mir einige Personen vorausgegangen, die eine Ernährung auf Fleischbasis für den richtigen Weg hielten. Der Verdienst, der „Erfinder" dieser Diät zu sein, geht wahrscheinlich auf einen Australopithecus-Menschen zurück, der vor vier Millionen Jahren gelebt hat – möglicherweise Urks Urahn. In jüngerer Zeit haben sich jedoch einige Ärzte und Wissenschaftler für eine carnivore Diät ausgesprochen.

- Dr. James Salisbury (bekannt aus dem Fernsehen), dessen Vermächtnis über das Salisbury-Steak weiterlebt, glaubte, dass der menschliche Verdauungstrakt optimal für Fleisch geeignet sei. Er war der Meinung, dass der Mensch am besten durch den Verzicht auf Obst, Gemüse und Stärke verhindere, dass Giftstoffe verschiedene Leiden wie Herzkrankheiten, Tumore und psychische Gesundheitsprobleme verursachen.

- Das Buch *The Fat of the Land* des Arktisforschers Vilhjalmur Stefanssons wird oft als Referenz für eine ausschließlich fleischliche Ernährung zitiert.
- Dr. Blake Donaldson veröffentlichte 1962 *Strong Medicine*. Darin beschreibt er, wie er jahrzehntelang mit bemerkenswertem Erfolg eine fleischbasierte Ernährung in der Praxis anwendete.
- Der Gastroenterologe Walter Voegtlin schrieb 1972 das Buch *The Stone Age Diet*, in dem er darlegt, dass jeder Mensch, der nicht in der Lage war, sich an eine Ernährung mit ausschließlich fetthaltigem Fleisch anzupassen, schnell ausstarb.
- Dr. H. L. Newbold konzentrierte sich in seinem 1991 erschienenen Buch *Type A/Type B Weight Loss Book* ebenfalls auf einen Fleischfresser-Ansatz.
- Sogar Dr. Robert Atkins warb für einen Ansatz, der weitgehend auf Fleisch basiert, insbesondere während der „Induktionsphase" seiner gleichnamigen Diät.

Diese carnivore Diät ist also keineswegs etwas Neues. Sicherlich wird sie als Modeerscheinung etikettiert werden, und viele Menschen werden sie ausprobieren und dann entscheiden, dass sie nichts für sie ist. Aber es gibt einen Grund, warum dieser Ansatz immer wieder auftaucht. Jedes Mal, wenn die Ernährungsweise wieder in Erscheinung tritt, haben wir es mit einer Bevölkerung zu tun, die immer kränker wird als bei der letzten Aufmerksamkeitsphase für die Diät.

Eines unterscheidet sich heute jedoch deutlich von den anderen Epochen, in denen meine Vorgänger für eine fleischbasierte Ernährung geworben haben: Wir sind miteinander verbunden wie zu keiner anderen Zeit in der Geschichte der Menschheit. Heutzutage sind wir dank der Macht des Internets nicht mehr auf irgendwelche Autoritäten angewiesen, die uns anhand der Vorschläge aus der Wissenschaft Vorschriften machen. Wir können sofort auf die Informationen von Hunderten, wenn nicht Tausenden von Menschen zugreifen, die sich in ähnlichen Situationen wie wir befinden, und mit dieser Hilfe entscheiden, was für uns sinnvoll sein könnte. Menschen, die an die traditionelle Informationsmethode gewöhnt sind, wo nur streng kontrollierte Daten weitergegeben werden, sind durch dieses neue Paradigma sehr beunruhigt.

Wir können reale Ergebnisse bei echten Menschen sehen, mit denen wir sprechen können, um Antworten auf unsere Fragen zu erhalten. Die Macht, Wissen und Daten anzuhäufen, wird im Vergleich zu traditionellen Methoden exponentiell verstärkt. Wenn etwas gut funktioniert, beginnt es sich in der ganzen Gemeinschaft zu verbreiten. Early Adopters testen das System, finden Fehler und entwickeln Lösungen dafür. Dieses System ist möglicherweise weitaus wirksamer als alles andere, und ich denke, dass sein Potenzial gerade erst erschlossen wird. Natürlich werden wir eine Menge Widerstand erleben sowie viele Versuche von Befürwortern der Mainstream-Ernährung, Angst zu schüren und die Ernährungsweise zu verunglimpfen. Glücklicherweise ist die gebildete Bevölkerung aber inzwischen in der Lage, über diese Art von Pessimismus hinwegzusehen.

Machen Sie jetzt eine weitere Steak-Pause. Im nächsten Kapitel gehe ich auf einige der verbreiteten Gerüchte ein, warum eine solche Diät angeblich gefährlich ist.

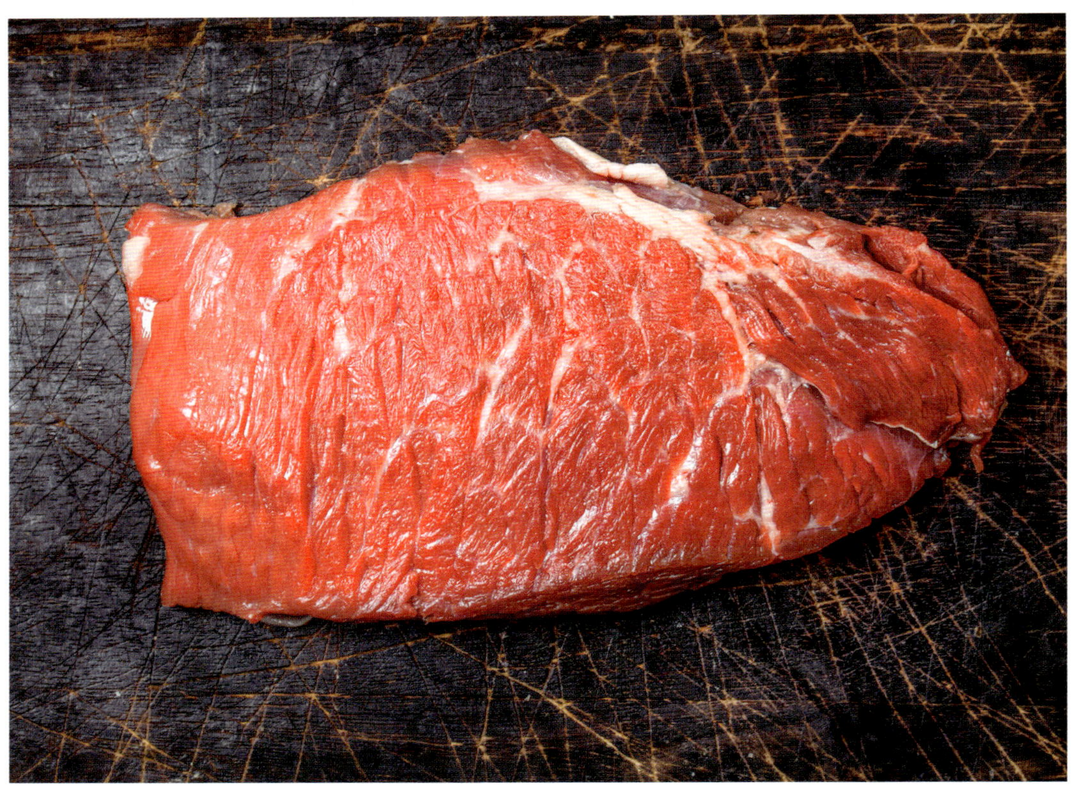

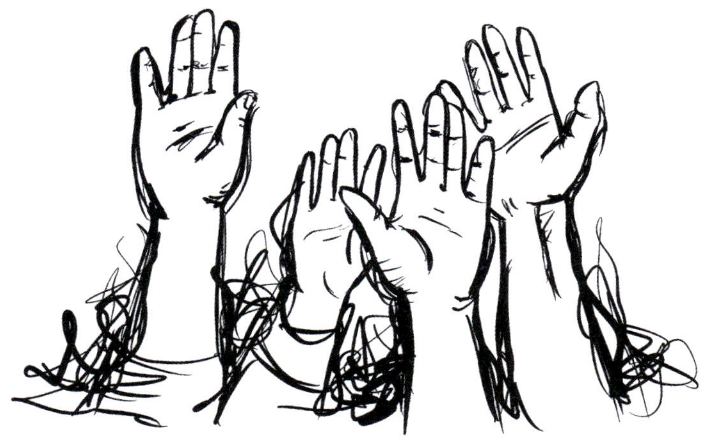

KLÄRUNG **MÖGLICHER FRAGEN**

Als ich mich zum ersten Mal auf meine verrückte Reise in die Fleischfresser-Diät begab, kamen alle möglichen Pessimisten und Untergangspropheten auf mich zu. Sie sagten Dinge wie: „Aber was ist mit Skorbut oder anderen Mängeln?“ oder: „Wie sieht es mit verstopften Arterien aus?“ oder „Kann man ohne Ballaststoffe überhaupt Stuhlgang haben?“ oder „Und wenn dein Mikrobiom rebelliert?“ Von dieser Art der Fragen bekam ich unzählige gestellt.

Genau wie bei den zahlreichen historischen Bevölkerungen, die diesen Lebensstil schon seit Jahrzehnten (oder länger) praktizieren, ist mir nichts davon passiert. Meine Zähne sind nicht wegen Skorbut ausgefallen, mein Herz ist nicht verstopft, und ich kann problemlos zur Toilette gehen. Tatsächlich ist meine Verdauung besser als je zuvor. Wie kann das alles wahr sein? Das habe ich mich auch gefragt. Es war fast so, als ob viele der modernen Ernährungslehren falsch wären!

In diesem Kapitel gehe ich auf einige der weitverbreiteten Missverständnisse und Trugschlüsse in Bezug auf eine rein fleischliche Ernährung ein und erkläre, warum einige dieser gängigen Überzeugungen in der Praxis nicht haltbar sind.

Vitamin- und Mineralstoffmangel

Wir werfen nun einen Blick auf wissenschaftliche Erkenntnisse, deren Ergebnisse uns ganz sicher ein gutes Gefühl vermitteln. Entwickeln Menschen, die sich rein fleischlich ernähren, Skorbut, eine Krankheit, die eine tödliche Folge eines Vitamin-C-Mangels ist? Im Grunde ist die Antwort ein klares Nein. Die einzige Ausnahme wäre, wenn Sie sich ausschließlich von getrocknetem und konserviertem Fleisch ernähren würden. Diese Art der Ernährung ist der Grund dafür, dass britische Seeleute Skorbut entwickelten. Monatelang lebten sie von getrocknetem, gesalzenem Fleisch, während sie auf dem Meer unterwegs waren. Der Rest ihrer Ernährung bestand aus kohlenhydratreichen Nahrungsmitteln, und diese Nahrungsmittel verschlimmerten die Situation potenziell.

Nehmen wir uns eine Minute Zeit, um die Wirkungsweise von Vitamin C zu betrachten. Es hat zahlreiche Rollen im Körper. Eine Rolle besteht darin, die Synthese von Kollagen zu unterstützen, ein lebenswichtiges Protein, das strukturell im ganzen Körper gebraucht wird. Wenn die Kollagensynthese gestört ist, treten einige der klassischen Symptome von Skorbut auf, wie Zahnfleischbluten, Zahnverlust, Funktionsstörungen der Gelenke und nicht heilende Wunden. Der Körper verwendet Vitamin C auch zur Bildung von Carnitin, und Vitamin C wirkt als Antioxidans, das eine Rolle bei der Modulation unseres Immunsystems spielt. Menschen, denen Vitamin C fehlt, zeigen innerhalb weniger Monate Anzeichen von Skorbut. Seit ein paar Jahren esse ich jedoch nur Fleisch, und ich bin immer stärker geworden. Solange eine gesteigerte Kraft kein seltenes, bisher unerkanntes Symptom von Skorbut ist, leide ich nicht an einem Vitamin-C-Mangel.

Wenn Vitamin C für den Menschen also lebensnotwendig ist, Fleisch kein Vitamin C enthält (zumindest laut dem US-Landwirtschaftsministerium USDA) und der Mensch Vitamin C nicht selbst herstellen kann, was dann? Warum laufen so viele Menschen, die sich ausschließlich von Fleisch ernähren, nicht mit herausgefallenen Zähnen herum? Hierfür sind mehrere Dinge verantwortlich.

Es ist seit weit mehr als 100 Jahren bekannt, dass Fleisch, insbesondere frisches Fleisch, Skorbut sowohl heilt als auch verhindert. Dieser Beweis wurde von vielen Arktisforschern des neunzehnten Jahrhunderts gut dokumentiert.

Frisches Fleisch ist der entscheidende Unterschied in der Ernährung eines modernen Fleischfressers im Vergleich zur Ernährung der britischen Seefahrer, die von getrocknetem, gesalzenem Fleisch dominiert wurde. Amber O'Hearn, eine brillante Langzeit-Fleischfresserin, untersuchte die Behauptung des USDA, Fleisch enthalte kein Vitamin C. Sie war schockiert, als sie entdeckte, dass das USDA sich nie die Mühe gemacht hatte, Fleisch auf Vitamin C zu testen. Wie sich herausstellte, enthält Fleisch eine zwar kleine, aber ausreichende Menge des Vitamins, was insbesondere im Zusammenhang mit einer vollständig fleischbasierten Ernährung wichtig ist.

Vitamin C gelangt über den Verdauungstrakt in den Körper. Interessanterweise kann Glukose direkt mit der Vitamin-C-Absorption konkurrieren, da sie sich einen Zelltransporter teilen. Wenn sich viel Glukose in Ihrem System befindet, wird die Vitamin-C-Absorption wirksam gehemmt. Bei einer reinen Fleischkost ist Glukose im Darm praktisch nicht vorhanden, wodurch Vitamin C besser verfügbar wird. Interessante Arbeiten aus der ungarischen Paleo Medicina-Gruppe haben gezeigt, dass die Vitamin-C-Spiegel im Serum bei Patienten, die eine fleischliche Diät einhalten, normal sind. Tatsächlich war Vitamin C tierischen Ursprungs für die Aufrechterhaltung des Serumspiegels wirksamer als vergleichbares Vitamin C pflanzlichen Ursprungs.

Es wird weithin angenommen, dass Antioxidantien in der Ernährung für uns von Nutzen sind, obwohl es einige bedeutende Anfechtungen dieser Theorie gibt, auf die ich später in diesem Buch eingehe. Wie ich bereits erwähnt habe, spielt Vitamin C hier eine Rolle. Interessanterweise nimmt die Synthese von Vitamin C ab, wenn ein Tier, das sein eigenes Vitamin C herstellen kann, eine kohlenhydratarme Ernährung zu sich nimmt. Es ist fast so, als würde die Aufnahme von Kohlenhydraten den Bedarf an Antioxidantien erhöhen. Obwohl der Mensch Vitamin C nicht wie andere Tiere produzieren kann, sehen wir bei einer kohlenhydratarmen Ernährung eine Zunahme einiger unserer körpereigenen Antioxidantien (d. h. unser Körper stellt sie her).

Die Rolle von Vitamin C bei der Kollagenbildung beinhaltet die Hydroxylierung der Aminosäuren Prolin und Lysin zur Bildung von Hydroxyprolin bzw. Hydroxylysin. Wenn man sich fleischreich ernährt, werden einige dieser Moleküle in der bereits hydroxylierten Form über spezifische Darmtransporter absorbiert; daher benötigt man in diesem Fall wahrscheinlich weniger Vitamin C.

Im Ergebnis ist die Vitamin-C-Absorption bei einer fleischreichen Ernährung effizienter, und der Bedarf des Körpers an Vitamin C sinkt. Der Mensch erhält eine ausreichende Menge des Vitamins aus der Nahrung (Fleisch), die er isst, und bekommt keinen Skorbut.

Dies wirft einen interessanten Aspekt auf. Als die USDA-Verantwortlichen die empfohlenen Tagesdosen (RDA) erarbeiteten, untersuchten sie in erster Linie Bevölkerungen und Personen, die eine kohlenhydratreiche, auf Getreide basierende Ernährung zu sich nahmen. Bei einer Überprüfung der RDA-Werte durch das Institute of Medicine im Jahr 2007 erklärten mehrere Redner, dass die Ernährungs-Referenzindizes auf einem höheren Evidenzstandard basieren sollten als das, was zur Formulierung der Empfehlungen herangezogen worden war. Im Grunde genommen sind die empfohlenen Tagesdosen mehr oder weniger eine Vermutung, und sie wurden mit Sicherheit nicht durch die Bewertung von Personen formuliert, die sich kohlenhydratarm oder (Gott bewahre!) rein fleischlich ernährten. Infolgedessen haben wir keine wirkliche Vorstellung davon, was die optimalen oder sogar ausreichenden Mengen an Vitaminen und Mineralien für verschiedene Menschengruppen mit unterschiedlichen Ernährungsweisen sind. Bis jetzt verwendet die gesamte Ernährungsbranche diese qualitativ minderwertigen Erkenntnisse als Grundlage für fast alle aktuellen Empfehlungen.

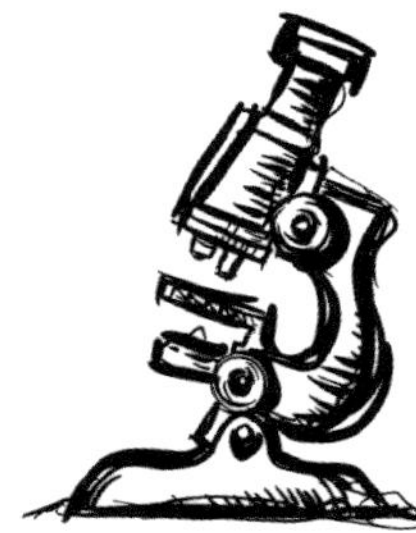

Es gibt Hinweise auf weitere Unterschiede beim Bedarf an einigen Vitaminen, Mineralien und Co-Faktoren. Ein Mangel an Thiamin führt zum Beispiel zu einem Zustand namens *Beriberi*, der zu schweren neurologischen und Herzerkrankungen führt. Forscher haben herausgefunden, dass der Bedarf eines Tieres an Thiamin je nach Kohlenhydrataufnahme des Tieres variiert. Dieses Ergebnis wurde bereits Ende des 19. Jahrhunderts festgehalten, als Wissenschaftler feststellten, dass Tiere, die mit kohlenhydratarmer Nahrung gefüttert wurden, bei einem niedrigen Thiamingehalt nicht erkrankten, während Tiere, die kohlenhydratreich gefüttert wurden, bei demselben niedrigen Thiamingehalt erkrankten.

Der Mineralstoff Magnesium ist für viele menschliche physiologische Funktionen von entscheidender Bedeutung. In letzter Zeit wurde Magnesiummangel als potenzielle Ursache für zahlreiche Krankheitszustände angeführt. Interessanterweise ist Magnesium ein Co-Faktor, der entscheidend am Kohlenhydratstoffwechsel beteiligt ist, und es gibt einige Forschungsarbeiten, die eine Beziehung zwischen dem Blutzucker- und dem Magnesiumspiegel zeigen. Ist es möglich, dass bei vielen Menschen ein Magnesiummangel vorliegt, weil sie wegen ihrer hohen Kohlenhydrataufnahme einen erhöhten Bedarf daran haben? Das ist sicherlich eine interessante Frage, und dieser Zusammenhang würde den Mangel an klinisch relevanten Nährstoffdefiziten bei der heutigen fleischessenden Bevölkerung erklären.

Leider ist es schwierig, Einschätzungen über Vitamin- oder Mineralstoffdefizite zu treffen. Wir können nach offenkundigen klinischen Symptomen und subtileren subklinischen Dingen wie Energiemangel, Schlafstörungen oder Stimmungsschwankungen suchen. Abgesehen von diesen Symptomen sind wir oft darauf beschränkt, die Dinge zu untersuchen, die wir am einfachsten messen können, was im Allgemeinen auf einen Bluttest hinausläuft. Bei all den Milliarden von Dollar, die wir jährlich für Bluttests ausgeben, ist es eine traurige Tatsache, dass viele von ihnen schlechte Vorhersagemöglichkeiten für chronische Probleme bieten. Sicherlich können wir manchmal wichtige Informationen aus einem Bluttest gewinnen, aber zu glauben, dass ein Vitamin-C-Spiegel im Blutserum – wie zum Beispiel die zelluläre Konzentration des Vitamin-C-Spiegels in unserem linken Schienbein – uns etwas Bestimmtes sagen kann, ist irreführend. Vielleicht kann man im stationären Zustand, wenn keine Veränderungen in der Umwelt oder im Körperinneren auftreten, mit einem bestimmten Wert rechnen, aber die Wahrheit ist, dass der Gehalt von Substanzen im Blut sehr unterschiedlich sein kann. Beeinflussen Schlaf, Bewegung, vor Kurzem zu sich genommene Mahlzeiten, Temperatur, Jahreszeit, Verletzungen oder Krankheiten (ganz zu schweigen von Tausenden anderer Dinge) diese Konzentrationen? Mit ziemlicher Sicherheit lautet die Antwort ja. Eine andere Lösung zur Identifizierung von Problemen ist eine Biopsie des Gewebes, die eine weitaus bessere Darstellung des Ernährungszustands liefert. Problematisch ist hierbei jedoch, dass Biopsien oft ziemlich schmerzhaft sind, ein viel höheres Risiko darstellen und teuer sind. Daher verlassen wir uns weiterhin auf unzuverlässige Vermutungen, wenn es darum geht, Entscheidungen in Bezug auf Gesundheitsfragen zu treffen.

Eines der immer wiederkehrenden Themen, über die ich gerne spreche, ist die Tatsache, dass die Ernährungswissenschaft, ungeachtet dessen, was viele Menschen gerne behaupten, nicht festgeschrieben ist. (Die Behauptung, die Wissenschaft sei festgeschrieben, würde das Grundkonzept der Wissenschaft völlig untergraben.) Nehmen wir zum Beispiel diese Theorie: Rotes Fleisch verursacht Diabetes. Die Beweise zur Stützung dieser Theorie würden sich auf Daten aus Bevölkerungsumfragen stützen, die zeigen, dass Menschen, die mehr rotes Fleisch essen, eine höhere Diabetesrate haben. Gegen diese Theorie ist nichts einzuwenden, solange die Daten diese Behauptung weiterhin stützen. Was aber, wenn Sie Informationen zum Gegenteil haben – wie etwa zahlreiche Berichte von Menschen, die *ausschließlich* rotes Fleisch essen und feststellen, dass ihr Diabetes verschwindet? An diesem Punkt müssen Sie Ihre Hypothese anpassen und Ihre Theorie modifizieren. Man könnte nun sagen, dass vielleicht ein anderer Faktor, der den Fleischfressern mit Diabetes gemeinsam ist, die Krankheit verursacht hat. Mit anderen Worten, vielleicht ist Fleisch in Kombination mit etwas anderem schuld. Leider leben wir in einer Zeit, in der ganze Branchen und Karrieren auf einer bestimmten Hypothese aufbauen, und selbst angesichts neuer oder überwältigender Beweise sind einige Menschen nicht bereit, ihre ursprünglichen Annahmen zu überdenken oder zu revidieren. Das liegt in der menschlichen Natur und ist durchaus zu erwarten. Unglücklicherweise können diese Annahmen jedoch Auswirkungen auf viele Leben auf der ganzen Welt haben, und es sind viele Milliarden Dollar damit verbunden.

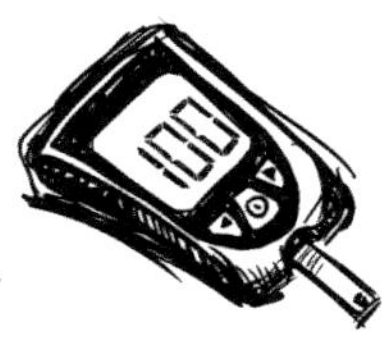

Bevor wir weitermachen, sollten wir einmal über diese Frage nachdenken: Warum leidet nicht jedes Wildtier, das Fleisch als Teil seiner Ernährung konsumiert, an den chronischen Krankheiten, die der moderne Mensch hat? Wie kann eine Nahrungsquelle, die im gesamten Tierreich allgegenwärtig ist und seit Millionen von Jahren eindeutig vom Menschen gegessen wird, plötzlich nur für den Menschen giftig sein, während es jedem anderen Tier gut geht?

Cholesterin

Lassen Sie uns einen Blick auf Cholesterin werfen, das zumindest in den letzten 50 Jahren den Status des Ernährungsschurken Nummer eins genossen hat. Unsere Interpretation seiner Rolle hat sich in den letzten Jahrzehnten dramatisch verändert. Die Tatsache, dass wir immer noch unsicher sind, welche Funktionen Cholesterin hat und welche Bedeutung niedrige und hohe Cholesterinwerte haben können, sollte ein Hinweis darauf sein, dass wir noch einen sehr langen Weg vor uns haben, um es vollständig zu verstehen.

In Bezug auf Cholesterin, sei es Gesamt- oder LDL-Cholesterin, ist allgemein bekannt, dass man bei einem hohen Cholesterinspiegel ein erhöhtes Risiko für Herz-Kreislauf-Erkrankungen hat. Sicherlich gibt es viele wissenschaftliche Theorien, die das untermauern. Ein großer Teil der Forschung stammt aus Assoziationsstudien, in denen Bevölkerungsgruppen untersucht und die Raten von Herzerkrankungen mit den entsprechenden Cholesterinwerten verglichen werden. Hinzu kommen eine Reihe von Tierversuchen sowie Arzneimittelversuche, die gezeigt haben, dass eine Senkung des Cholesterinspiegels die Häufigkeit von Krankheiten verringern kann. Viele dieser Studien wurden mehrfach mit ähnlichen Ergebnissen wiederholt; daher sollte diese Theorie vielleicht Bestand haben. Tatsächlich bietet ein Arzt fast automatisch ein Medikament zur Senkung des Cholesterinspiegels an, wenn der Bluttest eines Patienten einen erhöhten Cholesterinspiegel aufweist. Ich erinnere mich noch gut daran, dass ich als Medizinstudent vor vielen Jahren oft hörte, wie die behandelnden Ärzte darüber scherzten, dass das beliebte cholesterinsenkende Statin-Medikament Lipitor in die Wasserversorgung gegeben werden solle, weil all die faulen, fetten Patienten es ohnehin nehmen müssten. So alltäglich war es geworden, hohe Cholesterinwerte mit Medikamenten zu behandeln.

Ich möchte eine einfache Bemerkung zu den Schlussfolgerungen machen, die sich aus einer Assoziationsstudie ergeben. Nehmen wir an, es gäbe eine Studie, die besagt, dass Menschen mit einem erhöhten Cholesterinspiegel ein höheres Risiko für Herzerkrankungen haben. Ziemlich sicher gibt es Daten, die das unterstützen. Sie könnten nun fragen: „Hält diese Assoziation bei allen Menschen in allen Situationen stand?“ Das ist eine einfache Frage, aber sie regt zum Nachdenken an und bringt einige der Probleme dieser Art von Wissenschaft auf den Punkt. Angenommen, ich könnte eine Untergruppe von Menschen zusammenstellen, die zwar einen erhöhten Cholesterinspiegel haben, aber auch hochgradig insulinsensitiv sind; sie sind zudem sehr mager und weisen geringe systemische und vaskuläre Entzündungen auf. Ist die Assoziation noch gültig? Oder wenn ja, ist sie angesichts dieser anderen Faktoren so gering, dass sie unbedeutend geworden ist?

Verwenden wir einmal einige willkürliche Zahlen und sagen, dass das Risiko für Herzerkrankungen um 20 Prozent steigt, wenn Sie einen LDL-Wert von mehr als 130 haben, aber um 150 Prozent sinkt, wenn Ihr Insulin unter 3 liegt. Das Risiko für Herzerkrankungen sinkt um weitere 85 Prozent, wenn Ihr Taillenumfang kleiner als Ihre Körpergröße ist, und um weitere 120 Prozent, wenn Ihr C-reaktives Protein (ein Marker für Entzündungen) unter 1,0 liegt. In dieser theoretischen Situation wäre Ihr Risiko für eine Herzerkrankung in der Gesamtbetrachtung sehr günstig. Nun wären viele Menschen versucht, vorzuschlagen, dass wir das Risiko noch weiter senken sollten, indem wir den Cholesterinspiegel durch Medikamente oder vielleicht durch eine fettarme Ernährung senken. Sicherlich könnte diese Strategie von Vorteil sein, wenn alle anderen Faktoren ebenfalls günstig bleiben. Aber was passiert, wenn sie das nicht tun? Wenn die fettarme Ernährung dazu führt, dass das Insulin steigt oder das C-reaktive Protein ansteigt? Oder wenn Sie ein Medikament einnehmen und die Nebenwirkungen zu einer Gewichtszunahme führen und sich Ihr Taillenumfang ausdehnt? Das sind Fragen, die wir uns stellen müssen.

Darüber hinaus gibt es immer mehr Beweise dafür, dass das Risiko für Herzerkrankungen stärker von anderen Faktoren wie Hyperinsulinämie, Entzündungszustand und Triglyceridwerten als vom Cholesterinspiegel beeinflusst wird. Eine interessante Gruppe von Menschen, die man dazu untersucht hat, sind Personen, die eine genetische Variante haben, die zu einer sogenannten *familiären Hypercholesterinämie* führt. Viele dieser Menschen leben mit sehr hohen Cholesterinwerten, aber sie sterben nicht häufiger als andere an Herzerkrankungen; Menschen mit dieser Erkrankung haben eine normale Lebenserwartung. Wenn sie einen ungünstigen Insulinspiegel haben, sieht die Sache anders aus: Dann sind Herzinfarkte wahrscheinlich. Dies impliziert, dass ein hoher Cholesterinspiegel allein nicht ausreicht, um Herz-Kreislauf-Erkrankungen zu verursachen, was keine Überraschung sein sollte, da Menschen komplexe Systeme sind, die von unzähligen miteinander verbundenen Variablen beeinflusst werden.

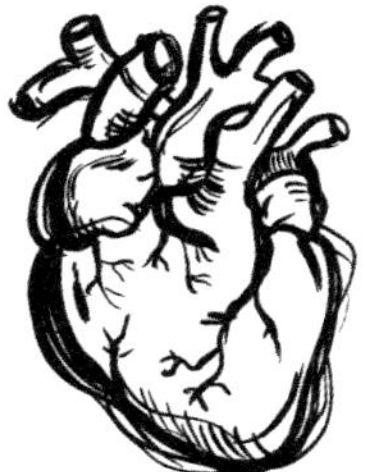

Dave Feldman, ein wunderbarer Laienwissenschaftler, hat gezeigt, dass sich unser Cholesterinspiegel innerhalb weniger Tage um bis zu 100 Punkte ändern kann, und zwar auf der Grundlage dessen, was diese Person in den vorangegangenen Tagen gegessen hat. Eine interessante Studie zeigt, dass der Cholesterinspiegel um etwa 36 Prozent ansteigt, wenn jemand eine Woche lang fastet. Wenn man nun davon ausgeht, dass Fleisch schlecht für uns ist, weil es den Cholesterinspiegel ansteigen lassen kann (was es durchaus kann), bedeutet das dann auch, dass es für uns genauso schlecht ist, gar nichts zu essen?

Man geht davon aus, dass ein niedriger Cholesterinspiegel grundsätzlich zur Vorbeugung von Herzkrankheiten gut ist. Weil Herzkrankheiten unsere Todesursache Nummer eins sind, sollten wir uns darauf konzentrieren. Außerdem haben wir einige ziemlich coole Medikamente, die den Cholesterinspiegel senken und Milliarden von Dollar einspielen. (Aber ich bin sicher, dass sich niemand Gedanken darüber gemacht hat, wie viel Geld man mit diesen Medikamenten verdienen kann, oder?) Wie sieht es jedoch mit der Bedeutung von Cholesterin außerhalb der Thematik der Herzkrankheiten aus?

Welche Rolle spielt es in unserem Körper? Welche Auswirkungen hat es auf Dinge wie die Gesamtmortalität? Was ist mit Krankheiten wie Krebs und bestimmten neurodegenerativen Krankheiten? Diesem Thema sind ganze Bücher gewidmet, aber ich werde hier kurz darauf eingehen. (Glauben Sie mir, ich möchte wirklich wieder über Steaks sprechen, aber ich muss diese Dinge zumindest erwähnen).

Unser gesamter Körper – jede einzelne Zelle, die wir haben – enthält Cholesterin. Das ist der Hauptunterschied zwischen der Definition einer Pflanzenzelle und einer Tierzelle. (Früher habe ich immer gelacht, wenn ich Werbung auf Pflanzenprodukten sah, in der darauf hingewiesen wurde, dass sie „cholesterinfrei" seien. Na ja, natürlich sind sie das – weil sie Pflanzen sind). Unser Gehirn verbraucht etwa 25 Prozent des Cholesterins unseres Körpers, und viele unserer Hormone werden daraus hergestellt. Cholesterin ist integraler Bestandteil der Struktur jeder Zelle im menschlichen Körper. Man findet leicht Studien, die einen Zusammenhang zwischen einem niedrigen Cholesterinspiegel und Depressionen, Gewalt, Selbstmord und neurodegenerativen Krankheiten herstellen. Einige Studien berichten, dass Menschen tendenziell jünger sterben, wenn sie einen niedrigen Cholesterinspiegel haben. Einige Krebsarten wurden mit niedrigem Cholesterinspiegel in Verbindung gebracht. Und Infektionskrankheiten können schwieriger zu bekämpfen sein, wenn der Cholesterinspiegel niedrig ist.

Wenn man einige der wichtigsten assoziativen Faktoren auflistet, von denen man annimmt, dass sie zu Herzerkrankungen beitragen, wird man feststellen, dass der relative Effekt des Cholesterinspiegels auf dieser Liste ziemlich niedrig ist. Würde man dann diese Faktoren nach Dingen stratifizieren, die am effizientesten mit Medikamenten statt durch Änderungen des Lebensstils eingestellt werden können, stünde der Cholesterinspiegel ganz oben auf dieser Liste. Es überrascht nicht, dass sich Milliarden von Dollar auf den Faktor konzentriert haben, der durch Medikamente verändert werden kann, während die Faktoren des Lebensstils weitgehend unbeachtet bleiben.

Ich bin der Meinung, dass ein niedriger Cholesterinspiegel nicht unbedingt etwas Gutes ist. Ein hoher Cholesterinspiegel kann in bestimmten Fällen problematisch sein, was aber nicht unbedingt bedeutet, dass er es immer ist. Einige Menschen werden sich weiterhin Sorgen um dieses oder jenes Element oder diese oder jene Subfraktion dieses oder jenes Lipids machen, und vielleicht wird diese Sorge und das Wissen, das sie hervorbringt, zur Antwort auf die Unsterblichkeit führen. Oder vielleicht ersetzen wir einfach Herzkrankheit durch Krebs, Demenz oder eine andere ebenso schreckliche Art zu sterben. Die Quintessenz ist folgende: Sie und ich werden wahrscheinlich an einer Herzkrankheit oder an Krebs sterben, unabhängig von der Ernährung, die wir wählen. Zum Beispiel zeigen Daten zur veganen und vegetarischen Sterblichkeit, dass die Todesursachen Nummer eins und Nummer zwei in dieser Gruppe Krebs und Herzkrankheiten sind. Herzkrankheiten töten viele Menschen, und die meisten Menschen sterben mit einem normalen Cholesterinspiegel.

Es macht mich traurig, fast täglich zu sehen, dass so viele Menschen mit einem einfachen jährlichen Blutfett-Test untersucht werden und dann ein Medikament zur Senkung ihres Cholesterinspiegels bekommen, das nur auf diesem Test und keiner weiteren Untersuchung basiert. Die Überverschreibung von Cholesterinmedikamenten ist hauptsächlich auf einen Mangel an Zeit und Ausbildung seitens der Ärzte zurückzuführen. Wenn Sie in eine Arztpraxis gehen, nachdem Sie abgenommen und kein Gramm Fett mehr am Körper haben, sich so gut wie seit Jahrzehnten nicht mehr fühlen, einen ausgezeichneten Blutdruck und ansonsten perfekte Stoffwechselmarker haben, verlassen Sie die Praxis trotzdem ohne weitere Erläuterung mit einem Rezept für ein Medikament, sofern Ihr jährlicher Bluttest einen hohen Cholesterinspiegel aufzeigt. Meiner Ansicht nach ist das inakzeptabel, und es ist ein Zeichen systemischer Faulheit. Wir dürfen nicht vergessen, dass unsere Physiologie ein unglaublich komplexes System ist, in dem viel mehr vor sich geht, als wir mit einer Momentaufnahme dessen, was sich zu einem bestimmten Zeitpunkt in unserem Blut bewegt, herausfinden können.

Es ist ermutigend zu sehen, dass heute immer mehr Patienten die reflexartige Reaktion ihrer Ärzte infrage stellen und um mehr Informationen bitten. Denken Sie daran, dass Ihre Gesundheit für niemanden wichtiger ist als für Sie selbst. Seien Sie eine Nervensäge; fragen Sie nach mehr Details und mehr Tests. Fordern Sie Ihren Arzt heraus, sich mehr anzustrengen. Ich habe mehr von Patienten gelernt als jemals aus einem Lehrbuch.

Stuhlgang

Kommen wir nun zu den Ballaststoffen. Die Botschaft, die wir seit Ewigkeiten hören, lautet: „Wenn Sie keine Ballaststoffe essen, können Sie keinen gesunden Stuhlgang haben." Man hat uns gesagt, dass Ballaststoffe für einen gesunden Darm und eine gesunde Verdauung unerlässlich sind, und seit Neuestem heißt es, dass sie für ein gesundes Mikrobiom notwendig sind. Es gibt sicherlich Studien und Theorien, die diese Behauptungen unterstützen, aber ich kann leicht auf viele Erkenntnisse hinweisen, die völlig im Widerspruch zu diesen Theorien stehen.

Zum Beispiel haben viele fleischfressende Säugetiere keinerlei Probleme mit einem normalen, regelmäßigen Stuhlgang bei völligem oder fast völligem Fehlen von Ballaststoffen. Meine Hunde beispielsweise machen ihr Geschäft jeden Tag ins Gras, obwohl sie nichts anderes als Fleisch fressen (manchmal wünschte ich mir, der Mangel an Ballaststoffen würde sie eher daran hindern; dann müsste ich nicht immer diese kleinen, schwarzen Hundekotbeutel mitnehmen, wenn ich rausgehe). Ich weiß, was Sie denken, und Sie haben Recht: Der Mensch ist kein Hund, und wir sind (vielleicht) keine Fleischfresser, also sollten wir uns nicht mit Hunden vergleichen. Es gibt jedoch zahlreiche menschliche Populationen, die trotz ihrer Ernährung, die im Wesentlichen ballaststofffrei ist, keine Schwierigkeiten mit der Ausscheidung haben.

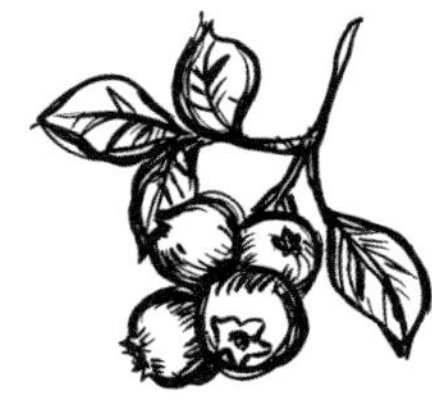

Ich kann mich zum Beispiel nicht daran erinnern, dass die frühen Arktisforscher den Inuit-Bevölkerungen bei ihrer Ankunft Einläufe verabreichen mussten. Vielleicht reichte die Handvoll Beeren, die die Inuit im Sommer gelegentlich aßen, aus, um sie für den Rest des Jahres regelmäßig zu versorgen. Anstatt jedoch zu spekulieren, können wir die Menschen heute fragen, was passiert, wenn sie über einen längeren Zeitraum ohne Ballaststoffe auskommen müssen. Die eindeutige Antwort ist, dass sie keinerlei Probleme mit dem Stuhlgang haben. Ihre Darmentleerung ist regelmäßig und problemlos, und die meisten berichten, dass ihre allgemeine Magen-Darm-Funktion die beste ist, die sie je in ihrem Leben hatten. Es gibt Studien, die belegen, dass chronische Verstopfung gelindert wird, wenn die Nahrung keine Ballaststoffe enthält, und dass Menschen, die viel Ballaststoffe essen, eine viel höhere Rate an Divertikelerkrankungen haben.

Warum ignorieren wir diese Beobachtungen und verlassen uns stattdessen auf die gute alte Ernährungsepidemiologie? Könnte es daran liegen, dass die Ursprünge der Ernährungswissenschaft mit dem Vegetarismus und einer religiösen Gruppe zusammenhingen? Diese Gruppe fütterte die Menschen mit Getreide, um sie davon zu heilen, unreine sexuelle Gedanken zu haben und diese zu verfolgen. Unternehmen wie Kellogg's und andere Megakonzerne im Müslisektor üben durch die Finanzierung von Forschung und die Unterstützung einiger Gruppen von Ernährungswissenschaftlern weiterhin Einfluss auf Ernährungsorganisationen aus. Ihr Motto lautet: „Esst Ballaststoffe, haltet euren Dickdarm schön voll, geht dreimal täglich zur Toilette und füttert diese ballaststoffarmen kleinen Bakterien." Mehrere prominente Befürworter der veganen Ernährung behaupten, dass Menschen durchschnittlich drei Mal am Tag Stuhlgang haben und damit rechnen sollten, ziemlich häufig zu pupsen, da dies ein normaler Zustand sei. Sie argumentieren, dass es den frühen Menschen nichts ausmachte, ständig zu furzen, weil sie viel Zeit im Freien verbrachten. Soweit ich das beurteilen kann, haben sie diese Theorie schlicht und einfach erfunden. Es hat nämlich keinerlei Vorteile, wenn man häufig Stuhlgang hat.

Sie sollten nicht mit aufgeblähtem Bauch herumlaufen und das Bedürfnis verspüren, den ganzen Tag lang pupsen zu müssen. Warum zum Teufel sollten wir ein Verdauungssystem haben, das uns Schmerzen und Unwohlsein bereitet? Denn so ist es nicht. Eine der häufigsten „Nebenwirkungen" der carnivoren Ernährung ist das fast vollständige Fehlen von Blähungen. Ja, die meisten Menschen, die sich ausschließlich von Fleisch ernähren, hören auf zu furzen. Ich weiß, dass einige Leute diese Tatsache als Nachteil empfinden mögen, weil sie ziemlich stolz darauf sind, dass sie mit ihrer Methan-Kanone einen Raum relativ leicht einnebeln können, aber ich hoffe, dass die meisten Leute den Mangel an Verdauungsgasen als Vorteil der Diät betrachten.

Wie ich bereits erwähnt habe, können Ballaststoffe angeblich den Cholesterinspiegel senken. Das ist großartig, aber ich habe auch erwähnt, dass ein

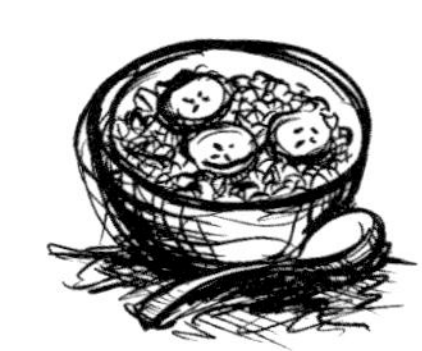

niedriger Cholesterinspiegel mit anderen Erkrankungen wie Demenz, Depressionen und vielleicht Krebs in Verbindung steht. Der Mensch kann Ballaststoffe nicht verdauen, weil unser Verdauungstrakt nicht für sie ausgelegt ist. Nur weil wir mit Ballaststoffen gefüllte Lebensmittel in unseren Verdauungstrakt schieben und einige Bakterien anfangen zu wachsen und sie zu verdauen, bedeutet das noch lange nicht, dass unser Körper sie benötigt. Stellen Sie es sich so vor: Wenn wir anfangen würden, Schmutz zu essen, hätten wir Dickdarme voller Bakterien, die Schmutz bevorzugen. Und wenn wir glauben würden, dass Schmutz gut für uns ist, könnten wir höchstwahrscheinlich eine Substanz finden, die diese schmutzfressenden Bakterien produziert und die für uns von Nutzen wäre. Wenn wir jedoch gründlich genug suchen würden, könnten wir auch Substanzen finden, die für uns schädlich sind. Zu Beginn des Buches habe ich über Verzerrungen in der Forschung gesprochen, und Studien über Ballaststoffe sind ein Beispiel dafür, wo wir eine gewisse Verzerrung feststellen können. Einige Forscher glauben, dass Ballaststoffe gut für den Menschen sind, weil die Epidemiologie so schlecht ist. Deshalb suchen sie nach vorteilhaften Verbindungen, die sich aus dem Verzehr von Ballaststoffen ergeben, während sie negative Verbindungen ignorieren. Kann mir mal jemand sagen, wie ein Haufen Methan unserem Dickdarm zugutekommen soll? Wie steht es mit der Tatsache, dass der Verzehr von Ballaststoffen nachweislich die Raten von Divertikelkrankheiten erhöht oder dass deren Streichung aus der Ernährung oft eine lang anhaltende Verstopfung löst?

Ballaststoffe können eine Glukose-Exkursion begrenzen. Wenn Sie beispielsweise Apfelsaft trinken, erleben Sie einen ziemlich typischen hohen Anstieg des postprandialen Blutzuckerspiegels, was zweifellos schlecht ist. Essen Sie hingegen einen ballaststoffreichen Apfel, erhalten Sie eine viel geringere Ausschüttung. Und nun raten Sie mal. Wenn Sie sich nur von Fleisch ernähren, vermeiden Sie auch große postprandiale Glukosespitzen. Warum sollten Urk und der Rest unserer Megafauna-fressenden Vorfahren sich die Mühe gemacht haben, einen Haufen ballaststoffreicher Nahrungsmittel zu verzehren, die so gut wie keine Kalorien geliefert hätten, schwer verdaulich gewesen wären und wahrscheinlich wie Pappe geschmeckt hätten? Er hatte keine American Diabetes Association, die ihm sagte, er solle zum Wohle seiner Herzgesundheit sein Vollkorngetreide und Blattgemüse essen, was übrigens noch nicht einmal angebaut wurde. Urk lebte von der Fülle an fettem, köstlichem Fleisch. Von Zeit zu Zeit hat er vielleicht etwas Süßes gegessen, wie zum Beispiel Beeren, aber ich kann mir nicht vorstellen, dass er sich die Mühe machte, auf super-faserigen Wurzeln und bitteren Blättern zu kauen, es sei denn, er war verzweifelt. Ich weiß, dass ich es sicher nicht getan hätte, wenn mich nicht irgendein übereifriger Ernährungswissenschaftler über Phytonährstoffe, das Essen des Regenbogens und die schlecht definierte ausgewogene Ernährung belehrt hätte. Wie zum Teufel soll man sich ausgewogen ernähren, wenn man in einer Eiszeit lebt?

In dem Film *Jerry Maguire* ruft der von Cuba Gooding, Jr. gespielte Sportler während seiner Vertragsverhandlungen wiederholt: „Führ mich zum

Schotter!" Ich bringe das hier zur Sprache, weil ich keine Beweise für die unheilvollen Berichte über schlechte Darmtätigkeit, Skorbut und Mikronährstoffmangel sehe, wenn ich mir die reale Anwendung der Fleischfresser-Diät ansehe. Deshalb muss ich allen Kritikern sagen: „Führ mich zum Schotter!" Was zählt, sind die Ergebnisse. Wenn mir jemand sagt, dass ein Mangel an Ballaststoffen zu einer schlechten Darmgesundheit führt, sage ich: „Wie denn? Zeigen Sie mir die klinischen Konsequenzen." Alles, was ich sehe, sind Menschen, die von einer stark verbesserten Verdauung berichten und oft angeben, dass sie sich so gut fühlen wie nie zuvor in ihrem Leben. Menschen mit Reizdarmsyndrom oder entzündlichen Darmerkrankungen entwickeln normalerweise eine bessere Verdauung. Wenn das der Fall ist, wie kann man das als Verschlechterung der Darmgesundheit deklarieren? Ich bin nur ein dummer, alter Arzt, aber das scheint mir keinen Sinn zu ergeben. Meine Kritiker weisen darauf hin, dass ich Anekdoten zitiere. Was sie damit sagen wollen, ist Folgendes: Wenn anekdotische Daten nicht mit unseren vorgefassten Meinungen übereinstimmen, müssen diese Berichte unberücksichtigt bleiben. Wie wäre es, wenn wir das alles nicht unberücksichtigt lassen und stattdessen tatsächlich auf unsere Patienten und nicht auf unsere Pharmasponsoren hören würden?

Je mehr ich über Ernährung lerne, desto mehr bin ich davon überzeugt, dass sie sowohl in der Religion als auch in der Wissenschaft ihre Grundlage hat. Denken Sie darüber einmal nach: Wenn sich Menschen für die Ernährung begeistern, empfinden sie oft starke kulturelle und ethische Emotionen. Ich bin immer wieder erstaunt darüber, wie tief bestimmte Lager in langjährigen Überzeugungen verwurzelt sind, was eine gesunde Ernährung ist. Das ist bei vielen anderen Themen ganz anders. Wenn wir zum Beispiel über die Wissenschaft des Möbelbaus sprechen würden, wären die meisten Menschen nicht allzu begeistert, weil nur sehr wenige Menschen emotional daran interessiert sind, ob etwas aus Kirsche oder Ahorn gemacht ist. Aber wenn wir darüber sprechen, ob wir ein Steak oder eine große Schüssel Gemüse essen sollten, werden die Menschen ganz schnell lebhaft.

Nierengesundheit und Gicht

Menschen, die emotional daran interessiert sind, Eiweiß zu vermeiden, geben häufig an, dass Eiweiß, insbesondere tierische Proteine, die Nieren schädigt. Woher stammt diese Theorie? Nicht von Studien am Menschen. Auf dem Podcast, den ich mit Zach Bitter betreibe, dem Weltrekordhalter im Ultramarathonlaufen, sprach ich mit Dr. Stuart Phillips, einem der weltweit führenden Proteinexperten, über dieses Thema. Das Missverständnis zu diesem

Sachverhalt ergab sich aus einigen Arbeiten, die Forscher an Ratten durchgeführt haben. Es hat jedoch keine Forschung am Menschen jemals die gleichen Ergebnisse gezeigt.

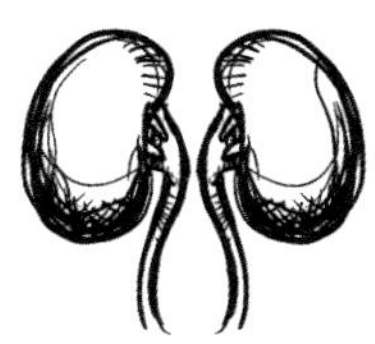

Eiweiß schädigt die Nieren nicht, aber geschädigte Nieren neigen dazu, Proteine austreten zu lassen. Diese Tatsache trägt zu der Verwirrung über die Beziehung zwischen Eiweiß und den Nieren bei. Viele Ärzte haben diesem Mythos, dass Protein die Nieren schädigt, Glauben geschenkt, obwohl die Behauptung fast keine wissenschaftliche Grundlage hat. Wie bei anderen Missverständnissen kann man in der Schatzkammer der Ernährungsepidemiologie einen Zusammenhang zwischen einer proteinreichen Ernährung und einer erhöhten Inzidenz von Nierenerkrankungen finden, aber man muss sich wie immer die Frage stellen: „Gilt das für alle Menschen in allen Situationen?“ Meiner Erfahrung nach stellen Menschen, die eine proteinreiche carnivore Ernährung zu sich nehmen, keine Nierenschädigung fest. Ich will damit nicht sagen, dass niemand, der sich rein fleischlich ernährt, jemals Nierenprobleme haben wird, da diese aus vielen Gründen auftreten können. Aber ich glaube nicht, dass eine reine Fleischdiät Nierenprobleme *verursacht*. Ich kenne Fälle von einige Menschen, bei denen sich eine chronische Nierenfunktionsstörung gebessert hat.

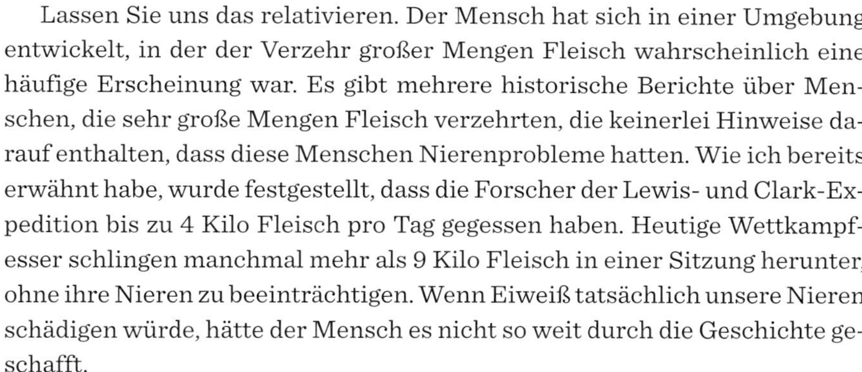

Lassen Sie uns das relativieren. Der Mensch hat sich in einer Umgebung entwickelt, in der der Verzehr großer Mengen Fleisch wahrscheinlich eine häufige Erscheinung war. Es gibt mehrere historische Berichte über Menschen, die sehr große Mengen Fleisch verzehrten, die keinerlei Hinweise darauf enthalten, dass diese Menschen Nierenprobleme hatten. Wie ich bereits erwähnt habe, wurde festgestellt, dass die Forscher der Lewis- und Clark-Expedition bis zu 4 Kilo Fleisch pro Tag gegessen haben. Heutige Wettkampfesser schlingen manchmal mehr als 9 Kilo Fleisch in einer Sitzung herunter, ohne ihre Nieren zu beeinträchtigen. Wenn Eiweiß tatsächlich unsere Nieren schädigen würde, hätte der Mensch es nicht so weit durch die Geschichte geschafft.

Ein weiterer verbreiteter Mythos über den Verzehr von Fleisch ist, dass es zur Entwicklung von Gicht führt. Diese Auffassung geht auf die Zeit zurück, als die Gicht noch als „Krankheit der Reichen“ galt. Da bei den finanziell gut gestellten Menschen häufiger Gicht diagnostiziert wurde als bei der weniger wohlhabenden Bevölkerung und die Reichen auch die Leute waren, die sich den Verzehr von Fleisch leisten konnten, ging man davon aus, dass Fleisch die Ursache der Gicht sei. Doch was finden wir, wenn wir uns Menschen ansehen, die nur Fleisch essen? Sie bekommen keine Gicht, und wenn sie Gicht hatten, bevor sie mit der Fleischfresser-Diät begonnen haben, verschwindet die Gicht in der Regel wieder.

Eines der schönen Dinge an einer fleischlichen Ernährung ist, dass durch sie manche Dinge kristallklar werden. Man kann in sinnloser Epidemiologie schwelgen oder anhand einiger fragwürdig anwendbarer Tierversuche etwas über die Auswirkungen des Fleischverzehrs interpretieren. Oder man wählt den einfacheren Weg und sieht sich Menschen an, die nur Fleisch essen.

Wenn wir Populationen von Fleischfressern wie die Massai, Mongolen oder Samen betrachten, sehen wir, dass es keinen Hinweis darauf gibt, dass sie von Gicht gepeinigt wurden. Ich habe viele Menschen mit Gicht kennengelernt, die sich ausschließlich von Fleisch ernähren, deren Gicht innerhalb von Monaten zu einer fernen Erinnerung verblasste.

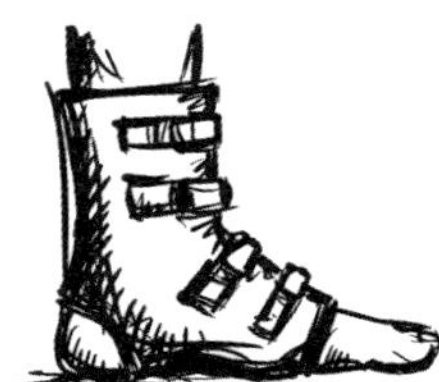

Warum hatten die reichen Menschen von vor ein paar hundert Jahren nun Gicht? Weil sie Zugang zu etwas hatten, was das einfache Volk nicht hatte. Zucker! Die Wohlhabenden verfügten auch über mehr Alkohol, und sowohl Zucker als auch Alkohol sind starke Auslöser von Gicht. Die traditionelle Annahme in Bezug auf Gicht ist, dass sie durch einen Anstieg der Harnsäure verursacht wird, weil wir Harnsäurekristalle sehen können, wenn wir Gichtgewebe unter dem Mikroskop betrachten. Ich habe im Laufe der Jahre viele Gichtpatienten betreut und sogar große Gichttophi (das sind Kristallablagerungen unter der Haut, die beim Aufschneiden wie Zahnpasta aussehen) aus allen Körperteilen entfernt. Keiner meiner Gichtpatienten war ein reiner Fleischfresser. Wir wissen, dass Purine entstehen, wenn sich die Nahrung zersetzt, und dass sie zu einer erhöhten Harnsäureproduktion führen können. Fleisch hat oft einen hohen Puringehalt, und deshalb kamen Experten zu dem Schluss, dass Fleisch der Grund für die Krankheit des reichen Mannes war. Nun tragen aber die meisten Nahrungsmittel zur Bildung von Purinen bei, und hohe Harnsäurespiegel führen nicht immer zu Gicht. Wie bei allen Dingen ist der Weg zur Gicht kein einfacher Weg. Ist Harnsäure eher ein Problem, wenn ein entzündlicher Grundzustand vorliegt? Wenn ja, was treibt die Entzündung an? Was ist mit Hyperinsulinämie (Insulinüberschuss)? Wegen des komplexen Systems des menschlichen Körpers müssen wir Themen wie Gicht aus allen Blickwinkeln betrachten.

Fruktose ist ein wichtiger Bestandteil von Haushaltszucker und macht 50 Prozent des Saccharosemoleküls aus; die anderen 50 Prozent sind Glukose. Wir haben gesehen, dass mit steigendem Fruktosekonsum auch die Häufigkeit von Gicht zunimmt. Zufällig steigen mit zunehmendem Fruktosekonsum auch die Marker für Entzündungen und der Harnsäurespiegel. Alkohol ist ein weiterer wichtiger Faktor für einen höheren Harnsäurespiegel. Wie bei Fruktose erhöht ein verstärkter Alkoholkonsum tendenziell die Inzidenz von Gicht.

Ein Vorsichtshinweis: Wenn jemand bereits Gicht hat oder stark prädisponiert ist, kann es in der Übergangsphase zu einer ketogenen oder fleischlichen Ernährung zu einem Aufflammen der Gicht kommen. Das Wiederaufflackern ist wahrscheinlich eine Folge eines bereits bestehenden Entzündungszustandes in Kombination mit dem Eintritt in einen Zustand der Ernährungsketose. Es kann auch darauf zurückzuführen sein, dass eine vorübergehende Harnsäureerhöhung ein wahrscheinlicher Grund für das kurzfristige Auftreten von Gicht ist. Nachdem eine Person vollständig auf eine reine Fleischkost umgestellt hat, klingt die Gicht im Allgemeinen für immer ab.

Krebs

Einige Forscher haben behauptet, dass rotes Fleisch zu Dickdarmkrebs führt. Im Jahr 2015 verkündete die Weltgesundheitsorganisation (WHO), dass rotes Fleisch ein Karzinogen der Klasse 2 und verarbeitetes Fleisch ein Karzinogen der Klasse 1 sei, was es hinsichtlich des Risikos, an Darmkrebs zu erkranken, in dieselbe Kategorie wie das Zigarettenrauchen einordnet. Das relative Risiko lag bei etwa 17 Prozent für rotes Fleisch und 18 Prozent für verarbeitetes Fleisch.

Wissenschaftler aus der ganzen Welt haben diese Aussage aus verschiedenen Gründen kritisiert. Unabhängige Beobachter des Prozesses, den die International Agency for Research on Cancer (IARC) zur Veröffentlichung der WHO-Erklärung einsetzte, haben darauf hingewiesen, dass es sich nicht um eine Konsensentscheidung handelte, da etwa 30 Prozent der Teilnehmer anderer Meinung waren. Etwa 800 Studien wurden in Betracht gezogen, aber nur etwa 50 wurden für würdig befunden, die These zu unterstützen, dass Fleisch Krebs verursacht; die anderen Studien wurden aus verschiedenen Gründen verworfen.

Dr. Georgia Ede hat eine bemerkenswerte Arbeit geleistet, indem sie die gleichen Daten, die die IARC zitiert hat, durchgesehen hat. Sie ist zu dem Schluss gekommen, dass die Beweise für die Behauptung, dass Fleisch Krebs verursacht, ziemlich unzureichend sind. Sie finden Dr. Edes sehr lesenswerte Kritik unter DiagnosisDiet.com. Zusammenfassend lässt sich sagen, dass ihre Ergebnisse zeigen, dass die überwiegende Mehrheit der Daten aus der Epidemiologie stammt, die reine Fleischfresser immer mit den Menschen in einen Topf wirft, die solchen Müll wie Burger, Shakes und Pommes frites essen. Ein Großteil der anderen Forschungen basierte auf Rattenstudien, bei denen die Tiere genetisch so gezüchtet wurden, dass sie Krebs entwickelten. Die Ratten erhielten ein krebserregendes Medikament und wurden dann mit Fleisch und etwas giftigem Rattenfutter gefüttert. Diese Art von Studien sind kaum auf einen normalen Menschen übertragbar, der sich gesund ernährt und Fleisch isst, und sie geben in keinster Weise die Gewohnheiten eines rein fleischessenden Menschen wieder. Unter diesen Studien an Ratten und Mäusen unterstützte die Mehrheit die Hypothese, dass Fleisch Krebs verursacht, nicht. Es gibt sogar eine Studie, die zu dem Schluss kommt, dass Speck relativ gut vor Dickdarmkrebs schützt. Dr. David Klurfeld, ein IARC-Ausschuss-Mitglied, hat sich kürzlich zu diesem Prozess geäußert. Er war ziemlich besorgt darüber, dass widersprüchliche Beweise zurückgewiesen wurden und dass ein großer Prozentsatz der Podiumsteilnehmer Veganer oder Vegetarier waren, gab diese Informationen jedoch bei der Überprüfung nicht preis.

Nehmen wir einmal an, die schwachen Beweise, die die WHO verwendet hat, würden ausreichen, um einen echten relativen Risikoanstieg bei Krebs von 18 Prozent nachzuweisen. Was würde das bedeuten? Das allgemeine bekannte Lebenszeitrisiko, an Dickdarmkrebs zu erkranken, liegt bei etwa 4 Pro-

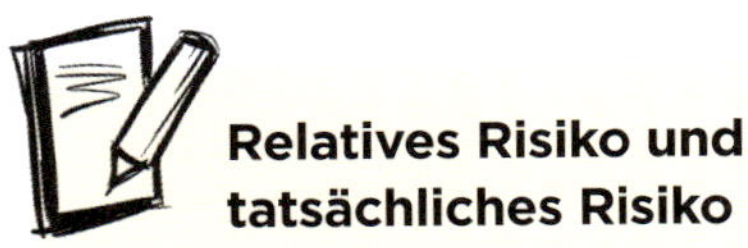

Relatives Risiko und tatsächliches Risiko

Ich werde anhand eines Beispiels das relative Risiko und das tatsächliche Risiko relativieren. Wenn die Wahrscheinlichkeit, dass eine Person vom Blitz getroffen wird, mit zunehmender Körpergröße von eins zu einer Million auf zwei zu einer Million steigt, hat sich das relative Risiko verdoppelt (um 100 % erhöht), was irgendwie beängstigend klingt. Betrachtet man jedoch die Erhöhung des tatsächlichen Risikos, so ist der Unterschied nur um eins zu einer Million oder 0,00001 % größer, was nicht mehr so beängstigend klingt.

zent. Wenn die WHO Recht hätte, läge dieses Risiko bei 5 Prozent. Mit anderen Worten: Basierend auf den Daten, die die Behauptung der WHO stützen, gäbe es eine satte 1-prozentige Erhöhung des absoluten Risikos. Dies ist eines der klassischen statistischen Zahlenspiele, die benutzt werden, um Menschen davon abzuhalten, etwas zu konsumieren, das jemand aus verschiedenen Gründen nicht mag. Wie immer ist der Fleischkonsum nicht der einzige Faktor für das Risiko, an Krebs zu erkranken; wir könnten uns auch Dinge wie Hyperinsulinämie, abdominale Adipositas und chronische Entzündungen ansehen (und ein weitaus erschreckenderes Bild zeichnen).

Meiner Ansicht nach gibt es zwei mögliche Ansätze für das Dekret der WHO: Man kann die Ergebnisse der WHO infrage stellen, weil sie wissenschaftlich nur unzureichend abgesichert sind, oder man kann die Ergebnisse mit anderen Faktoren in Zusammenhang bringen, um das Gesamtrisiko zu bestimmen. Menschen, die eine fleischliche Ernährung einhalten, berichten oft über einen stark verbesserten Insulinstatus, eine geringere abdominale Adipositas und signifikant reduzierte Entzündungsraten. Wenn man das alles zusammenfasst, stellt man fest, dass das Gesamtrisiko für Dickdarmkrebs bei Menschen, die eine Fleischfresser-Diät einhalten, wahrscheinlich sinkt. Vergessen Sie nicht – wenn wir über assoziative Daten sprechen, sollten Sie immer fragen: „Trifft dies auf alle Menschen in allen Situationen zu?“ Ratten, die genetisch gezüchtet wurden, um Krebs zu entwickeln, und denen ein krebsförderndes Medikament verabreicht wurde, sollten keine Mischung aus giftigem Rattenfutter und einem Steak verzehren. In ähnlicher Weise sollten Menschen, die ihr Leben lang Zucker, Pflanzenöle und raffiniertes Getreide essen und insulinresistent und fettleibig werden, auf Triple-Bacon-Burger mit Pommes frites und einem Shake verzichten.

WIDERSPRUCH GEGEN DIE WHO

In Asien stehen rotes Fleisch und verarbeitetes Fleisch (ob gekocht oder roh) grundsätzlich in keinem Zusammenhang mit Darmkrebs. Ist das Fleisch auf diesem Kontinent auf magische Weise anders als in Nordamerika? Wahrscheinlich nicht, vor allem weil ein Großteil des roten Fleisches in Asien aus den Vereinigten Staaten importiert wird. Haben die Asiaten spezielle fleischresistente Gene? Das ist auch unwahrscheinlich, denn wenn Asiaten in die Vereinigten Staaten auswandern, steigt die Wahrscheinlichkeit, dass sie krank und fett werden und Krebs bekommen. Stattdessen hat die höhere Inzidenz von Darmkrebs in Nordamerika vielleicht eher mit dem Müll zu tun, den wir zusätzlich zu unserem Fleisch essen, als mit dem Fleisch selbst. (Anmerkung: In Asien leben nur etwa 4,5 Milliarden Menschen, daher bin ich sicher, dass es völlig in Ordnung ist, deren Daten zu ignorieren).

Die richtige Ernährung

Das Ziel der Ernährung lässt sich ganz einfach mit zwei Punkten erklären: Sie versorgt uns mit Energie und sie gibt uns strukturelle Komponenten zum Aufbau und zur Erhaltung unserer tierischen Zellen. Wir brauchen nichts von einer Pflanze, um eines dieser beiden Ziele zu erreichen. Alles, was Ihre tierischen Zellen brauchen, finden Sie in anderen tierischen Zellen. Das ist einfach so. Sie benötigen keinerlei unverdauliche Pflanzenfasern oder Chlorophyll. Auch pflanzliche Antioxidantien, die wir kaum verdauen können, sind nicht notwendig. Sie brauchen nur tierische Zellen – das ist alles! Die Nährstoffe, die Ihre tierischen Zellen verbrauchen, befinden sich auch in den Zellen anderer Tiere, die dieselben Nährstoffe verwenden. Wie viel Sie benötigen, hängt nur von der Menge ab, nicht von der Qualität. Schockierenderweise können Sie die richtige Menge an Nährstoffen erhalten, weil Sie etwas haben, das *Appetit* genannt wird und Sie wissen lässt, wann Sie mehr essen müssen. So einfach ist das, und jedes andere Tier auf diesem Planeten verwendet dasselbe Feedback-System.

Aber wir Menschen haben Dinge wie die empfohlenen Tagesdosen entwickelt, und eine Armee von Ernährungswissenschaftlern lehrt uns, wie wir diese magischen Zahlen erreichen können, auch wenn sie aus einer bloßen Vermutung heraus formuliert wurden. Ich werde einen Punkt immer wieder aufgreifen: *Die Ernährungswissenschaft basiert auf grundlegenden Annahmen, die nie gründlich getestet wurden.* Die Fleischfresser-Diät stellt einige dieser ungetesteten Annahmen direkt infrage, weshalb wir ständig neue Erkenntnisse über diese Theorien erhalten.

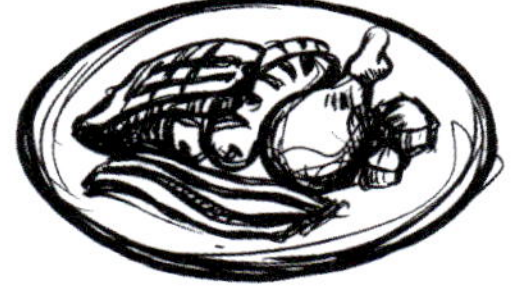

Schauen wir uns zum Beispiel an, wie die Fleischfresser-Diät die Annahmen über Antioxidantien infrage stellt. Wir werden immer dazu ermutigt, Nahrungsmittel zu essen, die einen hohen Gehalt an Antioxidantien haben, aber wussten Sie, dass diese vom menschlichen Körper endogen gebildet werden? Die Antioxidantien, die unser Körper produziert, wirken beim Menschen sehr gut. Pflanzen produzieren auch Antioxidantien, die für Pflanzen gut funktionieren. Vielleicht überrascht es Sie zu erfahren, dass pflanzliche Antioxidantien im Hinblick auf die Funktion des menschlichen Körpers im Grunde wertlos sind. Richtig gelesen. All das Geld, das wir im Laufe der Jahre ausgegeben haben, um das neueste super Beeren-Wundernahrungsmittel zu bezahlen, war eine einzige Geldverschwendung! Einige Studien weisen sogar darauf hin, dass pflanzliche Antioxidantien für den Menschen potenziell schädlich sind. Andere Studien haben gezeigt, dass wir unsere endogene Produktion von Antioxidantien hochregulieren, wenn wir uns kohlenhydratarm ernähren. Wenn wir also mehr Antioxidantien wollen, müssen wir nur weniger Kohlenhydrate essen oder Sport treiben.

Einer der beunruhigendsten Aspekte der Propaganda über den Fleischkonsum ist, dass er zu einer verkürzten Lebensdauer führen soll. Dieser Trugschluss wird weithin von veganen Befürwortern verbreitet, die gerne die Wissenschaft verzerren oder sich Studien herauspicken, um ihre ethisch begründeten Überzeugungen zu untermauern. Sie zitieren fast ausnahmslos irgendwelche epidemiologischen Studien, die über einen schwachen Zusammenhang hinaus eindeutig nichts beweisen können. Zu ihren Favoriten gehören die Studien, die von der Loma-Linda-Universität und dem adventistischen Gesundheitssystem stammen, deren Grundlagen untrennbar mit einer religiösen Philosophie verbunden sind, die den Vegetarismus fördert. Mögliche Voreingenommenheiten oder Interessenkonflikte? Ich sage: „Verdammt noch mal, ja!" Wir finden leicht mehrere neuere Studien, die keinen Unterschied in der Lebenserwartung zwischen Menschen, die Fleisch meiden, und Menschen, die es genießen, zeigen.

Betrachten wir einmal zwei ganz bestimmte Bevölkerungsgruppen, wobei wir zwei sehr unterschiedliche Ergebnisse feststellen können. Zu den beiden Gruppen gehören die historischen Inuit, die weitgehend frei von Krankheiten waren, aber eine kürzere Lebenserwartung hatten als ihre nicht eingeborenen Nachbarn. Die zweite Gruppe besteht aus den Bürgern des Stadtstaates Hongkong, die (bei Weitem) das meiste Fleisch von allen größeren Bevölkerungszentren der Welt essen und zu den langlebigsten Menschen auf dem Planeten gehören. Die Inuit leben in bitterer Armut und unter beengten Verhältnissen, und sie haben eine hohe Raucherquote, was zu einer kürzeren Lebenserwartung beiträgt. Umgekehrt leben die Bürger Hongkongs in einem Gebiet von enormem Reichtum und Sicherheit. Die lange Lebenserwartung der Einwohner Hongkongs beweist nicht, dass Fleisch die Menschen lange leben lässt, aber es macht es definitiv schwer zu sagen, dass Fleisch die Lebenserwartung verkürzt. Die Lehre daraus ist, dass Reichtum zu einem langen Leben führt. Armut, nicht Fleisch, verkürzt das Leben.

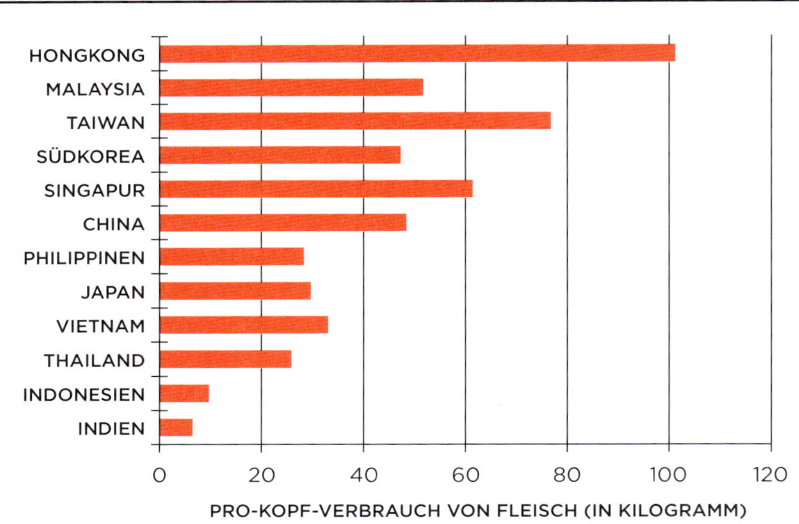

Höchste Lebenserwartung (in Jahren)

Frauen	
Hongkong	87.66
Japan	87.26
Spanien	85.84
Südkorea	85.4
Frankreich, Schweiz	85.3

Männer	
Hongkong	81.70
Schweiz	81.5
Japan	81.09
Norwegen	80.91
Schweden	80.72

Abbildung 4.2 (Quelle: Japanisches Ministerium für Gesundheit, Arbeit und Wohlfahrt)

Könnte es sein, dass eine Ernährung auf Fleischbasis unabhängig von anderen Faktoren zu einer längeren Lebenserwartung oder einer besseren Gesundheit führt? Wir könnten diese Hypothese sicherlich auf der Grundlage mehrerer Beobachtungen aufstellen. Wir wissen, dass Carnosin, ein Molekül, das in Fleisch reichlich vorhanden ist, möglicherweise die wirksamste Substanz ist, um oxidativen Stress zu reduzieren und die Bildung von sogenannten fortgeschrittenen Glykationsendprodukten (Advanced Glycation End Products, AGEs) zu verhindern, die mit dem Altern in Verbindung gebracht werden. Eine interessante Studie, die 2016 im *Nutrition Journal* veröffentlicht wurde, untersuchte die Telomerlänge und fand heraus, dass rotes Fleisch das einzige Nahrungsmittel ist, das einen günstigen Einfluss auf die Telomere hat. Telomere sind ein Teil der Enden unserer DNA-Stränge, von denen einige Forscher glauben, dass sie ein Maß für die Zellalterung sind. Außerdem haben die Forscher einen Zusammenhang zwischen der Stärke und der Gesundheitsspanne sowie der Lebensdauer festgestellt. Eine Ernährung mit einem hohen Anteil an tierischem Eiweiß unterstützt die Erhaltung und den Aufbau der Kraft. Im Hinblick auf die allgemeine Stoffwechselgesundheit sehen wir erneut die Wirkung von Insulin auf zahlreiche durch den Lebensstil bedingte Erkrankungen; durch Laborstudien zur Regression von Krankheitszuständen wird deutlich, dass eine rein fleischliche Ernährung die Insulinfunktion dramatisch verbessert.

Einer der komischeren und verzweifelteren Versuche, Menschen vom Fleischverzehr abzubringen, ist eine kürzlich von People for the Ethical Treatment of Animals (PETA) ins Leben gerufene Kampagne, die behauptete, der Verzehr von Fleisch führe zu Impotenz und zur Zerstörung des Sexuallebens. Dieser Gedanke ist besonders humorvoll, denn wenn überhaupt, dann geschieht genau das Gegenteil. Die Kellogg-Brüder versuchten Ende des 19. Jahrhunderts, den Menschen den Fleischverzehr zu verbieten, weil er bekanntlich zu lustvollen Verhaltensweisen führte. Was damals wahr war, ist auch heute noch so; ich sehe vermehrt Männer und Frauen, die berichten, dass sie nach der Umstellung auf eine Fleischfresser-Diät eine gesteigerte Libido und sexuelle Funktion haben. Dieser Trugschluss knüpft wieder einmal an die wertlose Epidemiologie an, in der die „Burger, Shakes und Pommes frites“-Esser mit gesunden Fleischfressern vermischt werden. Wenn wir uns die Junkfood-Esser ansehen, die die amerikanische Standard-Diät konsumieren, entdecken wir Gefäßprobleme. Und viele Fleischfresser neigen auch dazu, neben dem Fleisch auch Junkfood zu essen. So einfach ist das. Essen Sie Fleisch und kein Junkfood (wie ein echter Fleischfresser), und alles ist gut. Essen Sie Fleisch und Junkfood (oder, noch schlimmer, essen Sie nur Junkfood), und die Dinge stehen schlecht.

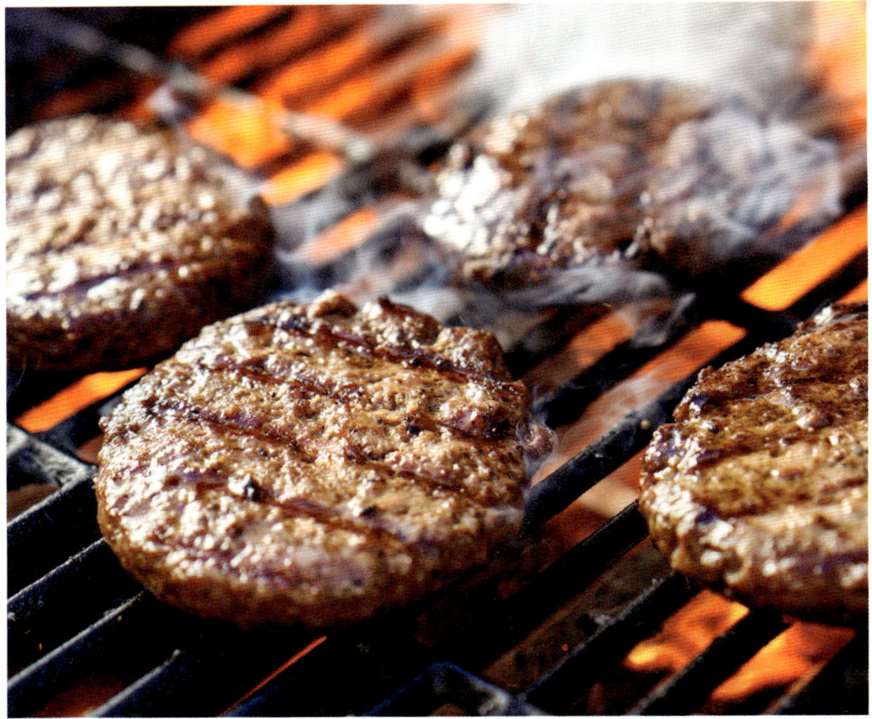

KAPITEL 5

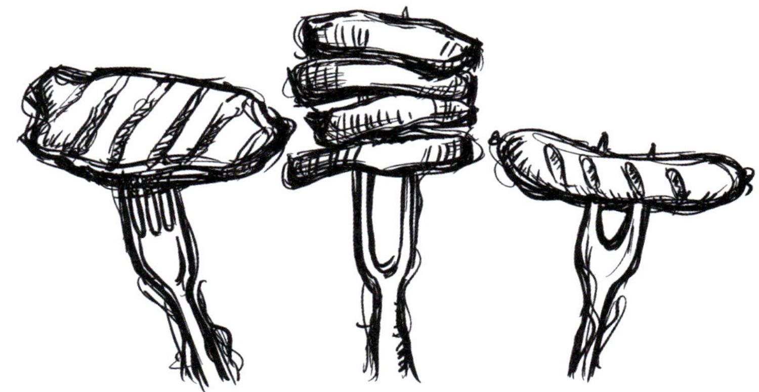

FLEISCH, **DAS SUPERFOOD**

Reden wir über Fleisch. Viele Kulturen auf der ganzen Welt haben es hoch geschätzt. Die Zivilisationen besänftigten die Götter mit Brandopfern von geopferten Tieren. Die indigene Bevölkerung verbringt jeden Tag Stunden mit der Suche nach Fleisch, obwohl sie von essbaren pflanzlichen Nahrungsmitteln umgeben ist. Historisch gesehen wurde Reichtum im Hinblick auf den Viehbesitz betrachtet, und Fleisch war oft den Reichen vorbehalten. Die Unterschichten mussten sich hier und da mit ein paar Resten begnügen. In aufstrebenden Ländern wie China, das eine Bevölkerung von fast 1,4 Milliarden Menschen hat, verlangt die aufstrebende Mittelschicht nun nach Fleisch.

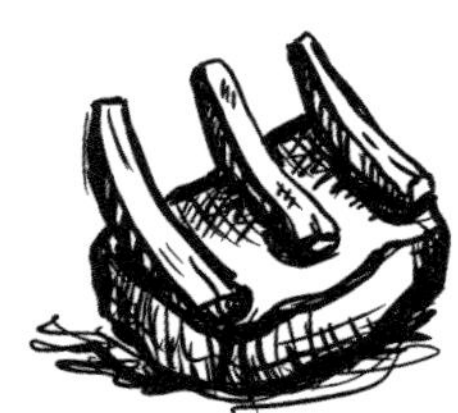

Warum ist Fleisch kulturübergreifend so ein Grundnahrungsmittel? Weil das menschliche Leben es erfordert. Es ist eines unserer primitivsten Bedürfnisse. Fleisch zu essen ist für unser Überleben genauso wichtig wie das Atmen. Wenn wir unseren Körper nicht regelmäßig mit Fleisch versorgen, beginnt dieser, unser Gewebe zu kannibalisieren, um das Defizit auszugleichen. Mit zunehmendem Alter verlieren manche Menschen die Fähigkeit zu kauen und sind dann nicht mehr in der Lage, Fleisch richtig zu verdauen. Dann beginnt die langsame Reabsorption des Körpergewebes, und wir entwickeln Probleme wie Sarkopenie, also den Verlust von Muskelmasse. Wir verlieren Knochenmasse, die etwa 40 Prozent Protein enthält. Unsere Produktion von lebenswichtigen Hormonen, Neurotransmittern und grundlegenden Zellfunktionen beginnt zu versagen. Schließlich wird unsere Existenz von täglichen Schmerzen, Schwäche und Verzweiflung bestimmt. Wir verbringen oft einen beträchtlichen Teil unseres Lebens nur mithilfe von Pillen zur Kontrolle der Symptome und mit funktionellen Hilfsmitteln, die uns bei der Bewältigung unserer täglichen Aktivitäten unterstützen, und wir wenden enorme Ressourcen für eine medizinische Versorgung auf, die oft nur minimal wirksam ist.

Menschen, die sich ausschließlich von Fleisch ernähren, berichten oft, dass sie sich zwei oder drei Jahrzehnte jünger fühlen. Ihre chronischen Schmerzen verschwinden, ihr Lebenswille kehrt zurück, und ihre Krankheiten bessern sich oder verschwinden ganz. Für manche Betroffene sind die Veränderungen geradezu ein Wunder. Menschen, die das Leben aufgegeben haben und an chronischen Depressionen leiden, haben tiefgreifende Umkehrungen in ihren psychischen Zuständen erlebt. Zum ersten Mal seit Langem stellen sie fest, dass sie glücklich sind und sich auf das Leben freuen. Lassen Sie uns einmal betrachten, warum diese Veränderungen eintreten können.

Fleisch bietet eine enorme Menge an Nährstoffen, auch wenn es verunglimpft wird, weil es Cholesterin und gesättigte Fettsäuren enthält (die lebenswichtige Bestandteile des menschlichen Körpers sind). Wie ich bereits in einem vorhergehenden Kapitel dargelegt habe, besteht Fleisch im Grunde aus dem gleichen Stoff, aus dem auch wir hergestellt sind. Ich weiß, dass dieses Konzept für viele Menschen neu ist, aber lassen Sie uns eine Minute darüber nachdenken und das ignorieren, was wir aufgrund der Epidemiologie und des höchst fehlerhaften RDA-Systems „wissen“. Wenn Sie ein Auto bauen wollen und Zugang zu einem Stapel von Autoteilen oder einem Stapel von Computern haben, aus welchem würden Sie Ihre Materialien auswählen? Ist es sinnvoll, davon auszugehen, dass alle Zellen in unserem Körper die gleichen essenziellen Vitamine, Mineralien, Fette und Aminosäuren benötigen, oder ist es wahrscheinlicher, dass Leberzellen bestimmte Nährstoffe benötigen, während Muskelzellen einen völlig anderen Bedarf haben? Alle Zellen benötigen die gleichen Grundstoffe. Wenn also alle Zellen diese Nährstoffe benötigen, können wir daraus schließen, dass alle Zellen auch diese Nährstoffe enthalten. Ich muss keine spezialisierten Zellen essen, um die Zellen in meinem Körper zu ernähren. Ich kann alle Nährstoffe aus einem Rib-Eye-Steak entnehmen, das aus einer Reihe tierischer Zellen besteht, und sie dann in das umwandeln, was mein Körper braucht. Das ist bei Weitem die effizienteste Art, meinen Körper zu ernähren, vorausgesetzt, ich esse genug. Natürlich haben wir eine begrenzte Kapazität, Material aus Pflanzen in das umzuwandeln, was wir brauchen, aber der Prozess ist viel weniger effizient als die Gewinnung von Nährstoffen aus Fleisch, und er ist mit einigen Nachteilen verbunden, auf die ich im nächsten Kapitel eingehe.

Fleisch ist reich an mehreren einzigartigen Verbindungen, die ausschließlich oder fast ausschließlich in tierischen Lebensmitteln vorkommen. Zu diesen Verbindungen gehören Carnitin, Carnosin, Kreatin, Taurin, Retinol und die Vitamine B12, D3 und K2. Diese Verbindungen bieten einige enorme Vorteile.

Carnosin

Carnosin ist ein Dipeptid-Molekül (d.h. es hat zwei Aminosäuren), das die Glykierung äußerst wirksam verhindert und freie Sauerstoffradikale abfängt. Es kann Metallionen chelatisieren (oder an Metallionen binden) und scheint die Verkürzung der Telomere zu verhindern. Die antiglykierenden Eigenschaften von Carnosin können dazu beitragen, die Entwicklung von Krankheiten wie Alzheimer, Atherosklerose und Nierenerkrankungen zu mildern. Carnosin wird in seinem intakten Zustand in den Verdauungstrakt aufgenommen und über einen Dipeptidtransporter transportiert. Der Carnosinspiegel in der Muskulatur ist bei Menschen, die Fleisch essen, signifikant höher als bei Vegetariern. Einigen Berichten zufolge könnte Carnosin eines der wirksamsten bekannten Anti-Aging-Moleküle sein.

> Glykierung tritt auf, wenn sich ein Zuckermolekül (oft Glukose oder Fruktose) an eine andere Struktur bindet. Es bindet sich oft an Proteine, aber auch an Fette und Nukleinsäuren, die in der DNA vorkommen. Sobald das Zuckermolekül angeheftet ist, kann es dazu führen, dass die Struktur verzerrt wird und ihre normale Stärke und Funktion verliert.

Carnitin

Wie Carnosin findet sich Carnitin fast ausschließlich in tierischen Produkten, insbesondere in rotem Fleisch. Vergleicht man Fleischfresser und Nicht-Fleischfresser, so ist der Carnitinspiegel bei den Fleischfressern höher. Carnitin hat mehrere potenziell vorteilhafte Wirkungen bei der Vorbeugung und Verbesserung von Krankheiten. Es hat sich gezeigt, dass es bei Anämie hilft, insbesondere bei Anämie infolge von Nierenfunktionsstörungen. Es scheint

Eine im Jahr 2004 in der Fachzeitschrift *Urology* veröffentlichte Studie verglich die Wirkung von Carnitin mit der Wirkung von Testosteron. Sie ergab, dass Carnitin im Hinblick auf die Förderung einer besseren Erektionsfähigkeit dem Testosteron überlegen war. Vielleicht ist dies einer der Gründe, warum so viele Männer über eine verbesserte sexuelle Leistungsfähigkeit und Libido berichten, wenn sie eine carnivore Diät einhalten.

die Verwendung von Glukose durch den Körper zu verbessern und kann die Auswirkungen einer diabetischen peripheren Neuropathie verringern. Bei Herzinfarktpatienten wurde Carnitin zur Vorbeugung von Ischämie im Herzmuskel eingesetzt, und es hat sich sogar gezeigt, dass es durch eine Verbesserung der Spermienqualität zur Behebung der männlichen Unfruchtbarkeit beiträgt. Darüber hinaus spielt Carnitin eine entscheidende metabolische Rolle beim Transport freier Fettsäuren über die Mitochondrienmembran zur Energiegewinnung. Carnitin ist ein lebenswichtiger Bestandteil, den wir aus der Aminosäure Lysin synthetisieren können, die wir auch durch den Verzehr tierischer Produkte gewinnen.

Ein Problem bei Carnitin ist, dass bestimmte Darmbakterien es in eine Substanz namens Trimethylamin (TMA) umwandeln können, die später in der Leber möglicherweise in die oxidierte Form namens Trimethylamin N-Oxid (TMAO) übergehen kann. In Tierstudien wurde TMAO mit höheren Raten von Atherosklerose in Verbindung gebracht. In einer weiteren Studie wurde beobachtet, dass Menschen mit hohen TMAO-Werten ein erhöhtes Risiko für Herzerkrankungen haben. Einige Kritiker dieser Studie, darunter Dr. Georgia Ede, argumentieren, dass die genetisch veränderten Mäuse mit einer zusätzlichen Form von Carnitin gefüttert wurden, die nicht in Fleisch enthalten ist, und dass nicht bekannt ist, welche Ernährung die Menschen mit höheren TMAO-Spiegeln zu sich nehmen. Wir haben also im Grunde genommen keine Ahnung, ob Leute, die Fleisch konsumieren, insbesondere reine Fleischfresser, ungewöhnlich hohe TMAO-Werte haben oder ob TMAO eine ursächliche Rolle oder eine assoziative Nebenrolle spielt. Auch bei Fisch und Gemüse, die traditionell als „gute" Nahrungsmittel angesehen werden, hat sich gezeigt, dass sie einen Anstieg der TMAO-Spiegel verursachen, was das Argument „Fleisch ist wegen TMAO schlecht" untergräbt.

Kreatin

Kreatin, ein von Sportlern häufig genutztes Nahrungsergänzungsmittel und eines der wenigen, das sich nach strengen Tests als vorteilhaft erwiesen hat, ist ein weiteres Produkt, das nur in Fleisch vorkommt. Fleischfresser registrieren höhere Kreatinwerte, und wenn Vegetarier Kreatin supplementieren, verbessert sich ihre kognitive Funktion. Interessant ist auch, dass Alzheimer-Patienten niedrigere Kreatinkonzentrationen aufweisen. Patienten mit Herzinsuffizienz, die Kreatin erhalten, haben eine verbesserte Gesamtleistung gezeigt, und Typ-2-Diabetiker, die Kreatin supplementieren, haben eine verbesserte Blutzuckerkontrolle, insbesondere wenn sie auch Sport treiben.

Taurin

Taurin kommt in hohen Konzentrationen sowohl in Fleisch als auch in Fisch vor, ist aber in einer pflanzlichen Ernährung bedauerlicherweise nicht enthalten. Wie zu erwarten, sind die Taurinwerte bei Vegetariern daher deutlich niedriger. In Tierstudien hat sich gezeigt, dass Taurin Angstzustände reduziert. Vielleicht ist das ein Grund dafür, dass so viele Menschen, die sich mit einer carnivoren Diät ernähren, über ein Gefühl der Ruhe und ein Abklingen ihrer Ängste berichten.

Taurin ähnelt Carnosin und hemmt nachweislich die Glykation. Es ist zudem ein starkes Antioxidans. Einige Hinweise deuten darauf hin, dass Taurin dazu beiträgt, die Entwicklung einer diabetischen Nierenerkrankung zu verhindern.

Zink

Obwohl Zink nicht ausschließlich in tierischen Produkten vorkommt, ist es in Fleisch in viel größerer Menge vorhanden und besser bioverfügbar. Zahlreiche phytathaltige Pflanzen hemmen die Aufnahme von Zink. Dementsprechend sind die Zinkspiegel bei Veganern und Vegetariern relativ niedrig. Zinkmangel wird mit schlechter Lernfähigkeit, Apathie und Verhaltensproblemen bei Kindern in Verbindung gebracht. Bei erwachsenen Männern sind niedrige Zinkspiegel mit erektiler Dysfunktion und verminderter Spermienzahl assoziiert. Zink ist auch für die Bildung von Insulin essenziell und verbessert nachweislich die glykämische Kontrolle bei einigen Diabetikern. Bei der Prävention von koronarer Herzkrankheit und Kardiomyopathie scheint Zink eine schützende Wirkung zu haben. Zink ist an einer ganzen Reihe von Stoffwechselprozessen im gesamten Körper beteiligt, daher ist ein Zinkmangel keineswegs von Vorteil.

Vitamin B12

Vitamin B12, auch als Cobalamin bekannt, kommt ausschließlich in tierischen Produkten vor, weshalb Experten Menschen, die auf Fleisch verzichten, raten, dieses zu ergänzen. Eine der häufigsten Ursachen für einen Mangel ist die gastrointestinale Malabsorption. Bei bis zu 62 % der schwangeren Veganerinnen wurde ein B12-Mangel festgestellt, und bei bis zu 86 % der veganen Kinder und 90 % der älteren Veganer lag ein B12-Mangel vor. Ein B12-Mangel beeinträchtigt typischerweise das Nervensystem und kann Probleme mit Anämie verursachen. Ein Mangel an Vitamin B12 wurde mit verschiedenen neurologischen Erkrankungen einschließlich Demenz und auch mit Depressionen in Verbindung gebracht. Ich weiß, dass der Verzehr eines großen, saftigen Steaks mich immer glücklich macht. Vielleicht kommt das von all dem B12, das ich aufnehme!

Hämeisen

Hämeisen ist ein weiteres Mineral, das reichlich in rotem Fleisch vorkommt, aber in fleischlosen Quellen fehlt. Es überrascht nicht, dass eine 2015 durchgeführte Studie bei Vegetarierinnen eine 100-prozentige Rate an Eisenmangelanämie feststellte, die mehr als doppelt so hoch war wie bei omnivoren Frauen. Bestimmte Pflanzen, wie grünes Blattgemüse, Sojabohnen und Linsen, enthalten Nicht-Hämeisen, können aber auch Verbindungen wie Phytate und Oxalate enthalten, welche die Eisenaufnahme begrenzen. Die Funktionen von Eisen sind vielfältig; einige der wichtigsten sind die Bildung roter Blutkörperchen, der Transport von Sauerstoff, die Stärkung der Immunfunktion, die Unterstützung der kognitiven Funktionen und die Förderung des Energiestoffwechsels.

Es hat sich gezeigt, dass Eisenmangel zu Beeinträchtigungen der kognitiven Fähigkeiten und des psychischen Gesundheitszustandes sowie zu einem allgemeinen Müdigkeitsgefühl führt. Diese Symptome bessern sich nachweislich mit einer Supplementation. Ein niedriger Eisenspiegel kann mit einer Verschlechterung der Blutzuckerkontrolle einhergehen und ist nachweislich ein Faktor, der das Risiko für verschiedene Krebsarten wie Bauchspeicheldrüsen- und Nierenkrebs erhöht. Umgekehrt können überfüllte Eisenspeicher, die weitaus seltener vorkommen, mehrere negative Auswirkungen haben. Entzündungen und metabolisches Syndrom scheinen Menschen zu einer Eisenüberladung zu prädisponieren, und diese Störungen sind häufig miteinander verbunden. Bisher zeigen die meisten anekdotischen Beobachtungen an reinen Fleischfressern, dass ihre Entzündungsmarker typischerweise sehr niedrig, ihre metabolischen Marker sehr günstig sind und ihre Eisenwerte im Allgemeinen im Normalbereich liegen, obwohl sie große Mengen an Hämeisen aufnehmen.

Im Durchschnitt haben Menschen, die Fleisch in ihre Ernährung integrieren, in der Regel einen besseren Vitamin- und Mineralstoffstatus als Menschen, die kein Fleisch essen, und die überwiegende Mehrheit der ernährungsbedingten Mangelerscheinungen tritt in Teilen der Welt auf, in denen der Zugang zu Fleisch knapp ist. In armen Gegenden, in denen Fleisch im Überfluss vorhanden ist, kommt es nur sehr selten zu ernährungsbedingten Mängeln, wohingegen in ärmeren Gegenden, in denen die Menschen auf eine pflanzliche Ernährung angewiesen sind, die Bewohner häufig unter Wachstumsstörungen und zahlreichen ernährungsbedingten Mangelsyndromen leiden.

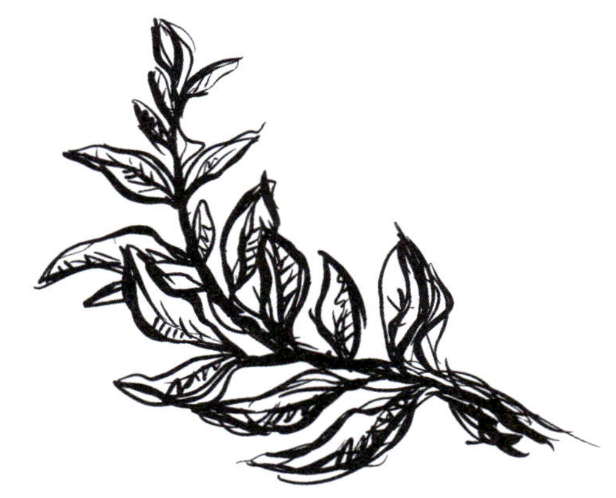

DER MYTHOS DER **GUTEN PFLANZEN**

Die Überzeugung, dass Obst und Gemüse gut für uns sind, beruht mehr auf dem Glauben als auf der Wissenschaft. Uns allen wurde von unseren Eltern gesagt, dass wir unser Gemüse essen sollen, weil es gut für uns ist. Diesen elterlichen Ratschlag infrage zu stellen, ist für die meisten Menschen zutiefst beunruhigend. Warum sollten unsere Eltern uns dazu zwingen, Gemüse zu essen, wenn es nicht gesund für uns ist?

Viele von uns erinnern sich daran, dass Popeye büchsenweise Spinat schluckte, um Superkräfte zu bekommen, bevor er gegen seinen Erzfeind Bluto antrat. Das verleiht der Position unserer Eltern in Bezug auf Gemüse nur noch mehr Gewicht.

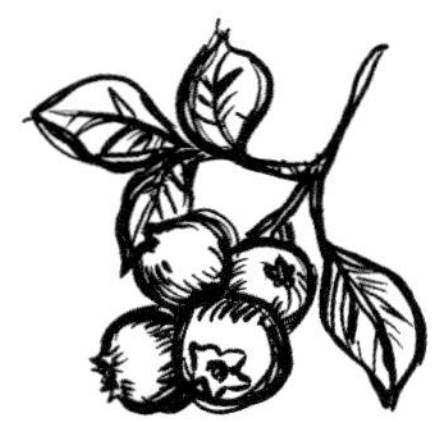

Pflanzen gibt es seit etwa 700 Millionen Jahren auf der Erde, und sie haben schon lange vor der Ankunft des Menschen vor etwa 3 Millionen Jahren verschiedene Pilze, Insekten und andere Tiere erfolgreich bekämpft. Um das Überleben ihrer Art zu sichern, haben Pflanzen alle möglichen Verteidigungsstrategien entwickelt, darunter auch ein System ausgeklügelter chemischer Abwehrsysteme. Wenn Sie und ich (oder vielleicht unser Vorfahre, der gute alte Urk) in der Wildnis spazieren gingen und wir anfingen, beliebige Pflanzen zu essen, würden wir sehr schnell entweder sehr krank oder tot sein. Von den etwa 400.000 Pflanzenarten auf der Erde ist nur ein winziger Teil für den Menschen essbar. Und nur ein Teil der essbaren Pflanzen ist in der Regel unbedenklich genießbar; der Rest ist oft schädlich für den Menschen. Pflanzenvergiftungen kommen auch heute noch relativ häufig vor.

Die meisten der Produkte, die wir im Supermarkt bekommen, haben absolut keine Ähnlichkeit mit den Pflanzen, die Urk und seinen Zeitgenossen vor 50.000 Jahren zur Verfügung standen. Kreuzblütler-Gemüse gab es seinerzeit noch nicht, und Urk hätte grünes Blattgemüse wegen seines extrem bitteren Geschmacks gemieden. Wurzelknollen und andere stärkehaltige unterirdische Pflanzenteile waren nicht besonders schmackhaft und bestanden hauptsächlich aus faserigem, zähem Material. Nüsse und Samen sind physisch durch eine harte Außenhülle oder subtiler durch toxische chemische Abwehrstoffe gut geschützt. Unverarbeitete Nüsse oder Bohnen können zu den tödlichsten pflanzlichen Nahrungsmitteln überhaupt gehören, denn Pflanzen schützen ihre Sprösslinge besonders gut. Die Früchte, die wir heute essen, sind so manipuliert worden, dass der prähistorische Urk sie nicht mehr erkennen würde.

Als die Megafauna-Tiere vor etwa 25.000 Jahren ausstarben, war der Mensch zunehmend darauf angewiesen, Energie aus kleineren, weniger fetten Tieren zu beziehen. Da die Menschen zusätzliche Quellen benötigten, um diese Energiezufuhr zu vervollständigen, lernten sie, eine immer größere Anzahl von Pflanzen zu nutzen. Früchte, Nüsse und Samen, die kalorienmäßig den höchsten Ertrag brachten, gehörten vermutlich zu den ersten verzehrten Pflanzen. Unsere Vorfahren haben wahrscheinlich Tausende von Generationen sorgfältiger Experimente durchlebt, um Pflanzen in die Kategorien „das bringt dich um", „davon wirst du ein bisschen krank" und „scheint in Ordnung zu sein und schmeckt nicht allzu schlecht" einzuteilen.

Im Laufe der Zeit aßen immer mehr Menschen diese Nahrungsmittel mit zunehmender Häufigkeit und steigender Menge. Die Landwirtschaft und der Anbau von Getreide führten schließlich zu einer umfassenden Verlagerung der Ernährung und ermöglichten die Entwicklung stabilerer Gemeinschaften. Dies führte dazu, dass der Lebensstil der Nomaden oder Hirten allmählich durch Dörfer, Städte und Gemeinden ersetzt wurde. Während dieser Zeit, in der Pflanzen gezüchtet, angebaut und so verarbeitet wurden, dass sie essbar wurden, führte man keine randomisierten kontrollierten Versuche durch, um ihre langfristige Sicherheit zu ermitteln. Wenn niemand akut erkrankte, galt die Pflanze als akzeptables Nahrungsmittel.

Wir wissen, dass Pflanzen voller Chemikalien stecken, von denen viele als Pestizide dienen. Wenn wir dieselben natürlichen Pflanzenpestizide heute auf den Markt bringen und sie strengen Toxizitätstests unterziehen müssten, würden viele dieser Chemikalien nicht auf dem Markt zugelassen werden. Da es jedoch keine wirkliche Regulierungsorganisation gibt, die „natürliche Substanzen“ in Lebensmitteln untersucht, machen wir uns darüber normalerweise keine Sorgen.

Ich sage nicht, dass Forscher diese natürlich vorkommenden Pflanzenstoffe in normalem Obst und Gemüse noch nie untersucht haben. Tatsächlich gibt es zahlreiche Studien zu diesem Thema. Im Jahr 1990 erforschte der berühmte Toxikologe Professor Bruce Ames den Einsatz von Pestiziden in der Lebensmittelproduktion und verglich hergestellte Pestizide mit natürlich vorkommenden pflanzenchemischen Pestiziden. Schockierenderweise entdeckte Ames, dass 99,9 % der Pestizide, die wir zu uns nehmen, aus den Pflanzen selbst stammen. Als er einige dieser Verbindungen genauer untersuchte, fand er anhand von Tiermodellen heraus, dass die meisten davon Krebs verursachen. Wir sollten nun natürlich nicht vor sämtlichen Obst- und Gemüsesorten wegen eines potenziellen Krebsrisikos davonlaufen. Dieses Ergebnis zeigt uns aber, dass in den pflanzlichen Nahrungsmitteln, die wir essen, reichlich Chemikalien enthalten sind, von denen viele eine potenziell negative Wirkung haben. Die Risikobewertung der Abwehrchemikalien von Pflanzen ist eine ganz andere als die allgemein akzeptierten Risiken, die mit zu viel Zucker, raffiniertem Getreide und Samenölen verbunden sind und die immer mehr Menschen als problematisch ansehen. Wir verzeichnen eine wachsende Zahl von Menschen mit dramatischen Verbesserungen bei Beschwerden wie Autoimmunkrankheiten, psychischen Gesundheitsproblemen und chronischen Magen-Darm-Erkrankungen, wenn sie Pflanzen vollständig aus ihrer Ernährung streichen. Aus diesem Grund stellt sich die Frage, ob einige der potenziell schädlichen Chemikalien in Pflanzen bei einem dauerhaften Verzehr selbst in niedriger Dosis eine Rolle bei unseren Problemen spielen könnten. Da wir selten (wenn überhaupt) auf diese Art von Einflüssen testen, dauert es unter Umständen lange, bis wir Antworten auf diese Fragen finden. Inzwischen wird die Liste sogenannter „idiopathischer Krankheiten“ immer länger. Idiopathisch bedeutet im Grunde, dass wir keine Ahnung haben, was das Problem verursacht, weshalb wir die Schuld an diesen Krankheiten auf Pech, Genetik oder vielleicht Stress schieben.

Fairerweise muss man sagen, dass Forscher eine ganze Reihe epidemiologischer Studien durchgeführt haben, die darauf hinweisen, dass der Verzehr von mehr Obst, Gemüse und Ballaststoffen mit günstigen Auswirkungen auf die Gesundheit der Bevölkerung verbunden ist. Es gibt sogar einige interventionelle Studien, die auf dasselbe hindeuten. Ist daran etwas Wahres? Sicherlich, aber es beantwortet nicht die Frage, ob pflanzliche Lebensmittel von Natur aus gut und notwendig sind. Wenn man sich die Studien ansieht, haben die Forscher immer eine gemischte Ernährung bewertet, oft die amerikanische Standardnahrung, also haben sie die Auswirkungen des Verzehrs

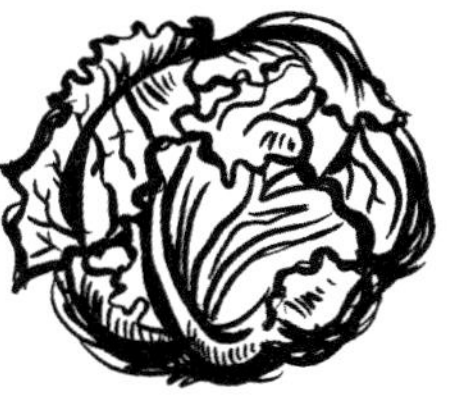

von Obst und Gemüse zusätzlich zu dem anderen Müll, den viele Menschen essen, untersucht. Wenn das Resultat ist, dass die Leute weniger zucker- und fetthaltigen, verarbeiteten Müll essen, weil sie mehr Obst und Gemüse verzehren, dann kann man sicher einen Nutzen erwarten. Aber gibt es auch Studien, die eine rein fleischliche oder eine fleischbasierte Ernährung mit einer eher pflanzlichen Ernährung vergleichen? Nein, das hat noch nie jemand untersucht. Wir können also nur annehmen, dass der Verzehr von Obst und Gemüse besser ist als eine gemischte Ernährung mit Donuts und Kartoffelchips. Wow, was für eine Offenbarung! Ich bin froh, dass meine Steuergelder dorthin geflossen sind.

Die chemischen Waffen der Pflanzen

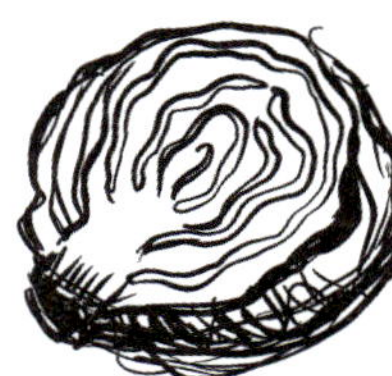

Die Liste der Chemikalien, die sich in den Pflanzen befinden, die wir häufig konsumieren, ist umfangreich, und ich werde sie nicht alle auflisten. Ich führe jedoch einige der gängigen auf, damit ich über die potenziellen und dokumentierten Auswirkungen sprechen kann. Denken Sie daran, dass Forscher viele dieser Verbindungen in begrenztem Umfang untersucht haben, und wir wahrscheinlich nie alle potenziellen Wechselwirkungen und Probleme kennen werden, die mit ihnen in Zusammenhang stehen könnten. Es ist auch wichtig zu beachten, dass eine bestimmte Verbindung bei einer Person ein großes Problem verursachen kann, die bei einer anderen Person zu keinen offensichtlichen Problemen führt.

Oxalate

Oxalate kommen häufig in grünem Blattgemüse, einigen Früchten, Nüssen, Samen und sogar Pommes frites vor und sind ein ziemlich häufiger Antinährstoff. Sie können zu medizinischen Problemen führen – vor allem, wenn Menschen sie in hohen Dosen zu sich nehmen. Zu den häufigsten Beschwerden gehören Nierensteine, die oft aus Oxalaten bestehen. Oxalatkristalle können im Körper sehr nadelförmig werden, weshalb einige Forschungsarbeiten sie mit gastrointestinalen Reizungen in Verbindung gebracht haben. Die Kristalle können zum Leaky-Gut-Syndrom und möglicherweise zu Autoimmunproblemen führen. Interessanterweise sind Oxalate häufig in Lebensmitteln enthalten, die wir bei typischen ketogenen Diäten finden (zum Beispiel in grünem Blattgemüse, Mandelmehl und dunkler Schokolade). Wenn Sie auf einen Schlag aufhören, diese Nahrungsmittel zu konsumieren, kann es manchmal zu einem Oxalat-Dumping-Syndrom kommen, das sich auf verschiedene Arten manifestieren kann, darunter Hautausschläge, Gelenkschmerzen und Magen-Darm-Störungen.

Lektine

Lektine, die vor Kurzem durch Dr. Steven Gundrys Buch *Böses Gemüse* populär wurden, sind eine ziemlich allgegenwärtige Pflanzenverbindung, kommen aber besonders konzentriert in Dingen wie Getreide, Nüssen, Mais, Quinoa, Früchten, Nachtschattengewächsen, Pflanzenölen, Hülsenfrüchten, Bohnen und Kürbissen vor. Lektine sind deswegen problematisch, weil sie zu Leaky Gut, der Durchlässigkeit des Darms führen können und wahrscheinlich zu all den potenziellen Folgewirkungen dieses Darmproblems beitragen.

Glykoalkaloide

Glykoalkaloide sind in Nachtschattengewächsen wie Kartoffeln, Tomaten, Auberginen und Paprika enthalten. Es gibt Hinweise darauf, dass diese Verbindungen in Zusammenhang mit dem Leaky-Gut-Syndrom und Autoimmunproblemen wie Psoriasis stehen. Lebensmittel, die Glykoalkaloide enthalten – insbesondere Nachtschattengewächse – sollen die Symptome des Reizdarmsyndroms verschlimmern.

Goitrogene

Goitrogene sind Substanzen, die die Funktion der Schilddrüse beeinträchtigen können. Schilddrüsenfunktionsstörungen treten besonders häufig bei Frauen auf, und einige Forscher glauben, dass hohe Mengen an goitrogenhaltigen Nahrungsmitteln dabei eine Rolle spielen können. Lebensmittel wie Soja und Kreuzblütlergemüse haben einen hohen Gehalt an diesen Substanzen. Vielleicht waren all die Jahre, in denen wir uns gezwungen haben, Brokkoli und Blumenkohl herunterzuwürgen, nicht gut für unsere Schilddrüse.

Cyanogene Glykoside

Cyanogene Glykoside sind in gängigen Lebensmitteln wie Mandeln, Leinsamen, Limabohnen, Maniok und bestimmten Steinfrüchten (wie Kirschen, Pfirsichen und Pflaumen) enthalten. Cyanidvergiftungen treten häufig beim Verzehr von Maniokwurzel auf, manchmal ist der Tod die Folge einer solchen Vergiftung. Es wird angenommen, dass eine anhaltende Exposition gegenüber Cyaniden zu chronischen Krankheiten wie Schilddrüsenfunktionsstörungen und neurologischen Störungen beiträgt.

Phytinsäure

Phytinsäure ist in Getreide, Samen, Nüssen und Hülsenfrüchten enthalten. Sie kann zu Mineralstoffmangel führen, insbesondere zu einem Defizit an Zink, Kalzium, Magnesium und Eisen. Ein Mangel an diesen Mineralien kann zahlreiche potenzielle Probleme verursachen, darunter Herzkrankheiten, Depressionen, Unfruchtbarkeit, Impotenz, Haarausfall und eine beeinträchtigte Immunfunktion. Auf der positiven Seite hat sich gezeigt, dass Phytinsäure den Blutzuckerspiegel senkt und möglicherweise die Bildung von Nierensteinen vermindert.

Proteaseinhibitoren

Proteaseinhibitoren sind in den meisten Hülsenfrüchten enthalten, insbesondere in Soja, Getreide, Früchten wie Kiwi, Ananas, Papaya, Bananen, Feigen und Äpfeln sowie in Gemüse wie Kohl, Kartoffeln, Tomaten und Gurken. Die Proteaseinhibitoren stören die Aktivität von Enzymen, die an der Proteinverdauung beteiligt sind, wie z. B. Trypsin. In Tierversuchen hat sich gezeigt, dass sie bei den Probanden zu einem schlechten Wachstum führen. Umgekehrt gibt es einige Hinweise darauf, dass diese Verbindungen eine positive Rolle bei der Eindämmung von Krebs spielen können.

Flavonoide

Flavonoide, die für einen Teil der in Pflanzen vorkommenden Pigmente verantwortlich sind, kommen häufig in Zitrusfrüchten, Kakao, Heidelbeeren, Petersilie, Zwiebeln und Bananen vor. Sie sind in niedrigen Dosen potenziell vorteilhaft, aber in höheren Dosen verursachen sie genetische Mutationen, Oxidation, die zur Produktion freier Radikale beiträgt, und führen zu Hemmung von Hormonen.

Saponine

Saponine sind in Hülsenfrüchten, Bohnen, Knoblauch, Alfalfasprossen, Erbsen, Yucca und Spargel enthalten. Es hat sich gezeigt, dass sie Verdauungsstörungen, Schilddrüsenprobleme und Schäden an den roten Blutkörperchen verursachen. Wirklich lustige Kerlchen!

Salicylate

Salicylate finden sich in vielen Obst- und Gemüsesorten und einigen Gewürzen. Sie sind oft für Empfindlichkeitsreaktionen verantwortlich, die Asthma, Darmentzündungen und Durchfall auslösen können.

Die vermutliche Unschuld der Pflanzen

Es finden sich ohne weiteres Dutzende anderer chemischer Verbindungen in Pflanzen, und für alle gilt das gleiche. Eine Pflanze stellt eine Chemikalie her, diese verursacht in einigen Fällen Probleme, hat aber in anderen Fällen eine positive Wirkung. In Studien über die Chemikalien sehen wir häufig eine Bestätigungsverzerrung, um die Epidemiologie (und das, was unsere Eltern uns immer gesagt haben) über die Vorteile von Gemüse und Obst zu unterstützen. Ich habe unzählige Studien zu diesem Thema gelesen, und es ist fast schon komisch zu sehen, dass beinahe jede Arbeit mit dem Satz beginnt: „Wir alle wissen, dass Menschen, die Obst und Gemüse essen, gesund sind". Im Anschluss daran beschreibt der Autor eine Studie über eine isolierte Pflanzenverbindung, die zeigt, warum Obst und Gemüse gut für uns ist. Diese Forscher testen keine Hypothese, sie versuchen lediglich, diese zu bestätigen. Daher gibt es Berichte, dass Kreuzblütlergemüse Krebs vorbeugt, obwohl Daten vorliegen, die zeigen, dass sie das Auftreten von Krebs entweder verstärken oder verringern können. Da die bestehende Epidemiologie jedoch besagt, dass Kreuzblütlergemüse als *krebsvorbeugend* gilt, bevorzugen wir die positiven Daten und neigen dazu, die negativen Daten zu ignorieren.

Wenn ich glauben würde, dass es gut ist, Benzin zu trinken, weil mein Großvater mir vielleicht gesagt hat, dass es gesund ist, und wir auch eine kleine epidemiologische Studie durchgeführt hätten, die gezeigt hat, dass Menschen, die Benzin zu sich genommen haben, weniger krebsbedingte Todesfälle hatten, könnte ich ganz sicher eine weitere Studie entwerfen, um diese Schlussfolgerung zu untermauern. Ich könnte zum Beispiel einfach kultivierte Krebszellen nehmen und sie dann verschiedenen Benzindosen aussetzen, bis ich eine gefunden habe, die das Wachstum der Krebszellen hemmt. Voilà – wir haben jetzt eine mechanistische Methode, mit der wir zeigen können, dass Benzintrinken gesund ist und die Krebsraten senken kann. Solche Situationen gibt es in der Literatur reichlich. Jemand betrachtet eine isolierte Verbindung in einem isolierten Szenario, das dann auf die gesamte menschliche Physiologie extrapoliert wird, um eine epidemiologische Behauptung zu untermauern.

Nur eine kleine Anzahl von Studien befasst sich mit pflanzlichen Lebensmitteln und deren Auswirkungen auf die menschliche Physiologie oder Krankheitsprozesse. Noch einmal möchte ich Dr. Georgia Ede meine Anerkennung dafür aussprechen, dass sie hart daran gearbeitet hat, die Literatur zu diesem Thema zu durchforsten und in ihrem Artikel über Gemüse auf ihrer Website *Diagnosis: Diet* zusammenzufassen. Es existieren etwa zwei Dutzend Studien über tatsächliche Untersuchungen am Menschen, in denen Obst oder Gemüse in seiner ganzen Form betrachtet wurde, anstatt eine isolierte Pflanzenverbindung in einer epidemiologischen oder Tier-/Zellkulturstudie zu untersuchen. Das Gesamtergebnis dieser Studien ist, dass Obst und Gemüse nur einen begrenzten oder keinen signifikanten Nutzen zeigen. In einigen Fällen sind die Auswirkungen geringfügig schädigend, wobei Gemüse schlechter als Obst ist.

Die Ernährungswissenschaft macht immer wieder die gleichen Fehler: Wir verlassen uns stark auf die Epidemiologie und versuchen dann lediglich, die Ergebnisse durch weitere Studien zu bestätigen, anstatt sie zu widerlegen. Wenn man sich eine epidemiologische Studie ansieht, die zeigt, dass Menschen, die mehr Obst und Gemüse essen, gesund erscheinen, könnte man leicht zu dem Schluss kommen, dass der Verzehr von pflanzlichen Lebensmitteln gesund ist. Das ist eine sehr logische Schlussfolgerung, und niemand würde es Ihnen übel nehmen, wenn Sie sie ziehen würden. Sobald Sie jedoch einige andere Fragen stellen, werden die Dinge interessanter. Nehmen wir an, dass Menschen, die Obst und Gemüse essen, es vermeiden, Kuchen, Donuts und Limonade zu verzehren. Vielleicht rauchen sie weniger, trinken weniger Alkohol, legen den Sicherheitsgurt an, bewegen sich mehr, haben mehr Wohlstand und wohnen in einer schöneren Gegend. All diese Dinge und wahrscheinlich noch Dutzende anderer Faktoren tragen zum sogenannten „Healthy-Worker-Effekt" bei, einer Verzerrung von Studien durch andere Einflüsse. Mit anderen Worten: Wenn Sie insgesamt einen eher gesunden Lebensstil führen, wie viele der beobachteten gesundheitlichen Verbesserungen können dann auf die anderen Faktoren zurückzuführen sein, im Vergleich zu dem einen bestimmten Nahrungsmittel, das untersucht wird? Die Epidemiologen werden versuchen, diese anderen Faktoren zu kontrollieren, aber eigentlich raten sie nur, wie viel jeder einzelne Faktor dazu beiträgt.

Ich habe bereits einige eklatante Beispiele für Situationen angeführt, in denen die Epidemiologie das eine nahelegt, das wirkliche Leben aber etwas anderes. Zum Beispiel ist Fleisch angeblich schlecht für uns und verkürzt unser Leben, doch die Bevölkerung Hongkongs isst mehr Fleisch als jede andere Bevölkerung der Welt, und sie lebt auch am längsten. Diese Beobachtung löst sofort Ausrufe aus wie „Aber sie rauchen nicht so viel, sie sind wohlhabend, sie treiben Sport" und so weiter, und es ist in Ordnung, dass die Menschen diese Argumente vorbringen. Wenn wir jedoch die gleiche Argumentation dafür nutzen, um zu beweisen, dass Obst und Gemüse schlecht für uns sind, hören wir von eben diesen Leuten gewöhnlich Schweigen. Ernährung ist wie Politik, und die Menschen kämpfen hart für ihre Überzeugung. Ergebnisse, die eine bestimmte Voreingenommenheit nicht bestätigen, werden schnell ignoriert oder verworfen. Das Infragestellen des gegenwärtigen Dogmas stößt oft auf Wut und eine fast schon religiöse Ehrfurcht vor Autorität und „Konsens". Doch genau jene Fragen, die den Status quo infrage stellen, sollten in einer echten wissenschaftlichen Gemeinschaft berücksichtigt werden.

Es ist ketzerisch zu behaupten, dass Obst und Gemüse irgendetwas anderes als gut, Regenbögen und Einhörner sind. Ja, wir gestehen ein, dass sie möglicherweise Chemikalien enthalten, die Probleme verursachen können, aber wir sagen immer noch, dass wir unsere fünf (nein, warten Sie, jetzt sind es zehn) Portionen pro Tag essen müssen.

Können Sie mir auf die Schnelle sagen, welches Obst, Gemüse oder welche andere Pflanze eine absolut notwendige Voraussetzung für das menschliche

ISLAND

Island, die gefrorene Insel der furchterregenden Wikinger, hat eine Bevölkerung von nur etwa 300.000 Menschen. Die dortigen Menschen haben sich historisch gesehen stark auf eine tierische Ernährung verlassen, weil in diesem Klima einfach kein Obst und Gemüse wächst. Island hat neun Gewinner des Wettbewerbs „Stärkster Mann der Welt" hervorgebracht. Das einzige andere Land mit mehr Gewinnern sind die Vereinigten Staaten, die sich mit elf Champions aus einer Bevölkerung, die 1.000 Mal so groß ist wie die Islands, rühmen können. Auch vier der zwölf CrossFit-Titel wurden von isländischen Frauen gewonnen. Obwohl Island traditionell wenig Zugang zu Obst und Gemüse hat, hat es weltweit die meisten männlichen Hundertjährigen pro Kopf in der Bevölkerung. Was sagt die Häufigkeit von starken Menschen und Hundertjährigen in Island über unsere Überzeugung aus, dass man täglich eine bestimmte Menge an Gemüse und Obst essen muss, um gesund zu sein?

Leben ist? Falls Ihnen eine einfällt, dann würde ich gerne wissen, ob sie das ganze Jahr über und in allen Teilen der Welt wächst. Wenn Pflanzen für uns essenzielle Bedürfnisse sind – und dem ist nicht so –, dann hätten wir ungefähr 99 % unserer Zeit auf Erden als Spezies nur begrenzt Zugang zu ihnen gehabt. Warum ist es angesichts dessen sinnvoll, uns zu empfehlen, jeden Tag reichlich Obst und Gemüse zu essen?

Die Menschen haben eine Eiszeit überlebt, was bedeutet, dass der Lebensraum unserer Vorfahren wie Island und nicht wie Costa Rica war. Wenn wir bereit sind, unsere Arroganz darüber, wie viel wir zu wissen glauben, abzulegen und einige vernünftige Beobachtungen anzustellen, können wir erkennen, wie unpraktisch eine Ernährung voller unverdaulicher Ballaststoffe und nicht essenzieller Phytonährstoffe ist. Wir brauchen Fett, Eiweiß und einige Vitamine und Mineralien. Wir benötigen keine anderen Nährstoffe, um zu leben oder – wie ich argumentiere – um zu gedeihen. Wir brauchen keine Kohlenhydrate, keine Phytochemikalien und keinerlei Ballaststoffe.

KAPITEL 7

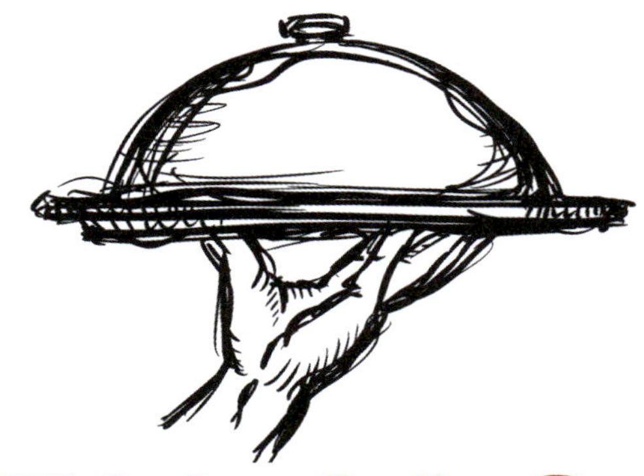

ESSEN **ALS MEDIZIN**

An diesem Punkt sollte klar sein, dass meiner Meinung nach die Ernährung eine enorme Rolle bei der Entwicklung, Vorbeugung und Linderung nahezu aller verbreiteten chronischen Krankheiten spielt. Wenn also Nahrung Krankheiten beeinflusst, wovon ich überzeugt bin, was passiert dann, wenn Hunderttausende von Menschen versuchen, ein ganz bestimmtes Ernährungskonzept anzuwenden, um ein chronisches Problem zu beheben? Garantiert wird das zu einer Menge Lärm in der medizinischen Gemeinschaft und zu endlos vielen Verzerrungen und vielen verwirrenden Daten führen. Das klingt irgendwie nach dem System, das wir schon haben. Ich glaube jedoch, dass sich irgendwann ein Signal über den Lärm hinwegsetzen und sich das neue Konzept durchsetzen wird. Dann wird das, was nicht funktioniert, beiseitegeschoben und durch das ersetzt, was funktioniert.

In diesem Kapitel befasse ich mich mit einigen der Krankheiten, die nach meiner Erfahrung auf eine fleischbasierte Ernährung positiv reagieren. Aus irgendeinem Grund scheinen wir zu denken, das Vorhandensein einer Krankheit würde automatisch bedeuten, dass wir Medikamente benötigen. Offenbar glauben wir auch, es sei unmöglich, dass etwas so Banales wie Nahrungsmittel zu vielen unserer Krankheiten beitragen. Ich bin immer wieder beeindruckt von der stetig länger werdenden Liste von Erkrankungen, bei denen wir feststellen, dass sie durch eine Ernährungsumstellung gelindert werden. Diese sind oft idiopathisch (wir wissen also nicht, was sie verursacht) oder Autoimmunerkrankungen. Erstaunlicherweise werden sogar einige genetische Störungen durch eine Ernährungsumstellung gelindert.

Die Fleischfresser-Diät und chronische Krankheiten

Aus jahrelanger Betreuung meiner Patienten weiß ich, dass die meisten chronischen Krankheiten nicht verschwinden, sondern sich mit der Zeit langsam verschlimmern. Und ich gebe zu, dass ich durchaus voreingenommen bin, so wie jeder andere Mensch auf diesem Planeten. Ich glaube fest daran, dass der Verzehr einer fleischbasierten Ernährung dazu beitragen kann, Probleme zu lindern, die durch chronische Krankheiten verursacht werden. Ich hatte das Glück, Tausende von Menschen kennenzulernen, die von ihren Erfahrungen mit einer carnivoren Ernährung berichtet haben. Das, was sie mir erzählten, hat mich schockiert – auf eine gute Art und Weise. Die Leute haben mir von einer Fülle von Erkrankungen berichtet, die sich entweder vollständig aufgelöst oder deutlich gebessert haben, wenn sie eine Fleischfresser-Diät eingehalten haben. Hier eine Auswahl:

ADHS	Bipolare Störung	Depressionen
Alkoholabhängigkeit	Bluthochdruck	Dermatofibrom
Amenorrhoe	Borreliose	Diabetes mellitus
Anämie	Bulimie	Divertikulitis
Angina	Candidiasis	Divertikulose
Angststörungen	Cholelithiasis	Dupuytren-Kontraktur
Arthritis	Chronische Bronchitis	Ehlers-Danlos-Syndrom
Asthma	Chronisches Erschöpfungssyndrom	Ekzeme
Atopische Dermatitis	Colitis	Epicondylitis
Autismus	COPD	Epilepsie

Erektile Dysfunktion	Ischias	Psoriasis/Psoriasis-Arthritis
Fettleber	Juvenile rheumatoide Arthritis	Quadrizepssehnenentzündung
Fibromyalgie	Karies	Reizdarmsyndrom
Furunkel	Karpaltunnel-Syndrom	Rheumatoide Arthritis
Fußpilz	Keloide	Rosacea
Gastroösophageale Reflux-krankheit (GERD)	Kokain-Abhängigkeit	Schilddrüsenunterfunktion
Gicht	Kopfschmerzen/Migräne	Schnappfinger Colitis ulcerosa
Gingivitis	Lipome	Sklerodermie
Glaskörpertrübungen	Morbus Crohn	Spondylitis ankylosans
Hämorrhoiden	Morbus Menière	Synovitis
Hashimoto	Narkolepsie	Systemischer Lupus erythematodes
Hidradenitis suppurativa	Nephrolithiasis	Tinnitus
Hypertriglyceridämie	Parkinson-Krankheit	Trichotillomanie
Insulinresistenz	PCOS	

Ich könnte diese Liste noch weiter fortsetzen, möchte Ihnen hiermit jedoch nur einen kleinen Vorgeschmack auf all die Beschwerden geben, die positiv auf die Fleischfresser-Diät zu reagieren scheinen. Um dies klarzustellen: Es handelt sich hier um anekdotische Berichte von Menschen, die selbst von ihren Fortschritten berichtet haben, und ich gebe zu, dass es durchaus Probleme mit anekdotischen Daten wie diesen gibt. (Und an Kritikern dieser Art von Daten mangelt es nicht.) Die Leute liefern anekdotische Berichte über alle möglichen Dinge, beispielsweise dass sie UFOs gesehen haben oder die Jungfrau Maria mit ihnen über ein Stück Holz gesprochen hat. Sie berichten über Begegnungen mit Bigfoot oder dem Yeti oder über eine Heilung ihrer Krebskrankheit durch Hexerei. Die Tatsache, dass einige Anekdoten seltsam erscheinen, bedeutet jedoch nicht, dass alle völlig wertlos sind. Die meisten Theorien beginnen mit einer Anekdote oder einer Beobachtung, nach der jemand beschließt, dies mit einer gut geplanten Studie zu erforschen.

Schauen wir uns ein Beispiel für den typischen Verlauf eines chronischen Problems an, für das sich Knieschmerzen gut eignen. Bei einer Person tritt nach einem bestimmten Ereignis oder einer bestimmten Aktivität eine leichte Kniereizung auf. Mit etwas Ruhe und vielleicht ein paar Entzündungshemmern verschwindet das Problem. Ein paar Jahre später sind die Schmerzen jedoch wieder da und werden zu einem täglichen Leiden. Vielleicht verschreibt der Arzt nun eine manuelle Behandlung und schlägt vor, eine längere Medikamenteneinnahme zu versuchen. Der Schmerz wird wieder beherrschbar, aber er verschwindet nie wirklich – im Hintergrund ist er immer noch da. Ein Jahrzehnt später werden die Schmerzen sehr einschränkend, das Knie beginnt anzuschwellen, und es kommt immer häufiger zu Steifheit. Eine bildgebende Diagnostik zeigt vielleicht einen Knorpelschaden und einen Meniskusriss. Nun schlägt der Arzt eine arthroskopische Operation vor, um

„die Dinge wieder in Ordnung zu bringen", obwohl der Nutzen eines solchen Eingriffs oft minimal ist. Der Patient verspürt einige Monate lang Erleichterung, doch das Knie schmerzt weiterhin, schwillt an und schränkt die Aktivitäten der Person ein. Manchmal verabreicht der Arzt Kortison- oder Hyaluronsäure-Spritzen. Wie bei den anderen Behandlungen bieten die Spritzen als langfristige Lösung nur minimale bis gar keine Hilfe. Der Patient wartet im Grunde so lange, bis das Knieproblem so schlimm wird, dass ein Gelenkersatz die beste Lösung ist. Einige Menschen mit kaputten Knien vertrauen auf eine Stammzelleninjektion oder eine PRP-Behandlung, also eine Eigenblutbehandlung mit plättchenreichem Plasma. Diese Behandlungsmethoden versprechen nach dem neuesten Stand der Wissenschaft oft Wunder, halten dieses Versprechen aber nicht ein. Selbst nachdem das Knie ersetzt wurde, haben die meisten Menschen weiterhin chronische Schmerzen im Knie, wenn auch in geringerem Ausmaß als vor der Operation.

Warum führen all diese Behandlungen zu einem so schlechten Ergebnis? Arthritis ist sowohl eine biologische Entzündungserkrankung als auch ein mechanisches Phänomen. Wenn man sich nicht um den biologischen Teil kümmert, ist das Reparieren des mechanischen Teils wie das Verlegen eines neuen Teppichbodens, während das Haus brennt. Man muss sich mit dem Entzündungszustand befassen, um eine langfristige Linderung zu erreichen. Ich habe zahllose Menschen gesehen, die ihre arthritischen Schmerzen im Wesentlichen durch eine carnivore Diät gelindert haben. Oftmals geschieht dies innerhalb weniger Wochen nach der Ernährungsumstellung. Ich habe sogar von Menschen gehört, die Gelenkersatzoperationen abgesagt haben, weil ihre Gelenke völlig schmerzfrei geworden waren. Laut der konventionellen medizinischen Wissenschaft sollte so etwas eigentlich nicht passieren. Diese Ergebnisse sind höchst ungewöhnlich, und wenn Sie wie ich sind, wundern Sie sich sicher darüber.

Jedenfalls habe ich mich sehr gewundert, weshalb ich begann, diese „Wunder" zu beobachten und zu sammeln. Ich schloss mich mit einem Gleichgesinnten namens Matt Maier zusammen und wir organisierten diese Daten in einem kleinen Online-Versuch. Im Jahr 2017 nahmen mehrere hundert Personen an einem Projekt teil, das wir *N Equals Many* nannten und das zwar informell, aber immer noch etwas strukturierter war als das Sammeln einiger zufälliger Anekdoten. Die mehreren hundert Personen, die neunzig Tage lang eine rein fleischliche Ernährung einhielten, berichteten durchweg über Verbesserungen in den Bereichen Gelenkgesundheit, Darmgesundheit, sexuelle Gesundheit, Stimmung, Hautgesundheit, Energie und körperliche Leistungsfähigkeit. Ihre durchschnittliche Gewichtsabnahme betrug etwa 14 Kilo, ihr Taillenumfang verringerte sich um 7,5 cm, und ihre Ruheherzfrequenz war um 8 Punkte niedriger als zu Beginn der Studie. Ich räume ein, dass es bei dieser Art von „Studie" alle möglichen Probleme geben kann und bin mir der Schwierigkeiten absolut bewusst. Dennoch geben uns Studien wie diese einen Ansatzpunkt, um weiter zu forschen, wenn das Interesse an diesem Thema wächst.

Natürlich bin ich nicht der Einzige, der sich mit der Beziehung zwischen einer vollständig tierischen Ernährung und der Auflösung von Krankheiten befasst. Dr. Csaba Toth leitet eine kleine medizinische Klinik in Ungarn, in der er mit seinen Kollegen mehrere tausend Patienten mit einer, wie sie es nennen, paläolithischen ketogenen Diät behandelt hat. Im Grunde ist diese Diät rein tierischer Natur, sie umfasst Fleisch mit relativ hohen Fettanteilen und gelegentlich Innereien.

Ich habe vor Kurzem mit Dr. Toth gesprochen, und er erzählte mir von der Arbeit, die er und seine Kollegen im Bereich Ernährung und Darmdurchlässigkeit leisten. Sie verwenden eine Substanz namens Polyethylenglykol, um die Darmpermeabilität eines Patienten zu bestimmen. Wenn unsere Darmdurchlässigkeit hoch ist, sind wir anfällig für die Entwicklung eines sogenannten „Leaky Gut", ein Problem, von dem man heute annimmt, dass es an einer Reihe von Krankheitszuständen beteiligt ist. Leaky Gut und Autoimmunprobleme hängen stark miteinander zusammen. Dr. Toth hat herausgefunden, dass eine Veränderung der Ernährungszusammensetzung die Darmdurchlässigkeit deutlich beeinflusst. Die problematischsten Dinge, die wir zu uns nehmen, sind Pflanzenöle, Medikamente und Nahrungsergänzungsmittel. Zur zweitproblematischsten Gruppe gehören Getreide, Hülsenfrüchte, Nachtschattengewächse, Milchprodukte und Süßstoffe. Dr. Toth hat festgestellt, dass sich die Darmpermeabilität bei einer fleischbasierten Diät vollständig normalisiert, Entzündungsmarker (wie Tumornekrosefaktor-α [TNF-α] und Interleukin 6 [IL-6]) abnehmen und Autoimmunsymptome allmählich verschwinden. Zu den vielen Erkrankungen, die in Dr. Toths Praxis erfolgreich behandelt werden, gehören Morbus Crohn, Colitis ulcerosa, Reizdarmsyndrom, Hashimoto-Thyreoiditis, Typ-1- und Typ-2-Diabetes, Sklerodermie und systemischer Lupus erythematodes (SLE). Darüber gibt es bereits mehrere Fallberichte in der Literatur, und viele der Patienten der Klinik sind selbst Ärzte.

Zu den Risikofaktoren für häufige Krankheiten, die allgemein problematisch sind, gehören Dinge wie Adipositas (insbesondere abdominale oder viszerale Adipositas), Bluthochdruck, Entzündungen und Hyperinsulinämie. Diese Probleme werden bei fast jeder chronischen Krankheit, die es gibt, als Risikofaktoren betrachtet. Mir sind keine Situationen bekannt, in denen überschüssiges Bauchfett etwas Gutes ist. Im Gegensatz zu vielen Labormarkern von Krankheiten (wie zum Beispiel erhöhte Cholesterinwerte), die im Zusammenhang betrachtet werden müssen, sind Dinge wie Bauchfett und schlechte Insulinempfindlichkeit unabhängig vom jeweiligen Kontext schlecht.

Eines der auffälligsten Muster bei Menschen, die eine rein fleischliche Diät beginnen, ist eine Senkung des Blutdrucks, der Insulinresistenz, von Entzündungen und Körperfett. Im Allgemeinen senkt die Verbesserung all dieser Faktoren das Risiko für fast jede Krankheit. Herzerkrankungen, Krebs, Demenz, Depressionen gehören dazu, und diese Liste kann endlos fortgeführt werden. Immer wieder wird gejammert, dass der Verzehr von rotem Fleisch das absolute Darmkrebsrisiko um 1 % (von 4 % auf 5 %) erhöht. Aber wenn man sich einmal ansieht, welche Auswirkungen eine Verringerung der abdominellen Adipositas oder eine Verbesserung der Insulinsensitivität haben, werden die Dinge in die richtige Perspektive gerückt. Kurz gesagt: Die Reduzierung des abdominalen Fettgewebes verbessert fast jede einzelne uns bekannte chronische Krankheit. Denken Sie daran, dass nichts isoliert wirkt und man immer das Gesamtpaket betrachten muss. Wie ich bereits gesagt habe, muss man sich bei der Interpretation großer Bevölkerungsdaten fragen, ob die gezogenen Assoziationen in allen Situationen für alle Menschen gültig sind. Fast sämtliche Gesundheits- und Ernährungsdaten, die wir im letzten Jahrhundert gewonnen haben, stammen aus der Betrachtung von Bevölkerungsgruppen, die den Großteil ihrer Kalorien aus einer kohlenhydratreichen Ernährung beziehen. Sind die normalen Referenzbereiche auch auf jemanden anwendbar, der sich kohlenhydratarm oder carnivor ernährt? Die Antwort lautet, dass wir es einfach nicht wissen, weil diese Studien noch nicht durchgeführt worden sind.

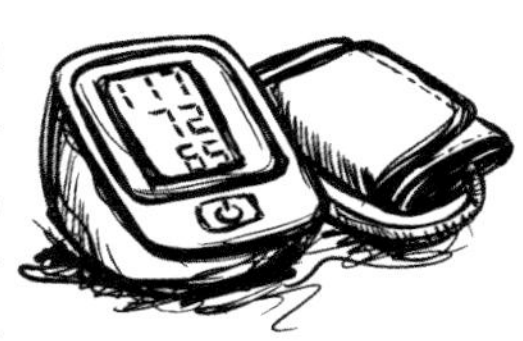

„Wir wissen es einfach nicht" sollten wir auf keinen Fall als endgültige Antwort akzeptieren. Glücklicherweise zeichnen sich allmählich einige gemeinsame Muster ab, da sich immer mehr Menschen mit einer kohlenhydratarmen, ketogenen und fleischlichen Ernährung wohl fühlen. Wir stellen häufig Erhöhungen des Gesamt- und LDL-Cholesterins fest. Dieses Muster geht oft mit niedrigen Triglyceridwerten, günstigen Triglycerid-ID/HDL-Verhältnissen, einem guten Insulinstatus, niedrigem Blutdruck und niedrigen Entzündungswerten einher. Sollten wir dies als eine normale Variante betrachten, oder sollten wir immer noch ängstlich losrennen und anfangen, Statin-Medikamente zu schlucken, um die Gesamt- und LDL-Cholesterinwerte zu senken? Viele Menschen beginnen, den weitverbreiteten Glauben infrage zu stellen, dass ein hoher Cholesterinspiegel zu Herzerkrankungen führt. Mittlerweile gibt es Beispiele von Menschen, die konstant einen Cholesterinwert haben, der über dem normalen Cholesterinspiegel liegt, deren Arterien bei Untersuchungen jedoch vollkommen sauber sind. Vor Kurzem habe ich meine Koronararterien mit einem sogenannten koronaren Kalzium-Score untersuchen lassen, von dem viele glauben, dass er einer der besten Tests zur Bestimmung des Herzrisikos ist. Mein Ergebnis war perfekt, obwohl ich seit vielen Jahren einen erhöhten LDL- und Gesamtcholesterinspiegel habe und seit mehreren Jahren durchschnittlich zwei Kilo rotes Fleisch pro Tag esse. Ich möchte noch einmal betonen, dass dieses Phänomen eines hohen Cholesterinspiegels bei gleichzeitiger Abwesenheit von Herz-Kreislauf-Erkrankungen eine weitere Untersuchung und langfristige Nachbeobachtung verdient. Aber solange die Forschung dies nicht tatsächlich testet, werden uns niemals Langzeitdaten vorliegen.

Vielleicht ist es ein wenig beängstigend, dass manche Leute quasi Versuchskaninchen spielen, indem sie die Fleischfresser-Diät ausprobieren, ohne dass es dafür seitens der Forschung irgendwelche Absicherung gibt. Ich vertrete die Meinung, dass die meisten Menschen der westlichen Gesellschaft bereits unfreiwillig Versuchskaninchen in einem riesigen, gescheiterten fettarmen Experiment sind, das uns dicker und kränker gemacht hat als zu jedem anderen Zeitpunkt unserer Existenz! Wir könnten sogar das Argument vorbringen, dass die massive Einführung von Getreide in unsere Ernährung vor etwa 10.000 Jahren ein weiteres riesiges, gescheitertes Experiment war.

Auch das Schilddrüsenhormon ist ein weiteres Beispiel, bei dem die Referenzzahlen der „normalen" Werte nicht immer mit den Standardbereichen übereinstimmen. Viele Menschen kritisieren die Tatsache, dass kohlenhydratarme Ernährungen mit geringeren Spiegeln des zirkulierenden Schilddrüsenhormons einhergehen. Dies führt häufig dazu, dass die Leute regelmäßig große Mengen Kohlenhydrate zur „Rettung" der Schilddrüsenfunktion verzehren. Leider haben zu viele Menschen ein klein wenig Wissen über Labortests für Schilddrüsenhormone und verlassen sich auf den „normalen" Referenzbereich, verstehen jedoch den klinischen Kontext der Informationen nicht. Niedrige Schilddrüsenhormonspiegel können völlig normal sein, solange die klinische Funktion (Energie, Stimmung, Hautzustand usw. einer Person) in Ordnung ist. Schilddrüsenhormone, insbesondere T3, werden bei Personen, die Kohlenhydrate einschränken, nicht so stark benötigt. Häufig haben Menschen, die sich kohlenhydratarm ernähren, zwar einen niedrigeren zirkulierenden T3-Spiegel, sind aber in Bezug auf die klinische Funktion immer noch völlig normal und müssen keine Pillen einnehmen oder mehr Kohlenhydrate konsumieren. Mit anderen Worten: Sie brauchen keine Pille für ein Symptom zu nehmen, das Sie nicht haben, nur wegen der Zahlen in einem Labortest.

Die Fleischfresser-Diät als „Behandlung"

Die drei Hauptprobleme, die durch eine rein fleischliche Ernährung verbessert werden können, sind Gelenkschmerzen, die Verdauungsgesundheit und die psychische Gesundheit. Wahrscheinlich liegt der Grund dafür darin, dass diese Probleme zu den häufigsten Krankheitsbeschwerden gehören. Störungen der psychischen Gesundheit nehmen dabei oft einen besonderen Platz ein, wahrscheinlich weil eine starke emotionale Unruhe damit verbunden ist. Psychische Gesundheitsprobleme sind jedoch ebenso wie Diabetes und Arthritis nur Krankheiten. Angesichts dessen sollte sich niemand darüber aufregen, wenn jemand behauptet, dass die Ernährung eine Rolle bei der Entstehung oder Linderung dieser Krankheiten spielen könnte – aber einige Menschen tun es trotzdem. Warum gilt es als radikal, anzunehmen, dass eine Ernährung mit verarbeiteten Samenölen, Körnern und Oxalaten mit Depressionen verbunden ist? Ich kann diese Reaktion einfach nicht verstehen.

Ich möchte ein Beispiel für den Zusammenhang zwischen Ernährung und psychischer Gesundheit aus meiner persönlichen Erfahrung anführen. Im Sommer 2018 besuchte ich meine Schwester und meine junge Nichte. Meine Schwester hatte gerade erst eine Scheidung hinter sich und tat das Beste, was sie unter den gegebenen Umständen tun konnte. Ihre Tochter war, um es diplomatisch auszudrücken, nicht das höflichste Kind der Welt. Wie dem auch sei, ich beobachtete eine Menge Spannungen im Haus und fragte meine Schwester, ob sie eine Ernährungsumstellung in Betracht ziehen würde. Sie stimmte einem Versuch zu. Obwohl sie Bio-Produkte kaufte, waren diese immer noch verarbeitet und zuckerhaltig. Daher entfernten wir das ganze Junkfood aus dem Haus. Meine Nichte, die damals neun Jahre alt war, war nicht glücklich darüber, dass wir all das Essen weggeworfen hatten. Sie wälzte sich auf dem Boden und schrie (was die süchtig machende Natur einiger dieser verarbeiteten Lebensmittel zeigt). Ich freue mich, berichten zu können, dass sich das Verhalten meiner Nichte vollständig geändert hat, seit meine Schwester andere Lebensmittel einkauft und zubereitet. Es war eine äußerst wirkungsvolle Verhaltensänderung, mehr tierische Produkte und wenig bis gar keine künstlich hergestellten Lebensmittel in ihre Ernährung aufzunehmen.

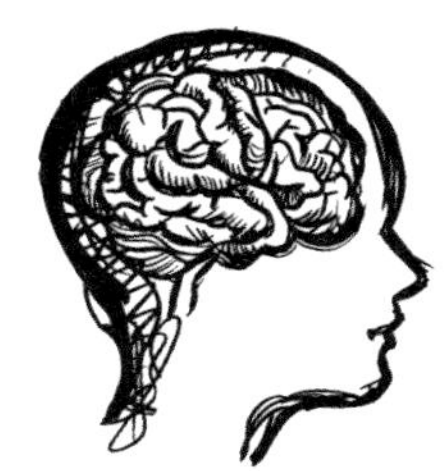

Untersuchungen von depressiven Patienten zeigen, dass sie oft unter einem niedrigeren Carnitinspiegel leiden im Vergleich zu nicht depressiven Menschen. Sie erinnern sich vielleicht noch daran, dass Menschen Carnitin produzieren können, der Carnitingehalt jedoch tendenziell ansteigt, wenn wir Fleisch essen. Es ist möglich, dass die höheren Carnitinspiegel der Grund dafür sind, dass so viele Menschen nach dem Verzehr eines leckeren Steaks eine Stimmungsverbesserung feststellen. Niedrige Cholesterinwerte werden auch mit höheren Raten von Depressionen sowie Gewalt und Selbstmord in Verbindung gebracht. Hyperinsulinämie steht im Zusammenhang mit einigen psychischen Gesundheitsstörungen, und in meinen informellen Studien haben wir gesehen, dass der Verzehr einer reinen Fleisch-Diät oft sehr wirksam den Insulinstatus verbessert. Darmprobleme und Entzündungen sind weitere Leiden, die in hohem Maße mit dem psychischen Gesundheitszustand verbunden sind. Auch in diesen Bereichen hilft eine fleischliche Ernährung. 1933 schrieb der bekannte Wildnisaktivist Robert Marshall in seinem Buch *Arctic Village*, dass die Menschen, unter denen er lebte und die in der abgelegenen Wildnis Nordalaskas mit Karibufleisch überlebten, die glücklichste Zivilisation waren, der er je begegnet war. Eine meiner Patientinnen hat achtzehn Jahre lang im entlegenen Alaska gelebt und sich hauptsächlich von Karibufleisch ernährt. Es gibt sogar einen Film über ihre Erfahrung – *The Year of the Caribou*. Sie war dreiundachtzig Jahre alt, als ich sie kennenlernte, und sie erzählte mir, dass sie während dieser Zeit in Alaska am glücklichsten und bei bester Gesundheit gewesen sei.

Befürworter des Veganismus behaupten oft, Fleisch sei entzündlich, und um ihre Behauptungen über Entzündung zu untermauern, zitieren sie manchmal eine Studie, die eine isolierte Situation heranzog, in der Fleisch nicht die einzige Variable war. Wir dürfen nicht vergessen, dass die menschliche Physiologie ein unglaublich komplexes System ist und man nicht einen isolierten Labortest oder eine Zellkulturstudie nehmen und auf das gesamte System ausdehnen kann. Der beste Weg, um herauszufinden, ob Fleisch für den menschlichen Körper entzündlich ist, besteht darin, Menschen mit ausschließlich Fleisch und nichts anderem über einen längeren Zeitraum zu ernähren, um sowohl durch klinische als auch durch Laboruntersuchungen herauszufinden, was passiert (siehe Abbildung 7.1.). Im Gegensatz zu dem, was die Veganer uns glauben machen wollen, haben wir aufgrund der Tatsache, dass immer mehr Menschen die Fleischfresser-Diät ausprobieren, zunehmend Beweise dafür, dass Fleisch in hohem Maße eine entzündungshemmende Diät ist.

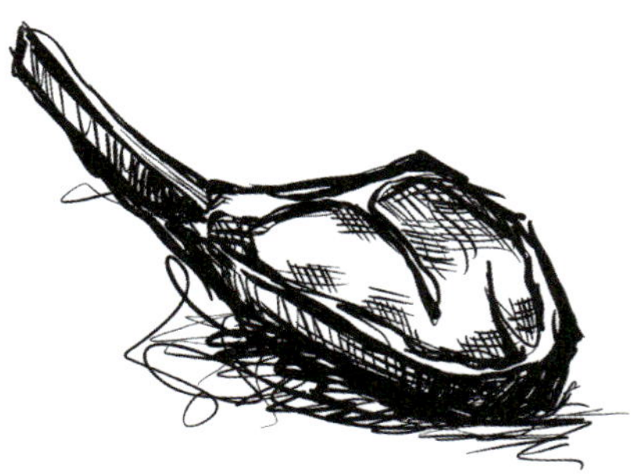

Autoimmunerkrankungen stehen in engem Zusammenhang mit Magen-Darm-Problemen, wofür eine erhöhte Darmdurchlässigkeit einer der Hauptverantwortlichen sein könnte. Ein Teil der neueren Literatur zu diesem The-

Krankheitswegfall durch carnivore Ernährung

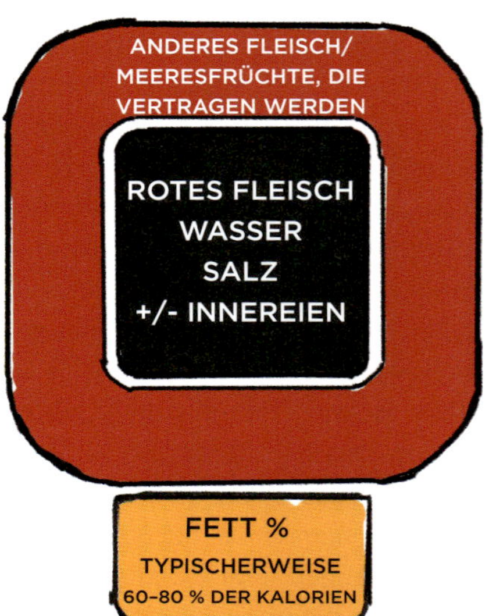

Abbildung 7.1 Linderung von Krankheiten

ma konzentriert sich auf die Veränderung des Mikrobioms – oft durch den Einsatz von Probiotika – zur Beeinflussung der intestinalen Permeabilität. Diese Technik hat im Allgemeinen wenig Erfolg gebracht, da das Mikrobiom sehr stark auf die Ernährung reagiert. Wenn die Ernährung nicht verändert wird, wird die durch die Probiotika verursachte Veränderung des Mikrobioms wahrscheinlich bestenfalls von kurzer Dauer sein. Wie ich bereits erwähnt habe, sind einige der häufigen Nahrungsbestandteile, die offenbar Probleme mit der Darmdurchlässigkeit verursachen, Pflanzenöle, Medikamente und Nahrungsergänzungsmittel, Hülsenfrüchte, Getreide, Milchprodukte und Süßstoffe. Die carnivore Ernährung schließt all diese Bestandteile so gut wie aus, mit Ausnahme von gelegentlich verzehrten Milchprodukten bei Personen, die sie vertragen. Interessanterweise erleben viele Menschen eine Besserung bei einer Vielzahl von Autoimmunkrankheiten, wenn sie diese Stoffe aus ihrer Ernährung ausschließen.

Abgesehen von den Vorteilen, die eine carnivore Ernährung bei autoimmunbedingter Arthritis hat, berichtet eine ziemlich hohe Anzahl von Menschen auch über eine Verbesserung der häufig vorkommenden Arthrose. Nach herkömmlicher Auffassung ist Arthrose ein mechanisches Problem und eine „Verschleißkrankheit". Neuere Studien deuten darauf hin, dass die Pathophysiologie der Arthrose eine viel größere Komponente der Entzündung aufweist als bisher angenommen, und vielleicht besteht auch ein Zusammenhang zur Darmdurchlässigkeit. So hat eine kürzlich durchgeführte Tierstudie den Kohlenhydratverzehr als möglichen ursächlichen Erreger bei Arthrose ausgemacht. Ich muss mich also bei all den Patienten entschuldigen, denen ich nicht geglaubt habe, als sie mir immer sagten, dass der Verzehr bestimmter Nahrungsmittel zu Gelenkschmerzen führt.

Häufige Erkrankungen wie Bluthochdruck, Typ-2-Diabetes und Fettleibigkeit bessern sich häufig durch eine Fleischfresser-Diät. Dieselben Bedingungen werden manchmal auch durch andere Ernährungsweisen, wie

SONNENLICHTTOLERANZ

Eine der ungewöhnlichen Nebenwirkungen einer fleischlichen Diät scheint eine erhöhte Sonnentoleranz bei vielen, aber nicht allen Anhängern der Diät zu sein. Ein geringerer Konsum von Omega-6-Fettsäuren wird in diesem Zusammenhang als möglicher Grund postuliert. Wir wissen, dass der prähistorische Mensch nicht jedes Mal, wenn er nach draußen ging, einen Sonnenhut trug und sich mit Sonnenschutzcreme mit LSF 50 eincremte, also war es vielleicht die fleischbasierte Ernährung, die ihn vor den Gefahren einer zu starken Sonnenexposition schützte.

kohlenhydrat- und kalorienarme Diäten, gelindert. Eine Verminderung der Gefäßentzündungen trägt wahrscheinlich zu einer Verbesserung des Blutdrucks bei. Oftmals erleben Menschen, die an Bluthochdruck leiden, innerhalb weniger Wochen nach Anpassung ihrer Ernährung eine Besserung. Die

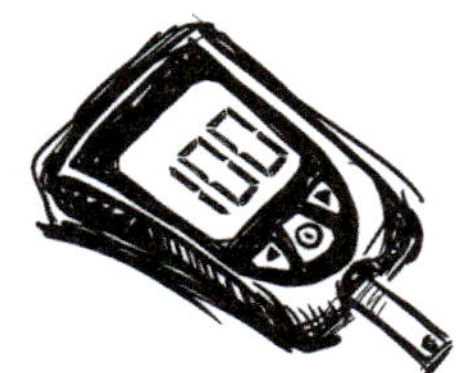

Blutzuckerstabilisierung erfolgt in der Regel über mehrere Monate. Wenn wir uns die postprandialen Blutzuckerwerte, also diejenigen kurz nach dem Essen, von Langzeitcarnivoren ansehen, sind diese in der Regel sehr stabil und ohne signifikante Erhöhungen. Dies steht im Gegensatz zu dem, was wir bei den meisten Diabetikern sehen, bei denen die Blutzuckerwerte oft ziemlich stark schwanken. Ebenso scheint sich die Insulinsensitivität insgesamt beständig zu verbessern, wenn man die Beobachtung von Langzeit-Fleischfressern, die ihre Daten mitgeteilt haben, zugrunde legt.

Fettleibigkeit und die carnivore Diät

Adipositas ist wahrscheinlich das Thema, über das ich am wenigsten gerne spreche, nicht weil es so umstritten ist, sondern weil es meiner Meinung nach missverstanden wird. Bevor ich über die Mechanismen spreche, mit denen eine fleischbasierte Ernährung Menschen beim Abnehmen helfen kann, möchte ich erklären, warum ich glaube, dass wir Adipositas missverstehen.

Meiner Ansicht nach ist das Kernproblem der Adipositas die Unterernährung. Wir alle sind uns bei hungernden Kindern, die elendig dünn sind, einig, dass sie unterernährt sind, aber wenn wir uns eine krankhaft fettleibige Person ansehen, kommt uns Unterernährung nicht sofort in den Sinn. Blicken wir einmal über die unzähligen Stoffwechselenzyme und hormonellen Wechselwirkungen, die sich ständig verändern, und über die Fragen des Kalorienhaushalts und der Gehirnchemie hinaus, dann können wir uns auf eine einfache Tatsache konzentrieren: Wenn der Körper nicht richtig ernährt wird, entstehen Probleme mit allen Körpersystemen, über die ich bisher in diesem Kapitel gesprochen habe.

Fettleibige Menschen essen oft kalorienreich, aber nährstoffarm. Wenn man sich mit minderwertigen Kohlenhydraten ernährt, die reich an Energie, aber arm an Nährstoffen (Mikronährstoffe, essenzielle Fette und Aminosäuren) sind, ist man nicht zufrieden. Der Hunger wird nicht gestillt, und man fällt letztlich dem Verlangen nach immer mehr Nahrung zum Opfer. Nimmt man dann weiterhin minderwertige Lebensmittel zu sich, die etwa 90 Prozent des derzeit verfügbaren Angebots ausmachen, stopft man immer mehr Kalorien in sich hinein und leidet dennoch weiterhin unter einem unwiderstehlichen Verlangen. Mit der Zeit führt dies zu einem nicht sehr gut funktionierenden Stoffwechsel, einem suboptimalen Hormonsystem und einer schweren Kohlenhydratsucht.

Viele Menschen glauben nicht, dass Lebensmittel süchtig machen, aber es gibt zahlreiche Beweise dafür, dass bestimmte Lebensmittel das Gehirn auf eine Weise stimulieren, die sehr ähnlich zu anderen bekanntermaßen süchtig machenden Freizeitdrogen oder rezeptpflichtigen Medikamenten ist. Die Menschen verschleiern diese Sucht oft, indem sie behaupten, sie seien „Foodies“, oder indem sie intensiv Sport betreiben, um die Lebensmittelabhängigkeit auszugleichen. Die übliche Plattitüde „alles in Maßen“ ist oft nur eine Ausrede, um dieses süchtig machende Essen zu verzehren.

Nehmen Menschen ab, weil sie mit der Fleischfresser-Diät Kalorien einsparen? Ja, bei manchen Menschen ist das sicherlich der Fall. Fleisch ist für die meisten Menschen verdammt befriedigend und sättigend. Viele Menschen tun sich aber schwer, viel Fleisch zu essen, besonders wenn sie mit der fleischlichen Ernährung beginnen. Dann verlieren sie auf jeden Fall an Gewicht. Häufig ist eine frühzeitige Gewichtsreduktion auf die Abnahme des Wassergewichts zurückzuführen, insbesondere wenn eine Person von einer kohlenhydratreichen Ernährung umsteigt. Kohlenhydrate stimulieren das Insulin am stärksten, was dazu führt, dass die Nieren an Flüssigkeit festhalten, die oft mit Glykogen gespeichert wird.

Manche Menschen schwören, dass sie bei einer carnivoren Diät viel mehr essen als früher, sie aber trotzdem abgenommen haben. Möglicherweise spielt die enorme Proteinerhöhung eine Rolle, weil Eiweiß äußerst schwierig in Körperfett umzuwandeln ist, was zahlreiche Studien zur Proteinüberernährung bestätigen. Ist es möglich, dass eine Hormonumstellung aufgrund veränderter Nahrung bei der Beeinflussung der Sättigung oder bei der Regulierung des Stoffwechsels eine Rolle spielt? Das ist ein heiß diskutiertes Thema, und ich behaupte nicht, dass ich schlüssig weiß, wie die Antwort lautet. Ich weiß, dass mein Körper den Energieaufwand auf eine Art und Weise handhabt, über die ich keine bewusste Kontrolle habe. Wie viel Wärme ich produziere, hängt von der Umgebung ab, in der ich mich befinde, von der Tätigkeit, die ich ausübe, und vielleicht auch vom Brennstoff, den ich konsumiere. Viele Menschen berichten, dass sie sich mit der fleischlichen Ernährung energiereicher fühlen, weil ihre Schmerzen nachlassen, und dass sie oft den Wunsch verspüren, sich etwas häufiger zu bewegen. Letztendlich glaube ich nicht, dass der genaue Mechanismus eine große Rolle spielt. Wenn wir unseren Körper mit der richtigen Nahrung versorgen, beginnt unsere Gesundheit zu gedeihen, und das ist es doch, was wichtig ist.

Ich komme im nächsten Kapitel auf das Thema der Körperzusammensetzung zurück, wenn ich darüber

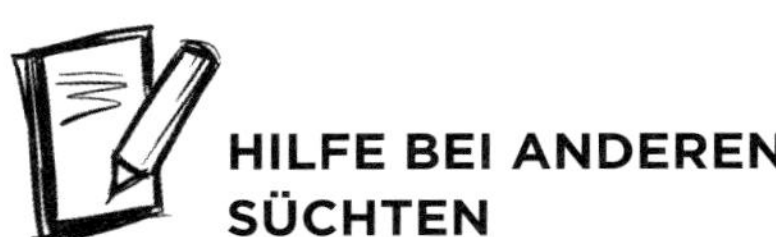

HILFE BEI ANDEREN SÜCHTEN

Einige Menschen, die auf eine carnivore Ernährung umgestiegen sind, haben festgestellt, dass sie, wenn sie sich einmal angepasst haben und das Verlangen nach süchtig machenden Nahrungsmitteln besiegt haben, weniger geneigt waren, sich anderen Abhängigkeiten hinzugeben, wie zum Beispiel Alkohol und Zigaretten.
Viele Menschen konnten den Konsum dieser Dinge sogar gänzlich einstellen.

spreche, wie man die carnivore Ernährung einführt und aufrechterhält, wie man kontrolliert, ob sie für einen funktioniert, und welche Veränderungen man beobachten kann, wenn man Fleisch in den Mittelpunkt seiner Ernährung stellt.

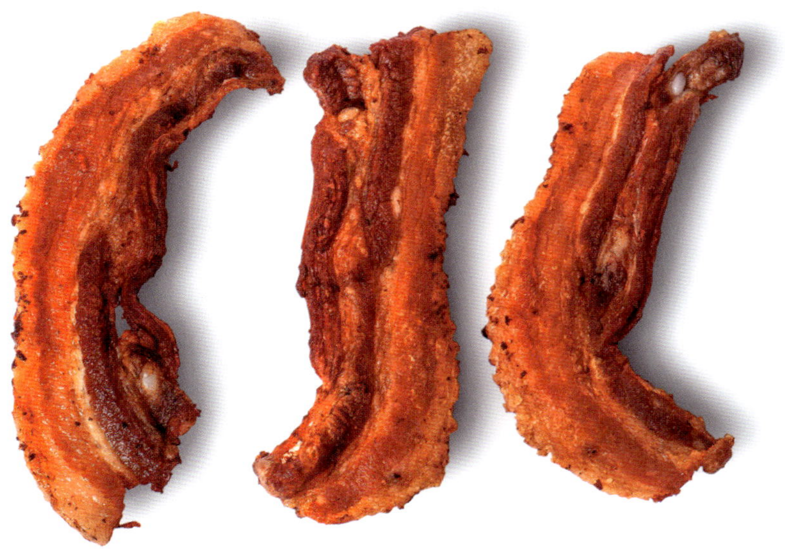

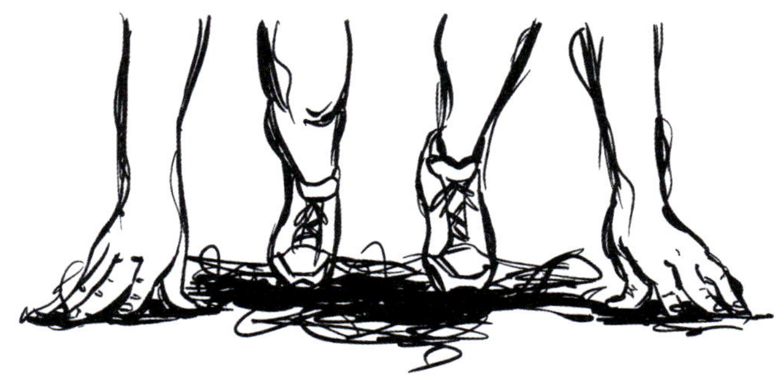

ERSTE SCHRITTE DER **FLEISCHFRESSER-DIÄT**

Nachdem ich Ihnen nun die Vorteile der Fleischfresser-Diät dargelegt und einige der wissenschaftlichen Hintergründe angesprochen habe, möchte ich darauf eingehen, wie Sie sie in Ihrem Leben umsetzen können. Wenn ich meinem Hund eine Ernährungsstrategie beschreiben müsste, würde das etwa fünf Sekunden dauern. Ich würde sagen: „Hier, iss das“, und das wäre alles, was er braucht, um zu gedeihen und glücklich zu sein. Der Mensch hingegen scheint viel mehr Unterstützung zu benötigen. Würde ich es Ihnen etwa so erklären wie meinem Hund, würde das etwa so lauten: „Essen Sie einfach ein verdammtes Steak und wiederholen Sie es, wenn Sie hungrig sind“. Tatsächlich könnte ich das ganze Buch mit diesem letzten Satz zusammenfassen, aber ich weiß, dass die meisten Menschen ein wenig mehr Informationen mögen, also werde ich Ihnen mehr Details bieten.

Eines der am schwersten zu verstehenden Konzepte über die carnivore Ernährung ist, wie einfach sie ist. Müssen Sie Makronährstoffe oder Kalorien aufzeichnen? Müssen Sie Ihre Nahrung wiegen und Mikronährstoffmengen berechnen? Müssen Sie täglich an Blutmonitore angeschlossen werden und Ihre Laborergebnisse alle paar Monate überprüfen lassen? Ich bin der Meinung, dass Sie das alles nicht tun müssen. Wenn eine Ernährung eine ständige Überwachung und Berechnung erfordert, dann ist sie wohl keine sehr gute oder nachhaltige Ernährung.

Ein weiteres großes Missverständnis über die carnivore Diät ist, dass sie eine Möglichkeit ist, abzunehmen. Sicherlich kann und wird es oft zu einer Gewichtsabnahme kommen, aber das ist nicht garantiert. Manche Menschen nehmen sogar Körperfett zu. Ich habe in Kapitel 7 erwähnt, dass Unterernährung ein großes Problem darstellt, weil Menschen dazu neigen, energiereiche, aber nährstoffarme Nahrung zu sich zu nehmen. Die fleischliche Ernährungsweise behebt in der Regel dieses Ungleichgewicht. Wenn Sie diese Diät mit dem Ziel angehen, ein bestimmtes Gewicht zu erreichen oder in eine bestimmte Jeansgröße zu passen, dann werden Sie wahrscheinlich Schwierigkeiten haben. Es ist nicht so, dass diese Dinge nicht passieren würden, aber sie sind zweitrangig gegenüber den Ernährungsverbesserungen. Die Ernährung geht der Gesundheit voraus; die Gesundheit geht der Neugestaltung des Körpers voraus. Natürlich kann man immer mit verschiedenen Methoden abnehmen. Kalorienreduzierung ist ein gängiger Ansatz, und sie kann sicherlich kurzfristig wirksam sein, wenn Sie so schnell wie möglich abnehmen wollen. Für die Gewichtsabnahme gibt es wahrscheinlich bessere Methoden als eine fleischbasierte Diät, vor allem wenn man sie so umsetzt, wie ich es für richtig halte. Wenn Ihr einziges Ziel also die Gewichtsreduktion ist und es Ihnen nicht darum geht, Ihre Gesundheit und Ernährung zu verbessern, ist es vielleicht besser, einen anderen Ansatz zu wählen.

Wie sollte ich an die Fleischfresser-Diät herangehen?

Im Folgenden gebe ich Ihnen einige einfache Regeln für den Anfang:

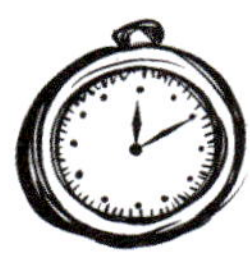

1. **Denken Sie immer nur von einem Tag bis zum anderen.** Der Beginn einer fleischbasierten Ernährung ist keine Strafe, und Sie nehmen auch nicht an einem Rennen teil. Genießen Sie das Leben! Jeder Tag ist eine neue Chance, um zu lernen und zu experimentieren. Bei dieser Erfahrung sollte es darum gehen, dass Sie herausfinden, was nötig ist, damit Sie sich wohlfühlen und optimal funktionieren. Es gibt nicht den einen Weg, diese Ernährungsweise

einzuhalten, aber es gibt gängige Wege. Denken Sie daran, dass ein Misserfolg oft dem Erfolg vorausgeht, also machen Sie sich keine Vorwürfe wegen irgendwelcher Fehler.

2. Genießen Sie die Diät. Ich sage den Leuten oft, sie sollen zählen, wie viele Mahlzeiten sie nach der Einführung der fleischbasierten Diät genießen. Denn Sie sollten die meisten Ihrer Mahlzeiten genießen. Wenn Sie das, was Sie essen, nicht mögen, werden Sie niemals langfristig bei einer Diät bleiben. Zu lernen, wie man Fleisch kocht und zubereitet, kann ein wunderbar genussvoller Prozess sein. Zu Anfang kann Abwechslung hier sehr hilfreich sein, also experimentieren Sie ein wenig mit den Produkten. Es gibt Tausende von verschiedenen Fleischstücken und tierischen Produkten, die köstlich sind. Finden Sie heraus, was Ihnen schmeckt und was nicht. Wenn Sie Rib-Eye-Steaks lieben und es zwanzig Tage hintereinander essen möchten, dann tun Sie das. Es ist nichts falsch daran, dies zu tun. Mögen Sie Innereien? Greifen Sie zu! Wenn nicht, machen Sie sich darüber keine Sorgen. Wenn Sie Ihr Fleisch gerne würzen, dann machen Sie das einfach. Möchten Sie ein bisschen Käse auf Ihren Burger legen? Auch kein Problem. Die Umstellung auf die neue Ernährung sollte eine angenehme Erfahrung sein.

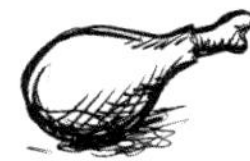

3. Essen Sie genug. Die überwiegende Mehrheit der Probleme, die im Übergangsstadium auftreten, ist eine Folge davon, dass man nicht genug isst. Viele Menschen haben ihr Leben lang Einschränkungen bei der Kalorien- oder Makronährstoffaufnahme durchgeführt, und diese Gewohnheit lässt sich oft nur schwer ablegen. Eine solche Art des Essens führt aber zu einem schlecht regulierten Appetit und einer Menge Angst. (Ich werde diesen Gedanken immer wieder wiederholen: Wenn Sie ständig Ihren Appetit kontrollieren, werden Sie nicht glücklich sein.) Warum glauben Sie, dass Menschen oder andere Tiere Appetit haben? Ist er nur dazu da, Sie zu quälen, Sie härter zu machen oder Ihnen mehr Willenskraft zu geben? Nein! Es ist eine physiologische Reaktion auf ein homöostatisches Bedürfnis. Wenn Sie hungrig sind, sollten Sie essen! (Schockierend, ich weiß.) Denken Sie einmal im Zusammenhang mit jeder anderen physiologischen Funktion darüber nach. Wenn Sie Luft brauchen, atmen Sie. So einfach ist das, und Essen zur Befriedigung des Hungers ist genau dasselbe. Wenn Sie sich artgerecht ernähren, werden Sie feststellen, dass Ihr Appetit, sobald Sie gesund werden, sehr gut reguliert wird. (Ich spreche später in diesem Kapitel mehr über das „gesund werden", wenn ich Möglichkeiten beschreibe, wie Sie die carnivore Ernährung anpassen können, nachdem Sie sich daran gewöhnt haben.) Während Sie sich auf die neue Ernährungsweise einstellen, sollten Sie essen, bis Sie satt sind und dies so oft wie nötig wiederholen, um sich von den Cupcakes fernzuhalten. Sollten Sie versuchen, Ihre Nahrungsaufnahme einzuschränken, werden Sie schnell alten Gewohnheiten und Begierden zum Opfer fallen. Denn Versuchungen lauern überall, und nur wenige Menschen haben die mentale Disziplin, ihnen zu widerstehen, wenn die Physiologie nicht günstig ist. Dem können Sie vorbeugen, indem Sie sich ständig mit Fleisch satt halten. Bald wird sich Ihr Verlangen von einem unwiderstehlichen Sturmwind in eine winzige Brise verwandeln.

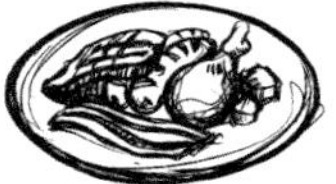

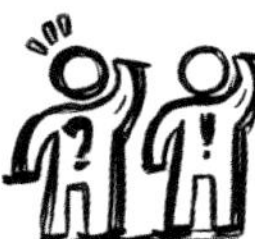

4. **Stellen Sie keine Vergleiche an.** Ihre Ergebnisse sind Ihre Ergebnisse, die sich von denen anderer Menschen unterscheiden können. Ständig sich selbst mit anderen zu vergleichen, ist ein schneller Weg ins Elend. Seien Sie objektiv, wenn es darum geht, wer Sie sind, wo Sie anfangen und was für Sie wichtig ist. Sie sind mehr als eine Zahl auf einer Skala oder eine Sammlung von Laborwerten. Ihre Physiologie ist dynamisch und einzigartig. Ja, wir sind alle Menschen und teilen die gleiche grundlegende Physiologie. Obwohl es viele Gemeinsamkeiten gibt, gibt es auch viele Variablen, die Sie zu dem machen, was Sie sind. Menschen neigen dazu, sich auf ihr Körperbild zu fixieren. Der Mensch hat sich jedoch nicht als Fitnessmodel oder Bodybuilder entwickelt, und der Wunsch, ein bestimmtes Aussehen zu haben, hat uns eine verzerrte Vorstellung davon gegeben, was in Bezug auf Gesundheit und Körperfunktion optimal sein könnte. Wenn man vor allem ästhetische Ziele hat, kann eine rein fleischliche Diät ein Mittel sein, um dahin zu gelangen, wo man hinwill. Doch viel mehr geht es bei diesem Prozess darum, gesund zu werden. Statt sich auf den äußeren körperlichen Aspekt zu konzentrieren, sollte man sich auf das einfachere Ziel der Wiederherstellung der normalen Gesundheit besinnen – denn diese Art der Gesundheit ist etwas, das heutzutage nur noch wenige Menschen genießen. Überlegen Sie sich, warum Sie eine Ernährungsumstellung in Betracht ziehen und was Sie kurz- und langfristig erreichen wollen, und behalten Sie diese persönlichen Ziele im Auge, wenn Sie sich auf Ihre Reise begeben.

5. **Sie essen nur für sich.** Der Druck, sich sozial anzupassen, kann manchmal enorm sein, und viele Menschen brechen eine Diät ab, um einen Freund oder einen geliebten Menschen nicht zu enttäuschen. Menschen, denen Sie wirklich am Herzen liegen, werden verstehen, dass Sie einen Versuch unternehmen, einen Aspekt Ihres Wesens zu verbessern, und sie werden respektieren, was Sie tun. Sie sollten Ihre Ernährungsgewohnheiten nicht verteidigen müssen, aber leider ist dies manchmal unvermeidlich. Wenn Sie jemand fragt, warum Sie einen Burger ohne Brötchen essen, reicht es, wenn Sie sagen: „Weil es das ist, was ich essen will."

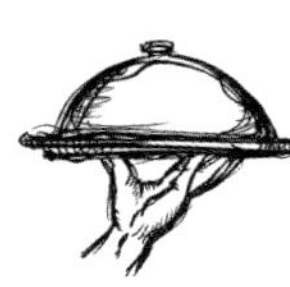

6. **Fokussieren Sie sich auf das Schlemmen.** Ein derzeit populärer Trend ist es, lange Zeit ohne Essen auszukommen. Zeitlich begrenzte Essensfenster, Intervallfasten und ausgedehntes Fasten sind sehr angesagt. Die Grundlage für diese Bewegung ist die aktuelle Literatur, die zeigt, dass ein längerer Zeitraum ohne Nahrung einen Prozess namens *Autophagie* in Gang setzt, bei dem die Zellen in Ermangelung von Nahrung beschädigte oder nicht funktionierende Zellbestandteile wiederverwerten. Wie ich in Regel 3 sagte, muss man genügend essen, und ich beziehe mich sowohl auf die Häufigkeit als auch auf die Menge. Wer die Fleischfresser-Diät eine Zeit lang eingehalten hat, tendiert oft dazu, in ein Muster zu verfallen, bei dem man seltener Mahlzeiten zu sich nimmt. Normalerweise esse ich ein- oder zweimal pro Tag, aber das setzt voraus, dass ich genug gegessen habe, um zwischen den Mahlzeiten nicht hungrig zu sein. Wenn Sie sich auf das leckere Essen konzentrieren und si-

cherstellen, dass Sie genug davon zu sich nehmen, müssen Sie keine Stoppuhr einstellen, die Ihnen sagt, wann Sie wieder etwas essen sollen. Wenn Sie nicht genug essen, wird Ihr Körper Ihnen das mitteilen, und Sie sollten auf ihn hören. Wie Sie vielleicht bemerkt haben, ist ein wiederkehrendes Thema bei der carnivoren Diät, dass man die Dinge geschehen lassen sollte. Ihr Körper weiß, wie er für sich selbst sorgen kann. Wenn Sie drei Tage hintereinander einen Bärenhunger haben, sollten Sie sich nicht scheuen, dieses Bedürfnis zu stillen. Irgendwann werden sich die Dinge wieder einpendeln. Mit der Zeit lernen Sie, Macht über das Essen zu haben und zu verstehen, was Ernährung bedeutet, anstatt sich von Konventionen oder Nahrungsmittelsucht abhängig zu machen.

7. **Nicht alles hat mit Ernährung zu tun.** Je mehr Sie sich darauf einstellen, wie Sie auf Lebensmittel reagieren, insbesondere wenn Ihre Ernährung immer eingeschränkter wird, desto leichter können Sie in die Falle tappen, jedes einzelne gesundheitsbezogene Problem zu analysieren und es der Ernährung zuzuschreiben. Die Ernährung ist enorm wichtig, und ihr Einfluss auf die Gesundheit kann nicht überbewertet werden. Aber sich ständig über jede Hautirritation, jeden Rülpser oder Nieser Gedanken zu machen, ist nicht produktiv und lässt Sie schnell zum Hypochonder werden. Es werden Dinge geschehen – viele gute, einige schlechte. Einige werden ernährungsbedingt sein, andere nicht. Richten Sie den Blick auf das große Ganze und lernen Sie, sich zu entspannen. Investieren Sie Ihre Energie lieber in die Frage: „Wie ist meine Gesundheit im Vergleich zu vor drei Monaten" als in die Frage: „Wie ist meine Gesundheit im Vergleich zu gestern".

Was sollte ich essen?

Ich bin sicher, dass Sie sich bereits Gedanken darüber gemacht haben, was sie essen können. Generell gilt: Wenn ein Lebensmittel von einem Tier stammt, können sie es essen – Rind, Lamm, Huhn, Pute, Hirsch, Bison, Fisch, Schalen- und Krustentiere, Schwein, Karibu, Wal, Hai, Elefant, Schlange, Krokodil, was auch immer. Die meisten Menschen, die sich fleischlich ernähren, beschränken ihre Nahrung auf die Tiere, die in der gleichen geographischen Region, in der sie leben, verfügbar sind. Eier sind für viele Menschen eine gute Ergänzung, für manche sind sie aber problematisch. Ich empfehle Ihnen, Eier als Beilage zu verzehren, vielleicht in der klassischen Form von Steak und Eiern zum Frühstück. Ich esse hin und wieder Eier – häufig, wenn ich auf Reisen bin. Da sie ein nährstoffreiches Nahrungsmittel sind, sind sie eine gute Ergänzung zu Ihren Mahlzeiten, sofern Sie sie vertragen.

Milcherzeugnisse können problematisch sein. Manche Menschen vertragen sie schlecht, vielleicht wegen einer Laktoseintoleranz oder einer anderen

Empfindlichkeit. Andere stellen fest, dass sie mit Milchprodukten, die nicht von der Kuh stammen, wie Schaf- oder Ziegenmilcherzeugnissen, zurechtkommen. Wieder andere berichten, besser mit Rohmilch oder A2-Milchprodukten (Milchprodukte, die nur A2-Beta-Casein enthalten) klarzukommen. Denken Sie daran: Wie viele pflanzliche Lebensmittel ist auch Milch relativ spät in die menschliche Ernährung aufgenommen worden. Wenn Sie mit Gesundheitsproblemen zu kämpfen haben, empfehle ich Ihnen dringend, zumindest für eine gewisse Versuchszeit auf Milchprodukte zu verzichten.

Abgesehen von unterschiedlichen Toleranzen für die verschiedenen Milchsorten vertragen manche Menschen einige Milchsorten besser als andere. Beispielsweise tolerieren viele Menschen Hartkäse besser als weicheren Käse oder Milch. Einige Leute vertragen weder Käse noch Milch, aber Butter und vor allem Ghee bereiten ihnen keine Probleme. Fermentierte Milchprodukte, wie Kefir und Joghurt, können für manche Menschen in Ordnung sein, bei anderen jedoch Probleme verursachen. Wenn Sie sich dafür entscheiden, diese Produkte zu verzehren, verwenden Sie nicht die Sorten, die Aromastoffe oder Zucker zugesetzt haben. Ich bin nicht davon überzeugt, dass man immer fettreiche Produkte gegenüber anderen wählen muss; das hängt von den Zutaten ab. Wenn das Lebensmittel viel Gummi/Gellan, Stabilisatoren oder Süßstoffe enthält, vermeide ich es im Allgemeinen.

Ich werde sehr oft nach Speiseölen gefragt. Meine einfache Antwort ist, dass man tierische Fette verwenden sollte, Punkt. Benutzen Sie Butter, Ghee, Schmalz, Talg, Rindernierenfett, Entenfett und so weiter. Pflanzliche Öle sind für uns in der Regel Unsinn, wir brauchen sie nicht. Und ehrlich gesagt schmecken die tierischen Fette sowieso besser und lassen sich besser verarbeiten. Ich entschuldige mich bei allen Keto-Anhängern in der Leserschaft, aber ich schlage vor, dass Sie Kokosnussöl, MCT-Öl, Avocadoöl und Olivenöl wegwerfen. Obwohl diese Öle im Allgemeinen besser geeignet sind als Mais-, Soja- und Rapsöl, enthalten sie dennoch manchmal Verbindungen, die problematisch sein können, zum Beispiel Salicylate im Kokosnussöl, die bei manchen Menschen Ausschlag, Verdauungsstörungen, Kopfschmerzen oder Blähungen verursachen. Diesen Trick wende ich beim Kochen an: Erhitzen Sie eine Pfanne. Geben Sie den Fettrand des Fleisches, das sie zubereiten, in die Pfanne, bis das Fett schmilzt. Auf diese Weise erhält man eine schöne Fettschicht, in der man das Fleisch garen kann.

Gewürze und Würzmischungen sind nützlich, insbesondere für Menschen, die gerade auf die carnivore Diät umsteigen. Viele Leute kommen langfristig gut mit Gewürzen und Würzmitteln zurecht, obwohl ebenso viele Menschen sie mit der Zeit als weniger wünschenswert empfinden. Ich verwende für meine Steaks oft nur Salz, und damit bin ich recht zufrieden. Manchmal gebe ich dem Fleisch etwas Würze hinzu und betrachte diese Mahlzeit dann als etwas Besonderes. Ich schlage vor, dass Sie Soßen vermeiden, die stark mit Zucker, Pflanzenölen, Soja, Gluten, MSG und anderen Zutaten versetzt sind, die potenziell zu Problemen führen können. Wenn Sie Ihrem Fleisch Geschmack verleihen wollen, ist es am besten, hausgemachte Soßen, Gewürzmischungen oder Marinaden herzustellen. Auch das Kochen mit Kräutern oder Gemüse kann einen angenehmen Geschmack verleihen, wobei Sie aber objektiv sein müssen, wie diese sich auf Sie auswirken. Vermeiden Sie alles, was bei Ihnen Probleme verursacht.

Grundlagen der carnivoren Ernährung

WENIG ALKOHOL
TRINKEN SIE WASSER
WENIG KAFFEE/TEE
MEERESFRÜCHTE/
GEFLÜGEL
MILCHPRODUKTE +/-
ROTES FLEISCH
VON WIEDER-
KÄUERN
(RIND, LAMM,
ZIEGE, WILD ETC.)
INNEREIEN
GEWÜRZE NACH
VERTRÄGLICHKEIT

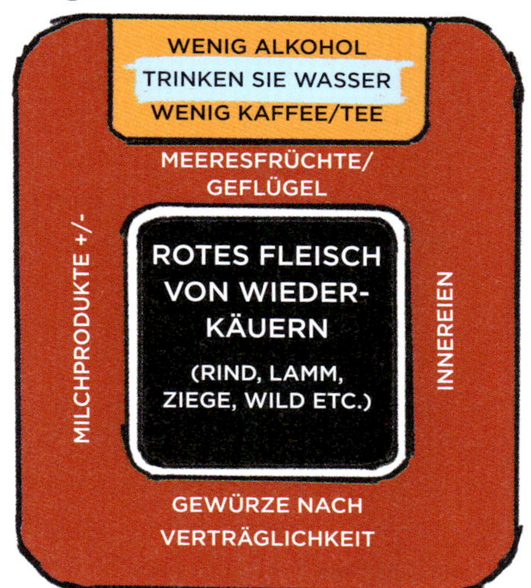

Rotes Fleisch und Wasser sind die Basis.
Der Fettanteil sollte in den meisten Fällen 50-80 % betragen.

Abbildung 8.1
Ernährung während der Übergangsphase zum Fleischfresser

Was sollte ich trinken?

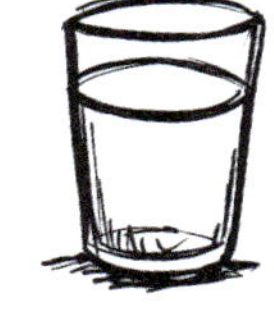

Jedes Tier auf dem Planeten trinkt Wasser, es ist gut für die Flüssigkeitsversorgung. Ihr Körper besteht zu 70 % aus Wasser, daher ist dies alles, was Sie trinken müssen. Wenn Sie sich erst einmal von Zucker und künstlichen Süßstoffen befreit haben, werden Sie es genießen. Für ein bisschen Abwechslung kann Sprudelwasser sorgen. Auch wenn Sie sich anfangs vielleicht fühlen, als würden Sie sterben, werden Sie wirklich und wahrhaftig nicht daran zugrunde gehen, wenn Sie keine süßen Getränke mehr konsumieren. Wasser ist am besten. Trinken Sie es!

Was ist mit Knochenbrühe, Alkohol und Kaffee? Knochenbrühe ist gut. Sie enthält gute Inhaltsstoffe und kann Ihnen dabei helfen, den Drang zu befriedigen, etwas Heißes oder Aromatisiertes zu trinken. Das Trinken von Knochenbrühe ist jedoch nicht entscheidend für den Erfolg der carnivoren Diät. Sie müssen sie nicht trinken, es sei denn, Sie möchten es. Sie bekommen alle Nährstoffe, die Sie brauchen, auch ohne Brühe, aber wenn Sie sie mögen oder davon profitieren, können Sie sich gerne jederzeit Brühe gönnen.

Alkohol ist kein gesundes Nahrungsmittel. Er lässt Sie nicht länger leben, und er macht Sie auch nicht härter. Wenn Sie überlegen, ob Sie sich Alkohol genehmigen oder ihn weglassen wollen, sollten Sie wissen, dass Ethanol giftig ist. Ab und zu trinke ich ein oder zwei Gläser Rotwein. Ich kann dann in der Regel damit rechnen, dass mein Schlaf weniger erholsam und meine sportliche Leistung am nächsten Tag oft etwas beeinträchtigt ist. Das ist natürlich nicht das Ende der Welt; wichtig ist jedoch, dass ich die negativen Folgen des Weins verstehe und sie bei meiner Entscheidung berücksichtige. Die meisten Menschen, die sich über einen längeren Zeitraum carnivor ernähren, berichten, dass ihr Wunsch nach Alkohol drastisch abnimmt. Bier und vor allem zuckerhaltige Mischgetränke sind wesentlich negativer als ein trockener Wein oder Schnaps. Einige Menschen haben sogar Probleme mit dem Getreide, das zur Schnapsherstellung destilliert wird.

Mit Kaffee habe ich nur wenig Erfahrung. Ich habe im Laufe der Jahrzehnte hier und da ein paar Tassen ausprobiert, habe ihn aber nie genossen. Wenn Sie ein Kaffeeliebhaber sind, ist meine Unerfahrenheit vielleicht Grund genug für Sie, mir zu diesem Thema nicht zu vertrauen. Viele Menschen empfinden Kaffee als unglaublich befriedigend und machen das Kaffeetrinken oft zu einer rituellen Erfahrung.

Das Wissen darüber, ob Kaffee für uns gut oder schlecht ist, ändert sich ständig. Koffein hat einige Auswirkungen auf unsere Physiologie und wirkt als Stimulans des zentralen Nervensystems. Es wirkt auch auf das sympathische Nervensystem und unterstützt nachweislich die sportliche Leistung. Untersuchungen haben jedoch ergeben, dass es zu Schlafstörungen führt und die Magen-Darm-Motilität und die Magensäuresekretion negativ beeinflussen kann. Einige Menschen stellen fest, dass Koffein den Appetit dysreguliert, indem es ihn unterdrückt. Es kann die Absorption von Nährstoffen und Mineralien stören. Aller Wahrscheinlichkeit nach hat Koffein jedoch bei den meisten Menschen nur minimale Auswirkungen. Ich schlage daher vor, dass Sie nicht versuchen sollten, während der Anfangsphasen der Diät auf Kaffee oder Koffein zu verzichten. Wenn Sie sich erst einmal an Ihre neuen Essgewohnheiten gewöhnt haben, probieren Sie es aus, sofern Sie dies wollen.

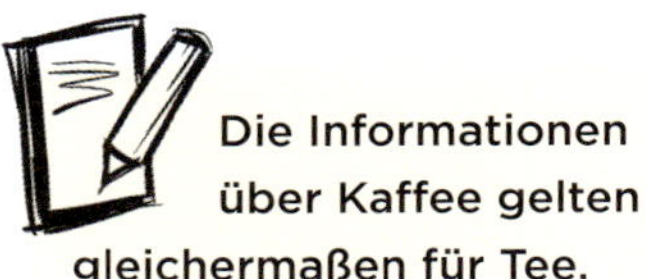

Die Informationen über Kaffee gelten gleichermaßen für Tee.

Wie viel sollte ich essen?

Diese Frage wird mir häufiger gestellt als jede andere Frage. Meine kluge Antwort lautet oft: „Genug“. Auch wenn das leichtfertig klingen mag, ist es wirklich eine sehr ehrliche und einfache Antwort. Aber woher wissen Sie, was genug ist?

Ich gebe Ihnen deswegen einen groben Anhaltspunkt, den Sie aber nicht sklavisch befolgen müssen. Es handelt sich hierbei lediglich um eine Hilfestellung für den Beginn und keine absoluten Zahlen, die Sie einhalten müssen:

- **Männer:** Etwa 900 g Fleisch pro Tag
- **Frauen:** Etwa 700 g Fleisch pro Tag

Wenn Sie gerade mit der Ernährungsumstellung beginnen, können Sie die vorgeschlagenen Mengen als Richtlinien nehmen und später nach Bedarf anpassen. Viele kleine Frauen können zum Beispiel problemlos 1,8 bis 2 Kilo Fleisch an einem Tag verdrücken. Ich bin der Meinung, Sie sollten sich nicht scheuen, das auch zu machen, wenn Ihr Appetit eine Zeit lang entsprechend ist. Frauen haben meistens eine lange Vorgeschichte mit Diät und Kalorien- oder Nährstoffeinschränkungen und müssen einiges nachholen, um ihren Körper wieder mit Nährstoffen aufzufüllen.

Denken Sie daran, dass Eiweiß zum Aufbau unserer Knochen, inneren Organe, Muskeln und Haut gebraucht wird. Wenn diese Gewebe erschöpft sind, ist reichlich Nahrung notwendig, um deren normale Funktion wiederherzustellen. Nicht vergessen sollten Sie auch, dass eine Gewichtsabnahme nicht das kurzfristige Ziel der carnivoren Diät ist. Werden Sie stattdessen gesund und lassen Sie die ständige Angst los, die durch tägliche Gewichtsschwankungen entsteht. Entspannen Sie sich einfach und genießen Sie die Freiheit des Essens. Wenn Sie essen und feststellen, dass Sie noch hungrig sind, essen Sie mehr. Wenn Ihre Energie oder Leistung nachlässt, dann essen Sie mehr. Sollte sich Ihre Stimmung verschlechtern, dann essen Sie mehr. Das typische Grummeln im Bauch und das Hungergefühl „Ich muss in den nächsten fünf Sekunden etwas essen, sonst klappe ich zusammen" wird verschwinden. Hunger wird oft zu einem subtilen Signal, dass man vielleicht bald etwas essen sollte, statt zu einem Zeichen einer zellulären Krise aufgrund eines drohenden Glukoseverlustes.

Wie oft sollte ich essen?

Am Anfang sollte die Häufigkeit Ihrer Mahlzeiten sich danach richten, dass Sie zufrieden gestellt werden. Sind Sie eine Stunde nach dem Verzehr eines 700-Gramm-Steaks hungrig? Dann braten Sie ein weiteres Steak oder 500 Gramm Speck. Tun Sie, was nötig ist, um Ihren Appetit zu stillen. So entgehen Sie dem Heißhunger und lernen, sich richtig zu ernähren statt zu essen, weil es Sie irgendwie unterhält. Im Laufe der Zeit werden Sie feststellen, dass Ihre Gelüste nachlassen und wahrscheinlich irgendwann verschwinden werden. Dann wird ein regelmäßiger, gut regulierter Appetit entstehen, der Ihren Ernährungsbedürfnissen entspricht. Ich weiß, dass ich das immer und immer wieder sage, aber die Fleischfresser-Diät ist kein Programm zur schnellen Gewichtsabnahme. Der Versuch, ein Unterernährungsproblem zu beheben, indem man selbst hungert, führt in die Katastrophe. Wenn es Ihr Ziel ist, 10 Kilo abzunehmen und Sie stattdessen etwa 2,5 Kilo zunehmen, Sie aber jetzt das Leben genießen, keine Rückenschmerzen haben und nicht länger ein Sklave verarbeiteter Lebensmittel sind, dann sind Sie mit den 2,5 zusätzlichen Kilos fürs Erste viel besser dran.

Wie sieht ein Ernährungsplan aus?

Sie fragen sich vielleicht, wie die typischen Mahlzeiten für Menschen aussehen, die die Fleischfresser-Diät befolgen. Daher sehen Sie hier einen Mahlzeitenplan für einen männlichen Einsteiger in die Ernährungsweise. Dies gilt für einen Mann durchschnittlicher Größe mit einem durchschnittlichen Maß an Aktivität.

Tag	1. Mahlzeit	2. Mahlzeit	Snacks
1	Eier und Speck	New Yorker Streifensteak	Hausgemachtes Dörrfleisch
2	Lachs	Rib-Eye-Steak	Hartgekochte Eier
3	Hamburger-Pattys mit Käse	Hähnchenschenkel	Schweineschwarten
4	T-Bone-Steak und Eier	Lammkoteletts	Pemmikan
5	Bruststück	Leber	Käse
6	Sardinen und Burger -Pattys	Schweineschulter	Reste vom Steak
7	Rib-Eye-Steak	Rib-Eye-Steak	Speck

Es handelt sich hierbei um ziemlich einfache Lebensmittel, und der Mann sollte dabei so oft wie nötig und in der Menge, die er zum Sattbleiben braucht, essen. Wenn er Verlangen nach etwas Süßem hat, kann er dies mit ein paar Stücken gebratenem Speck oder einem klein geschnittenen Steak stillen. Wie ich bereits sagte, ist es viel besser, am Anfang zu viel als zu wenig zu essen. Ich sage den Leuten oft: „Esst Fleisch, als ob das euer Job wäre.“ Irgendwann wird das Essen von Fleisch eher ein Hobby sein, aber am Anfang muss man es vielleicht mit viel Disziplin angehen.

Wie definiert man Gesundheit?

Lassen Sie uns kurz über Gesundheit sprechen. Wie definieren wir sie überhaupt? Ist es etwas, das Ihr Arzt durch eine Blutabnahme und eine Röntgenuntersuchung bestimmt? Oder wird *Gesundheit* zutreffender als die Abwesenheit von Krankheit definiert? Denken Sie an die Zeit, als Sie jung waren. Hoffentlich waren Sie voller Energie, das Leben hat Ihnen Spaß gemacht, und Sie waren frei von Gelenkschmerzen, Verdauungsproblemen und Hautproblemen. Wir erwarten, dass mit dem Alter Schmerzen und Beeinträchtigungen auftreten. Wir sehen, dass unsere Altersgenossen Bluthochdruck, Rücken- und Knieschmerzen und zu viel Körperfett haben. Oft sind sie depressiv und nehmen zahlreiche Medikamente oder Nahrungsergänzungsmittel ein. Diese Zustände werden zur neuen Normalität, wir erwarten regelrecht, dass sie eintreten und stellen sie nicht infrage.

Die moderne Medizin hat der Gesellschaft einige erstaunlich positive Vorteile gebracht. Die Notfallversorgung ist oft hervorragend und hat unzählige Leben gerettet und verlängert. Leider ist unsere Bilanz bei der Behandlung chronischer Krankheiten überwiegend von Misserfolg geprägt. Sicher können wir die Symptome ein wenig reduzieren. Ein Arzt kann Ihnen eine Pille geben, um Ihre Schmerzen zu lindern (bis die Dosis nachlässt). Wenn Sie Bluthochdruck haben, gibt es eine Tablette, um ihn zu senken. Wenn Sie Diabetes haben, kein Problem, wir halten Tabletten und Spritzen für Sie bereit. Sind Sie deprimiert? Ja, auch dafür gibt es eine Pille. Hat das Medikament Ihren Sexualtrieb getötet? Das ist in Ordnung. Wir haben andere Pillen, die das beheben können. Und so geht dieses Spiel unendlich weiter.

Ich denke, dieser Zyklus ist tragisch und wirft ein schlechtes Licht auf meinen Beruf. Manchmal höre ich Politiker über die verschiedenen Möglichkeiten debattieren, wie man das Geld für die immer größer werdende Gesundheitskatastrophe aufbringen soll. Anstatt sich darüber Sorgen zu machen, sollten sie endlich aufhören, so verdammt viele Menschen krank zu machen! Die Menschen sollten nicht mehr mit all dem Müll gefüttert werden. Man kann *keine* gesunde Bevölkerung auf Müsliriegeln, Sojaöl und Bananen aufbauen. Menschliche Wesen gedeihen durch Fleisch, *so* einfach ist das. Wenn wir eine gesunde Bevölkerung haben wollen, müssen wir uns auf die wahre Gesundheit konzentrieren und nicht auf den Umgang mit Krankheiten. Das Konzept der Prävention bleibt dabei auf der Strecke. Es werden Milliarden von Dollar für Pharmazeutika und Technologie ausgegeben, um Krankheiten mit teurer High-Tech zu behandeln. Für die Prävention werden hingegen nur minimale Mengen aufgewendet, und niemandem wird etwas zurückerstattet, wenn er sich darauf konzentriert.

Über dieses Thema könnte ich wahrscheinlich so viel schimpfen, dass es ein ganzes Buch füllen würde, also sollte ich mich wieder der Definition von Gesundheit zuwenden. Dies ist meine Meinung, und ich denke, viele Menschen werden mir zustimmen: Wenn ich gesund bin, bin ich schmerzfrei, und meine physiologischen Prozesse funktionieren wie vorgesehen mit Effizienz und ohne Probleme. Meine Energie ist gut, meine Stimmung ist stabil, und ich bin im Allgemeinen glücklich und hoffnungsvoll. Meine Haut ist frei von Juckreiz, Rissen oder Ausschlägen. Mein Bewegungsdrang und meine Bewegungsfähigkeit sind gut. Meine Gelenke und Muskeln funktionieren gut und sind frei von Schmerzen. Meine Libido ist gut, ebenso meine sexuelle Funktion. Meine Körperzusammensetzung liegt in einem gesunden Bereich, und ich kann diesen beibehalten, ohne ständig hungrig zu sein. Ich bin sicher, dass Sie dieser Liste noch weitere Dinge hinzufügen könnten, aber ich glaube, ich habe meinen Standpunkt hinreichend dargelegt.

Der Rekord im 100-Meter-Sprint der 85-jährigen Männer liegt bei etwa 15 Sekunden. Wenn ich fünfzig Männer aus verschiedenen Altersklassen aufstelle und sie bitte, 100 Meter zu laufen, dann leben diejenigen, die es in weniger als 15 Sekunden schaffen, mit großer Wahrscheinlichkeit viel länger als diejenigen, die es nicht schaffen. Ich denke, das ist für die meisten Menschen ziemlich offensichtlich, aber es verdient mehr Forschung.

Die meisten Menschen, die diesen Test „bestehen" würden, wären jünger, was auch Sinn ergibt. Jüngere Menschen leben voraussichtlich noch länger als ältere Menschen, weil sie tendenziell eine geringere Krankheitslast haben. Aber was wäre, wenn wir einen 20-jährigen hätten, der die Strecke in 22 Sekunden und einen 40-jährigen, der sie in 12 Sekunden absolvieren könnte? Welche Unterschiede gibt es zwischen ihnen? Um schnell laufen zu können, dürfen Sie nicht zu fettleibig sein, und Sie müssen eine ziemlich anständige Körperzusammensetzung haben. Ihre Muskeln müssen stark genug sein, um Ihr Körpergewicht tragen zu können. Gelenkschmerzen oder andere Gelenkprobleme bremsen Sie aus. Wenn Ihre kardiorespiratorische Fitness beeinträchtigt ist, werden Sie nach der Hälfte des Laufes wahrscheinlich nachlassen. Ist Ihre Beweglichkeit eingeschränkt, fehlt Ihnen wahrscheinlich der nötige Bewegungsspielraum, um eine ausreichende Geschwindigkeit zu erreichen. Wenn in der Wildnis ein Beutetier von Raubtieren erlegt wird, fallen in der Regel die langsamen, verletzten oder schwachen Tiere zuerst zum Opfer. Menschen müssen sich normalerweise keine Sorgen darüber machen, von einem Bären gefressen zu werden, aber dass wir langsamer, schwächer oder anderweitig körperlich beeinträchtigt werden, beschleunigt unser Ableben ohnehin. Anstatt vor einem Bären davonzulaufen, laufen wir vor Krebs, Herzkrankheiten oder Demenz davon.

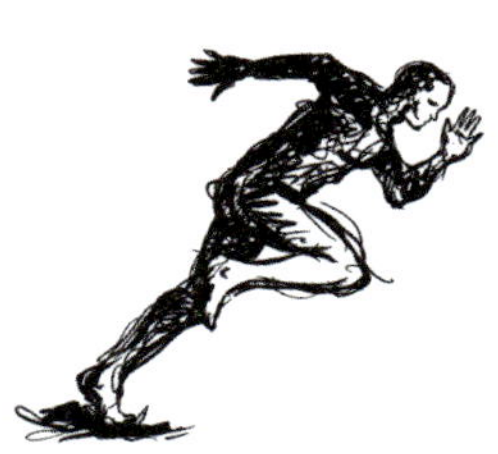

Welche Veränderungen kann ich erwarten?

Bevor ich darauf eingehe, welche Veränderungen für Ihre Gesundheit zu erwarten sind, lassen Sie uns einen Blick auf die Grundregeln für Anfänger werfen:

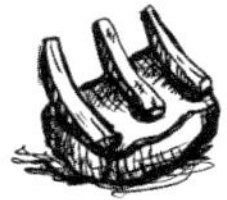

Essen Sie Fleisch bis zum Sättigungspunkt, wiederholen Sie dies nach Bedarf.

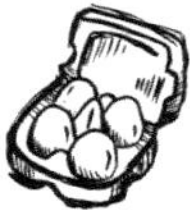

Verzehren Sie eine Vielzahl von Tiernahrung, einschließlich Eier und Milchprodukte je nach Bedarf.

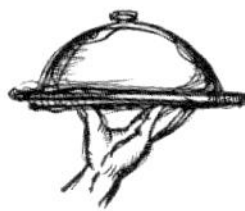

Genießen Sie Ihre Mahlzeiten.

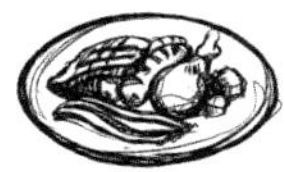

Essen Sie nicht zu wenig.

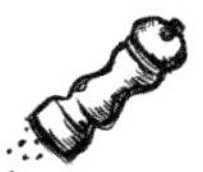

Würzen Sie Fleisch nach Bedarf, damit es schmackhaft bleibt.

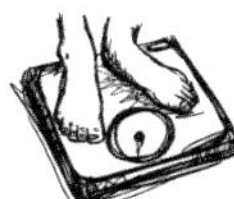

Packen Sie Ihre Waage und Ihren Taschenrechner weg. Das Ziel ist Ernährung, nicht irgendeine willkürliche Zahl auf der Waage oder eine bestimmte Kleidergröße.

Dies sind ein paar Gedanken, die ich bisher noch nicht genannt habe, aber sie sind genauso wichtig wie die anderen:

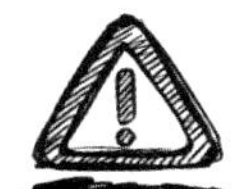

Machen Sie sich nicht selbst fertig, wenn Sie vom Plan abweichen.

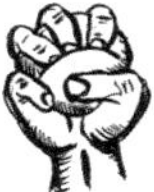

Machen Sie sich keinen Stress wegen kleinster Details.

Sie fragen sich jetzt wahrscheinlich, auf welche Art von Problemen Sie bei der Umstellung stoßen könnten, und es ist wichtig zu wissen, was Sie dagegen tun können. Der Übergang von einer Sache zu einer anderen kann schwierig sein. Dabei spielt es keine Rolle, wo Sie anfangen und was Ihr Ziel ist. Veränderungen in Beziehungen, Jobs und Familiensituationen sind eine Herausforderung, und bei der Ernährung ist das nicht anders. Die Übergangsphase ist für Ihre Physiologie eine belastende Zeit, und Probleme können sich oft auf verschiedene Weise manifestieren. Eine neue Ernährung, unabhängig von ihrer Zusammensetzung, beeinträchtigt die Darmfunktion, verursacht eine Stressreaktion und induziert einige metabolische Veränderungen. Deswegen gebe ich Ihnen hier einen Vorgeschmack darauf, was Sie zu erwarten haben und biete Ihnen Lösungen, wie Sie mit den Problemen umgehen können.

Müdigkeit

Eines der häufigsten Probleme in der Übergangszeit zu einer carnivoren Ernährung ist Müdigkeit, Lethargie oder Energiemangel. Wenn Sie Ihren Stoffwechsel auf eine neue Brennstoffquelle umstellen, werden Sie anfangs ziemlich ineffizient sein. Ihre Fähigkeit, alle Nährstoffe aus Fleisch zu gewinnen, kann beeinträchtigt sein. Viele Menschen leiden unter verminderter Magensäureproduktion oder anderen Verdauungsstörungen, und es kann eine

Weile dauern, bis diese Probleme nach der Umstellung auf eine fleischliche Kost gelöst sind. Während Ihr Körper daran arbeitet, diese Probleme zu lösen, stellen Sie vielleicht fest, dass Sie nicht so viel essen können, wie Sie sollten, oder dass Sie vielleicht ziemlich viel essen, die Nahrung aber nicht vollständig aufnehmen können. Unabhängig davon, ob Sie zu wenig essen oder nicht alles verwerten, was Sie essen, kann ein Mangel an ausreichenden Kalorien und anderen Nährstoffen zu Energiemangel oder Müdigkeit führen. Mehr zu essen ist die hilfreichste Lösung dafür, und das schlage ich als erste Behandlungsmaßnahme vor. Wenn Sie die Häufigkeit Ihrer Mahlzeiten erhöhen und Ihrer Ernährung Salz hinzufügen, schaffen Sie es in der Regel, etwas mehr zu essen. Bei einigen Menschen helfen Verdauungsenzyme wie Lipasen, Proteasen oder HCl-Nahrungsergänzungen in der Übergangszeit. Die meisten Leute können sie nach einigen Wochen absetzen.

Stuhlgang

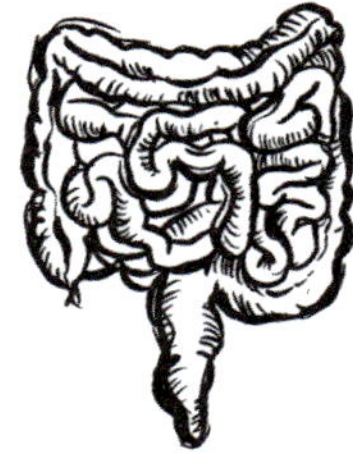

Eine Malabsorption, typischerweise von Fett, kann sich oft als Steatorrhoe oder fetter, loser Stuhlgang äußern. Beim Übergang zur carnivoren Ernährung durchläuft Ihr Mikrobiom eine Veränderung in seiner Zusammensetzung. Die ballaststoffliebenden Bakterien in Ihrem Darm sterben ab und werden durch fleischliebende Bakterien ersetzt. Eines der häufigeren Verdauungsprobleme, die dabei auftreten, ist nicht Verstopfung, sondern Durchfall.

Verstopfung ist die Unfähigkeit, den Stuhl vollständig aus dem unteren Darm zu entleeren. Mit anderen Worten: Sie haben einen Haufen Fäkalien im Dickdarm, die Sie nicht ausscheiden können. Dies ist das Gegenteil von dem, was typischerweise bei einer carnivoren Diät passiert. Vielleicht haben Sie schon einmal den Mythos gehört, dass Fleisch im Dickdarm verfault, aber in Wirklichkeit wird das Fleisch fast vollständig im Dünndarm resorbiert, und es bleibt nur eine sehr kleine Menge Flüssigkeit übrig, um in den Dickdarm zu gelangen. Forscher haben diesen Prozess durch Studien an Ileostomie-Patienten bestätigt, denen wegen verschiedener Krankheitszustände der Dickdarm entfernt wurde.

Die meisten Menschen, die sich ballaststoffreich ernähren, sind an täglichen (und oft mehrfachen täglichen) Stuhlgang gewöhnt. Wenn Sie sich carnivor ernähren, wird das Abfallvolumen, das Sie produzieren, drastisch reduziert, was wahrscheinlich zu weniger häufigem Stuhlgang führen wird. Denken Sie an all das Geld, das Sie bei Wasser und Toilettenpapier sparen können! Was viele Menschen vor allem zu Beginn der Diät mit Verstopfung verwechseln, ist lediglich eine dramatische Verringerung der Abfallmenge. Anstatt die Hälfte des teuren Bio-Obstes und -Gemüses als unverdauliche Ballaststoffe auszuscheiden, produzieren Sie jetzt nur noch einen winzigen Bruchteil des Abfalls. Wenn Sie daran gewöhnt sind, jeden Tag oder zu einer bestimmten Zeit zur Toilette zu gehen, und Sie nun feststellen, dass bei einer fleischlichen Diät nichts herauskommt, denken Sie vielleicht, dass Sie Verstopfung haben. Tatsächlich aber ändert sich Ihre Gewohnheit, weil in Ihrem

Dickdarm nicht viel enthalten ist. Sie können sich nun natürlich im Badezimmer verstecken und eine Weile in den sozialen Netzwerken surfen, aber es kann sein, dass Sie nichts produzieren, während Sie dort drin sind. Es ist nicht ungewöhnlich, dass Menschen mehrere Tage (manchmal eine Woche oder länger) keinen Stuhlgang haben. Wenn Sie keine Beschwerden oder Schmerzen beim Stuhlgang haben, gibt es nichts, worüber Sie besorgt sein müssen. Einige Leute finden, dass die Zugabe von etwas mehr Nahrungsfett oder die Vermeidung von Milchprodukten dazu beitragen kann, dass die Dinge etwas schneller vorankommen. Kann man bei einer carnivoren Ernährung auch unter echter Verstopfung leiden? Sicher, aber das kommt nicht häufig vor, und manchmal ist es die Folge eines Elektrolytproblems, das eine veränderte Darmmotilität verursacht hat. Die Zugabe von Fett, Flüssigkeit und manchmal Elektrolyten kann hilfreich sein.

Wie ich bereits erwähnt habe, ist Durchfall für Menschen, die sich rein fleischlich ernähren, ein häufigeres Problem als Verstopfung. Mehrere Faktoren tragen zu diesem Problem bei. Neben der Speicherung von Abfallmaterial spielt der Dickdarm eine wichtige Rolle bei der Aufnahme von Flüssigkeit und Elektrolyten aus Ihren Exkrementen. Wenn Sie eine ballaststoffreiche Diät einhalten, ist die relative Menge an Flüssigkeit, die in den Dickdarm gelangt, im Vergleich zur Menge an festem Material gering. Wenn Sie eine carnivore Diät machen, kehrt sich diese Situation um. Nun muss sich Ihr Dickdarm, der bisher daran gewöhnt war, mit einer relativ kleinen Menge Flüssigkeit umzugehen, die den Dünndarm verlässt, darauf einstellen, fast vollständig flüssiges Material aufzunehmen. Diese Situation ist ein bisschen wie bei einem Boxer, der ein Jahr lang auf der Couch gesessen hat und sich plötzlich auf einen Kampf vorbereiten muss – es dauert eine Weile, bis er wieder in Form kommt. Ihr Dickdarm muss seine Kapazität erhöhen, um mit einer größeren Flüssigkeitsmenge fertig zu werden, als er es bisher gewohnt war. Meistens löst sich dieses Problem von selbst, wenn Sie ihm Zeit geben. Wenn Sie jedoch diese Wahrscheinlichkeit minimieren wollen, sollten Sie bedenken, dass Eier, Schweinefleisch und zu viel oder zu wenig Fett in der Ernährung am ehesten zu Durchfallerkrankungen beitragen. Manchmal verursachen bestimmte Gewürze, Soßen oder Marinaden Probleme. Einige Menschen entwöhnen sich langsam über einen gewissen Zeitraum von Ballaststoffen, anstatt direkt zu einer vollwertigen Fleischkost überzugehen. Dieses allmählichere Tempo ermöglicht es dem Dickdarm, sich anzupassen, ohne Durchfall zu produzieren.

GERD und Gallenblase

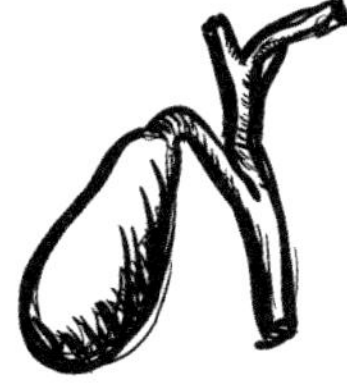

Die gastroösophageale Refluxkrankheit (GERD) ist eine häufige Erkrankung bei vielen Menschen. In den meisten Fällen scheint die carnivore Ernährung dieses Problem zu beheben. Einige Menschen stellen jedoch fest, dass die Ernährung den Reflux verschlimmert oder dass Übelkeit oder andere Arten von Dyspepsie auftreten.

Für manche Menschen ist Fett oder Fleisch im Allgemeinen schwer verdaulich. Zu den Strategien, mit diesem Problem umzugehen, gehört es, den

Fettgehalt etwas zu senken und während der Übergangszeit vorübergehend Verdauungshilfen zuzuführen. Salzsäurezusätze (am häufigsten Betain HCl) oder ein Gallezusatz (wie Ochsengalle) können wirksam sein. Bei manchen Menschen hilft es, zu den Mahlzeiten kein Wasser zu trinken; die Theorie besagt, dass Wasser im Magen die Magensäure verdünnt und den Säuregehalt des Magens verringert, was zu einer schwierigen Verdauung führt. Einige Menschen haben beobachtet, dass der Zusatz von Salz in ihrer Ernährung auch bei Refluxsymptomen hilft.

Da wir gerade bei diesem allgemeinen Thema sind, möchte ich darauf hinweisen, dass viele Menschen, die keine Gallenblase haben, mit einer fleischlichen Diät ziemlich gut zurechtkommen. Die Gallenblase speichert Gallenflüssigkeit, die als Detergens zur Emulgierung von Fetten für eine leichtere Verdauung im Dünndarm dient. Ohne Gallenblase produziert die Leber immer noch Gallenflüssigkeit, diese wird jedoch bei einer fetthaltigen Mahlzeit nicht wie bei einer funktionierenden Gallenblase als Bolus abgegeben. Interessanterweise dehnt sich der Hauptgallengang nach Entfernung der Gallenblase oft chronisch aus und kann ein wenig Gallenflüssigkeit zur Freisetzung „speichern", als sei er eine Minigallenblase. Menschen, denen die Gallenblase entfernt wurde, verwenden anfangs oft Lipasen und Galleergänzungsmittel, begrenzen den Fettgehalt oder nehmen kleinere, häufigere Mahlzeiten zu sich, wenn sie zur carnivoren Diät übergehen.

ANDERE PROBLEME DES VERDAUUNGSSYSTEMS

Ehemalige Patienten der Adipositas-Chirurgie und Magenbypass-Patienten gehören zu den Personen, die möglicherweise die Häufigkeit und Portionsgröße der Mahlzeiten ändern müssen. Ich kenne zahlreiche Menschen, die nach einem chirurgischen Eingriff erfolgreich eine Fleischfresser-Diät durchführen. In einigen Fällen muss eine Person, die eine bariatrische Operation hinter sich hat, bestimmte Nährstoffe zuführen, weil bei einigen Arten von Operationen ein gewisses Absorptionsvermögen verloren geht. Wenn Sie sich einer Adipositas-Operation unterzogen haben, besteht für Sie möglicherweise ein zusätzliches Risiko eines Vitamin- oder Mineralstoffmangels, sodass Sie Nahrungsergänzungsmittel benötigen.

Patienten, die aufgrund von Erkrankungen wie Morbus Crohn, Colitis ulcerosa oder Krebs Resektionen des unteren Darmbereichs erlitten haben, berichten oft über eine ausgezeichnete Funktion bei Aufnahme einer rein fleischlichen Ernährung. Bei Menschen mit einer aktiven Erkrankung wie dem Reizdarmsyndrom kann der Übergang zur fleischbasierten Ernährung schwierig sein. Sie stellen jedoch in der Regel eine allmähliche und stetige Verbesserung der Gesamtfunktion fest, auch wenn es viele Monate dauern kann, bis sich die Situation wieder beruhigt hat.

Gelenkschmerzen und Gicht

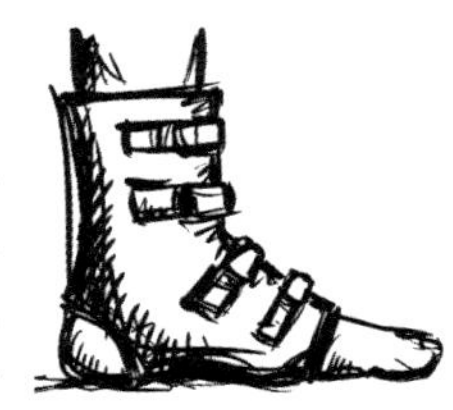

Bei der überwiegenden Mehrheit der Menschen, die auf eine carnivore Ernährung umstellen, lassen Gelenkschmerzen oder andere Schmerzen des Bewegungsapparats nach oder verschwinden ganz. Eine kleine Untergruppe von Menschen berichtet von einer vorübergehenden Zunahme der Schmerzen bei Beginn der Diät. Ein möglicher Grund für dieses Phänomen der verstärkten Schmerzen ist ein erhöhter Harnsäurespiegel. Wir wissen, dass ein erhöhter Harnsäurespiegel mit Gicht in Verbindung steht, und eine Diät, die jemanden in Ketose versetzt, kann manchmal zu erhöhten Harnsäurespiegeln führen. Der Harnsäurespiegel steigt wahrscheinlich an, weil der Körper die Ketone nicht effizient nutzen kann, sodass eine Zeit lang mehr Ketone als Abfall mit dem Urin ausgeschieden werden. Die Ketone, die die Niere ausschüttet, können die Ausscheidung von Harnsäure kompetitiv hemmen, sodass der Harnsäurespiegel ansteigt und möglicherweise zu Gelenkschmerzen oder anderen Schmerzen führt.

Mit der Zeit wird Ihr Körper die von Ihnen produzierten Ketone effizienter nutzen, sodass Sie weniger über den Urin ausscheiden. Der Harnsäurespiegel normalisiert sich oft, und die Gelenkschmerzen verschwinden. Tatsächlich stellt die überwiegende Mehrheit der Gichtkranken, die sich langfristig von Fleisch ernähren, fest, dass ihre Gichtsymptome verschwinden. Denken Sie daran, dass die Inuit, Massai und andere fleischabhängige Stämme nicht dafür bekannt waren, Probleme mit Gicht zu haben. Historisch gesehen waren Menschen mit Gicht wohlhabend und haben sich Zucker, Alkohol und Fleisch gegönnt. Der Verzicht auf Zucker und Alkohol in der Ernährung scheint einen großen Beitrag zur Eliminierung der Gicht zu leisten. Wenn Sie für Gichtanfälle prädisponiert sind, können Sie während der Übergangszeit prophylaktisch Medikamente zur Behandlung der Gicht anwenden.

Hautprobleme

Einige Menschen berichten, dass sie beim Übergang zur carnivoren Diät einen Hautausschlag entwickeln, aber die Inzidenz scheint ziemlich selten zu sein. Hautprobleme stehen wahrscheinlich im Zusammenhang mit der Eliminierung von Ketonen (wie ich im vorigen Abschnitt beschrieben habe). In diesem Fall scheidet der Körper die Ketone über die Haut aus, was zu einer Irritationsreaktion führt. Hautprobleme lösen sich in der Regel mit der Zeit auf, wenn der Körper die Ketone effizienter einsetzt.

Häufig berichten Menschen über eine Veränderung ihres Atems. Das liegt daran, dass Aceton über den Atem ausgeschieden werden kann, wenn es in relativ hohen Konzentrationen vorhanden ist. In diesem Fall kann der Geruch auffällig sein. Dieses Problem verschwindet tendenziell, wenn der Körper die Ketone besser verarbeitet.

Kopfschmerzen

Ein Problem der Übergangsphase, mit dem ich zu tun hatte, waren Kopfschmerzen.

Kopfschmerzen hängen höchstwahrscheinlich mit Flüssigkeits- und Elektrolytverschiebungen zusammen, die auftreten, wenn sich Ihr Körper an das neue Essverhalten anpasst. In meinem Fall waren die Kopfschmerzen sporadisch und sehr mild; ich hatte sie etwa zehn Tage lang ab und zu. Denjenigen, die Kopfschmerzen haben, wenn sie die Fleisch-Diät starten, empfehle ich, mehr Nahrung zu sich zu nehmen und die Flüssigkeits- und Elektrolytzufuhr zu erhöhen. Selbst wenn Sie Ihre Gewohnheiten nicht ändern, vergehen die Kopfschmerzen im Allgemeinen ziemlich schnell.

Muskelkrämpfe

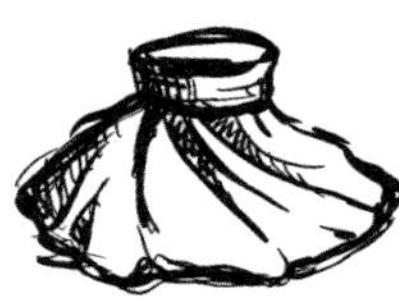

Muskelkrämpfe sind ein weiteres relativ häufiges Ereignis, das bei Fleischfressern mit einer gewissen Regelmäßigkeit auftritt. Dies kann an Elektrolyt- oder Hydratationsproblemen liegen. Bei den meisten Menschen klingen die Krämpfe mit der Zeit ab. Ich führe die Diät seit fast zwei Jahren durch und bekomme gelegentlich Muskelkrämpfe, aber ich kann es fast immer damit in Verbindung bringen, dass ich sehr hart trainiert und nicht zum richtigen Zeitpunkt gegessen habe. Wenn Sie relativ bald nach dem Training etwas essen – zumindest innerhalb weniger Stunden – kann das manchmal helfen, das Auftreten von Muskelkrämpfen zu verringern.

Manche Menschen finden eine Elektrolytergänzung hilfreich, andere wiederum sehen darin wenig Nutzen. Bei einigen hilft der regelmäßige Zusatz von Salz (Natriumchlorid), Kalium und Magnesium, mit unterschiedlichen Ergebnissen. Manche Leute baden in Bittersalz, um Muskelkrämpfe zu lindern.

Wenn Sie unter Krämpfen leiden, schlage ich vor, dass Sie als erstes Ihre Nahrungsaufnahme überprüfen, um sicherzustellen, dass diese ausreichend ist. Darüber hinaus können Sie verschiedene Elektrolyte in Form von Salz oder Elektrolytzusatz zuführen. Manche Menschen, die Sport treiben, empfinden die Ergänzung mit Elektrolyten vor dem Training als wirksame Strategie. Interessanterweise verzichten viele Langzeit-Fleischfresser bei ihrer Ernährung auf jeglichen Salzzusatz, womit es ihnen sehr gut geht. Da Salz als Appetitanreger wirkt und zu übermäßigem Essen führen kann, empfehle ich Ihnen, Salz nach Bedarf zu verwenden und sich dabei an Ihrem Geschmack zu orientieren.

Ketose

Wenn Sie sich mit ketogener oder anderer kohlenhydratarmer Ernährung beschäftigt haben, haben Sie wahrscheinlich schon von Ketose gehört. Daher möchte ich ein wenig darüber sprechen und erläutern, wie sie mit der carnivoren Ernährung zusammenhängt.

Bei der Fleischfresser-Diät geht es nicht darum, einen Zustand konstanter Ketose oder die künstliche Manipulation der Fettverhältnisse zu erreichen. Viele, wenn nicht die meisten Menschen, die ihre Blutketone messen, stellen fest, dass eine moderate Menge an Ketonen produziert wird, die oft über dem theoretischen Schwellenwert der „Ernährungsketose“ liegt, der 0,5 Millimol pro Deziliter Blut beträgt. Ich halte es für kontraproduktiv, Ketone zu messen, weil es in der Regel zu unnötigen Ängsten führt und nur Geld verschwendet, das man auch für Lebensmittel ausgeben könnte.

Wenn Sie an einer Krankheit leiden, bei der Sie einen minimalen Ketonspiegel aufrechterhalten müssen, ist dies natürlich etwas anderes. Den meisten Menschen empfehle ich jedoch, sowohl den Ketonmonitor als auch die Waage wegzuräumen. Die Messung von Ketonen, insbesondere wenn sie aus einer ketogenen Ernährung stammen, kann Sie davon abhalten, ausreichend Proteine zu sich zu nehmen, oder sie führt dazu, dass Sie sich mit unnötig zugesetzten Fetten vollstopfen – und keine dieser Situationen ist wünschenswert. Unsere Vorfahren lebten von einer fleischlichen Ernährung, ohne sich um den Ketongehalt zu kümmern, und das können Sie auch. Denken Sie daran, dass Ihr Endziel darin besteht, dass Ihr Appetit und Essen auf natürliche Weise kontrolliert werden und Sie nicht durch eine willkürliche Ziffer oder ein vorgegebenes Zeitfenster zum Essen eingeschränkt sind.

Energieniveau

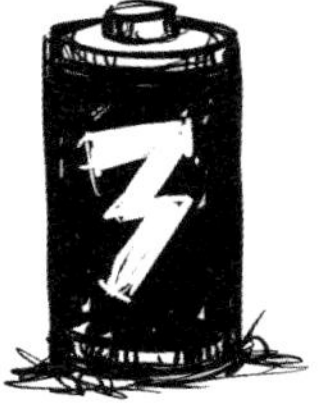

Viele Menschen berichten, dass sie eine allgemeine Steigerung ihrer Energie und ihrer Arbeits- oder Bewegungsfähigkeit feststellen. Dieser Anstieg des Energieniveaus tritt häufig auch dann ein, wenn die Schlafdauer abnimmt. Die Leute geben oft an, dass sie sehr erholsamen Schlaf haben, die Gesamtmenge ihres Schlafs aber abnimmt. Möglicherweise wachen sie auf, bevor der Wecker klingelt, fühlen sich aber ausgeruht und einsatzbereit. Mein Schlafvolumen verringerte sich um etwa 15 Prozent, aber ich habe keinen Energie- oder Leistungsverlust erlebt. Vielleicht brauchen Menschen, die sich carnivor ernähren, weniger Schlaf, weil sie bessere Materialien haben, mit denen sie ihren Körper reparieren können, und weil ihr Stoffwechsel weniger Arbeit hat.

Aber nicht jeder Mensch hat sofort einen tiefen, erholsamen Schlaf, sobald er auf die Fleischfresser-Diät umsteigt. Manche Menschen haben Schlafprobleme, vor allem zu Beginn der Diät. Andere verspüren das Bedürfnis zu urinieren, was sie nachts aufweckt. Die Aufnahme von mehr Eiweiß kann mehr Wasser zur Verarbeitung der Nahrung erfordern, was zu erhöhtem Durst führen kann. Wenn man mehr trinkt, um den Durst zu stillen, hat dies vermehrtes Wasserlassen zur Folge. Auch die Salzaufnahme spielt hier eine Rolle. Eine Strategie, die helfen kann, ist die Verlegung der letzten Mahlzeit des Tages auf einen früheren Zeitpunkt (wenn dies zu Ihrem persönlichen Zeitplan passt und Ihr Appetit es zulässt). Zahlreiche neuere zirkadiane biologische Forschungen deuten darauf hin, dass es vorteilhaft sein kann, den Großteil unserer Nahrung tagsüber zu sich zu nehmen. Die modulierende Salzzufuhr könnte eine weitere Strategie sein, um nächtliches Wasserlassen zu verhindern.

Andere Menschen empfinden zu viel Energie, wodurch sie aufgedreht sind und wach bleiben. Daher ist es wichtig, einige Praktiken zur Schlafhygiene einzuführen. Dazu hier einige Richtlinien:

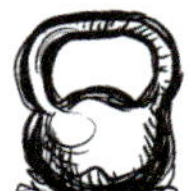

Treiben Sie ein paar Stunden vor dem Schlafengehen keinen Sport.

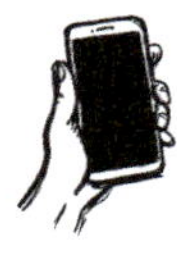

Schalten Sie elektronische Geräte etwa eine Stunde vor dem Schlafengehen aus. Man nimmt an, dass künstliches Licht, insbesondere blaues Licht, zu Schlafstörungen führt.

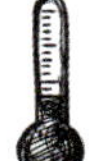

Schlafen Sie in einer kühlen Umgebung.

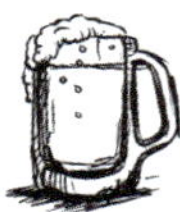

Trinken Sie keinen Alkohol.

SICH ABKÜHLEN

Ich dusche oft eine Stunde vor dem Schlafengehen mit kaltem Wasser, weil dies dazu beitragen kann, meine Körperkerntemperatur zu senken. Eine niedrigere Körperkerntemperatur ist eines der Signale, die unser Körper verwendet, um anzuzeigen, dass wir bereit für den Schlaf sind.

Wie stelle ich mich auf die neue Ernährung ein?

Nun möchte ich Ihnen einige gängige Strategien zur Umstellung auf die Diät aufzeigen. Diese Methoden haben Vor- und Nachteile, und es gibt keine Lösung, die allen gerecht wird. Ihre aktuelle Ernährung kann Ihnen dabei helfen, zu bestimmen, welche Methode Sie anwenden sollten.

Hardcore-Fleischfresser

Diese Methode ist ein direkter Einstieg in die reinste Form der Ernährungsweise. Wenn man ein Hardcore-Fleischfresser werden will, geht man von Anfang an direkt zu Fleisch und Wasser über. Viele Langzeit-Fleischfresser empfehlen die Anwendung dieser Technik, die analog zu einem schnellen Abreißen eines Heftpflasters ist. Kurzfristig kann es zwar zu mehr Beschwerden kommen, aber der Gesamtprozess geht oft schneller vonstatten als eine langsame Anpassung an die Diät.

Bei dieser Methode fängt man direkt am ersten Tag an, nichts als Fleisch zu essen und nichts als Wasser zu trinken, und führt dies fort, bis man sich angepasst hat. Dieser Ansatz eignet sich am besten für sehr motivierte Perso-

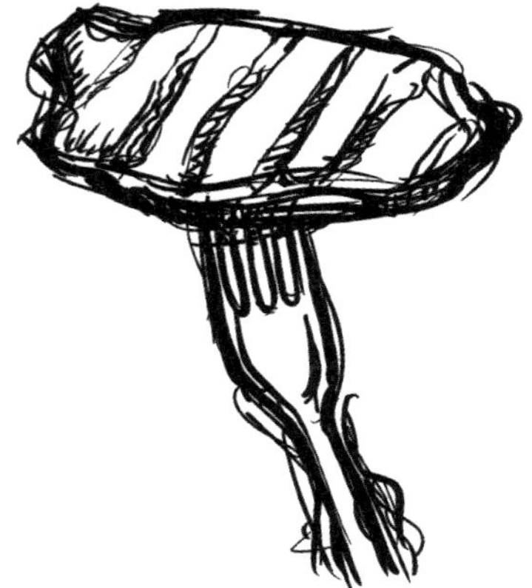

nen und für diejenigen, die von einer überwiegend tierischen, ketogenen Diät aus starten (weil sie bereits ziemlich gut daran gewöhnt sind, sich mit Fett zu ernähren).

Der Nachteil dieses „kalten Entzugs" besteht für viele Menschen darin, dass die mit der Umstellung verbundenen Symptome schwerwiegender sein können als bei einer allmählicheren Umstellung. Aus diesem Grund hören einige Menschen auf, weil ihnen der Ernährungswechsel zu schwerfällt.

Reduzierung der Kohlenhydrate

Wenn Sie eine kohlenhydratlastige Ernährung konsumieren, kann es eine gute Strategie sein, zunächst für mindestens einige Wochen eine kohlenhydratärmere Ernährung zu wählen, bevor Sie zu einer vollständig carnivoren Diät übergehen.

Falls Sie eine amerikanische Standard-Diät mit hohem Kohlenhydratgehalt einhalten und Medikamente gegen Bluthochdruck, Diabetes, chronische Schmerzen oder Depressionen nehmen, sollten Sie Ihren Arzt aufsuchen, um mögliche Änderungen der Medikation zu besprechen, die bei einer Ernährungsumstellung erforderlich sein könnten. Als Beispiel seien Blutdruckmedikamente genannt: Viele Menschen finden, dass Medikamente zur Behandlung von Bluthochdruck während der Anpassung des Körpers zu gefährlich niedrigem Blutdruck führen können, weil die Ernährung den Blutdruck normalisieren kann. Im Ergebnis können die Medikamente unnötig werden oder müssen reduziert werden. Der Körper kann auch bei anderen Arten von Beschwerden ähnliche Anpassungen vornehmen, daher ist es wichtig, dass Sie und Ihr Arzt bei Bedarf Korrekturen an Ihrer Medikamentation vornehmen.

Sechswöchige Übergangsphase zur carnivoren Ernährung

WOCHE 1	3 VOLLSTÄNDIG CARNIVORE MAHLZEITEN
WOCHE 2	8 VOLLSTÄNDIG CARNIVORE MAHLZEITEN, REDUZIERUNG DER BALLASTSTOFFE UM 25 %
WOCHE 3	10 VOLLSTÄNDIG CARNIVORE MAHLZEITEN EINSCHLIESSLICH 2 REIN CARNIVORER TAGE
WOCHE 4	5 VOLLSTÄNDIG CARNIVORE TAGE, REDUZIERUNG DER BALLASTSTOFFE UM 50 %
WOCHE 5	85 % DER WOCHE REIN CARNIVORE ERNÄHRUNG, BIS AUF 2 MAHLZEITEN ALLE REIN CARNIVOR, REDUZIERUNG DER BALLASTSTOFFE UM 75 %
WOCHE 6	100 % DER WOCHE REIN CARNIVORE ERNÄHRUNG, KEINERLEI BALLASTSTOFFE MEHR

Für einige Menschen ist es eine gute Übergangsstrategie, im Laufe der Zeit nach und nach mehr fleischbasierte Mahlzeiten einzuführen. Ein Zeitplan kann beispielsweise so aussehen, dass in der ersten Woche drei vollständig fleischbasierte Mahlzeiten verzehrt werden. In der nächsten Woche sollen es dann acht Fleischmahlzeiten sein. Versuchen Sie, in der dritten Woche an zwei Tagen ausschließlich Fleischmahlzeiten zu sich zu nehmen und verteilen Sie zehn fleischliche Mahlzeiten auf die weiteren Tage. In der vierten Woche sollten Sie an fünf Tagen mit Fleischmahlzeiten auskommen, und in der fünften Woche sollten bis auf zwei alle Mahlzeiten aus Fleisch bestehen. In der sechsten Woche ist der Übergang zur vollwertigen Fleischfresser-Diät abgeschlossen. Alternativ dazu können Sie sich auch kurzfristigen Herausforderungen stellen, um beispielsweise an drei Tagen in der Woche komplett fleischlich zu essen. Die nächste Herausforderung besteht darin, eine ganze Woche lang nur Fleisch zu essen. Die dritte Herausforderung sind zwei reine Fleischwochen. Zum Schluss versuchen Sie dann, dreißig Tage hintereinander komplett carnivor zu essen. Diese Methode habe ich angewendet und empfand es als ziemlich reibungslosen Prozess.

Die dritte Technik für einen allmählichen Übergang besteht darin, langsam Gemüse und Stärke aus der Ernährung zu streichen, während man die tägliche Fleischmenge erhöht.

Ein Nachteil dieser schrittweisen Techniken liegt darin, dass Sie noch einige Zeit lang Zugang zu süchtig machenden oder anderweitig problematischen Nahrungsmitteln haben, was es für Sie schwieriger machen kann, diese Dinge aufzugeben. Es ist so, als ob ein Alkoholiker mit dem Trinken aufhören würde, indem er nur zweimal pro Woche Alkohol trinkt. Solange Sie sich jedoch weiterhin einer vollständig fleischlichen Ernährung annähern, werden Sie sich wahrscheinlich besser fühlen, und dieses Verlangen wird mit der Zeit nachlassen. Auch der allmähliche Verzicht auf ballaststoff- oder oxalatreiche Nahrungsmittel könnte Ihnen den Übergang erleichtern. Durch die schrittweise Reduzierung von Ballaststoffen aus Ihrer Nahrung kann sich Ihr Dickdarm besser daran gewöhnen, Flüssigkeit und Mineralien effizient aufzunehmen. Die allmähliche Reduktion oxalatreicher Nahrungsmittel kann Ihnen helfen, eine mögliche schnelle Ausschüttung von Oxalatkristallen in Ihre Gelenke, die Haut oder in andere Gewebe zu vermeiden.

DIE ANFANGSPHASE

Wie lange dauert die Einstiegsphase? Das kann variieren, doch die folgenden Anzeichen sprechen dafür, dass Sie sich an den Fleischkonsum gewöhnt haben und aus der Anfangsphase herausgetreten sind:

- Das Essen beherrscht Sie nicht mehr, und Sie sehen Essen nicht mehr als eine Form der Unterhaltung. Stattdessen ist es eine zutiefst befriedigende Form der Ernährung.
- Sie haben kein Problem damit, auf ein Nahrungsmittel zu verzichten, das früher zu Ihren Lieblingsspeisen zählte.
- Sie können mit Freunden ausgehen, ohne dem Druck nachzugeben, etwas zu essen, nur um jemand anderen zufriedenzustellen.
- Nichts anderes als Fleisch erscheint Ihnen wie Nahrung.

Bei manchen Menschen treten diese Anzeichen innerhalb weniger Monate auf. Andere Menschen brauchen Jahre, um all diese Meilensteine zu erreichen.

Kann ich die Diät anpassen?

Jede Diät kann auf vielfältige Weise verändert werden. Puristische Befürworter einer Ernährungsweise raten davon ab, vom Plan abzuweichen, aber einige Leute nehmen grundsätzlich Anpassungen vor.

Viele Menschen schaffen es, sich jahrelang (vielleicht sogar Jahrzehnte oder ein ganzes Leben lang) hauptsächlich von fetthaltigen Fleischstücken zu ernähren und dabei satt, glücklich und so gesund wie möglich zu sein. Manche Leute weichen vielleicht einmal kurz von der Fleischfresser-Diät ab, nur um festzustellen, dass sie sich an die Diät halten müssen, um einen Rückfall in schlechte Gewohnheiten zu verhindern oder um zu vermeiden, dass verheerende Gesundheitsprobleme wiederkehren. Es ist wahrscheinlich, dass die meisten Menschen, die diese Diät ausprobieren, keine reinen Fleischfresser bleiben werden. Viele werden zwischen der carnivoren Diät und einer Standard-Diät hin- und herwechseln. Dabei werden sie sich eventuell sogar einen Großteil ihres Lebens vorwiegend fleischlich ernähren, weil ihnen klar ist, dass sie die besten Gesundheits- und Leistungsvorteile erzielen, je mehr Fleisch sie konsumieren. Aber diese Leute werden nicht zu 100 % der Zeit 100 % reine Fleischfresser sein.

Im Gegensatz zu Befürwortern des Veganismus, die oft ethische Gründe für eine rein pflanzliche Ernährung haben, tun Menschen, die sich an die Fleischfresser-Diät halten, dies aus Gesundheits- und Leistungsgründen. Menschen, die diese Ernährungsweise befolgen, versuchen nicht, Brokkoli vor dem Aussterben zu retten, oder glauben, dass sie die Welt zu einem besseren Ort machen. Es ist keine Religion oder Sekte; es ist lediglich ein Weg zu versuchen, gesünder zu sein und sich optimal zu ernähren. Viele Menschen nutzen die Fleischfresser-Diät, um Gesundheitsprobleme zu beheben – insbesondere mit ihrer Darmfunktion –, sodass sie nach und nach wieder andere Nahrungsmittel in ihre Ernährung aufnehmen können, ohne dass dies negative Auswirkungen hat. Andere Menschen verwenden eine strenge carnivore Ernährung als Gelegenheitsdiät, und wieder andere fühlen sich vielleicht optimal, wenn sie „überwiegend carnivor" leben.

Generell empfehle ich Ihnen nicht, an der Fleischfresser-Diät herumzubasteln, bevor Sie nicht alle Dämonen besiegt haben, weil Sie sonst nie aus der Anfangsphase herauskommen. Ich schlage vor, dass jeder sich mindestens ein paar Monate lang vollständig fleischlich ernährt, bevor er mit anderen Sachen experimentiert. Wenn Sie dann bereit sind, die Diät ein wenig anzupassen, können Sie die Strategien aus den folgenden Abschnitten anwenden.

Intervallfasten

Intervallfasten ist ein Versuch, den Appetit zu zügeln, und es kann bei der carnivoren Ernährung von Vorteil sein, kann aber auch zu Problemen führen. Da viele Menschen mit einer Vorgeschichte der Kalorieneinschränkung zur Fleischfresser-Diät kommen, kann das bewusste Weglassen der Nahrung bei einigen aufgrund von übermäßigem Hunger wieder zu ungesunden Verhaltensweisen führen. Den Menschen geht es meiner Meinung nach aber besser, wenn sie nicht ständig naschen. Viele Menschen essen gerne eine Mahlzeit pro Tag, was man mit einer carnivoren Diät durchaus tun kann. Tatsächlich könnte eine Fleischfresser-Diät die Ernährungsweise sein, die sich für diese Strategie am besten eignet. Sie sollten allerdings in der Lage sein, ausreichend Nahrung aufzunehmen, um Ihren Körper zu unterstützen, wenn Sie die nächsten 24 Stunden ohne Nahrung auskommen müssen. Für manche Menschen kann dies bedeuten, bei nur einer Mahlzeit am Tag ein Kilo Fleisch oder mehr auf einmal zu essen.

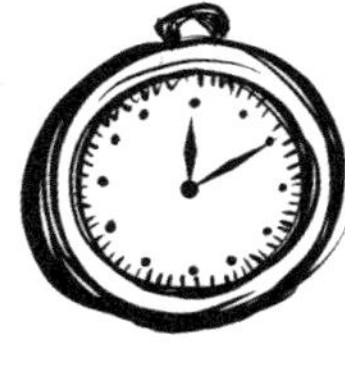

Wenn Ihr Ziel die Gewichtsabnahme ist oder Sie versuchen, über ein normales Körperfettniveau (bei Männern 10 bis 15 Prozent und bei Frauen 18 bis 24 Prozent) hinaus schlank zu werden, dann kann Intervallfasten hilfreich sein.

Ich halte es bei dieser speziellen Diät langfristig für kontraproduktiv, viel länger als 24 Stunden ohne Essen auszukommen. Wenn wir suboptimale oder potenziell toxische Nahrungsmittel zu uns nehmen, ist es oft hilfreich, unserem Körper eine Pause zu gönnen. Aber die Ernährung von Fleischfressern umfasst diese Art von Nahrung nicht. Wenn Sie also keine potenziell gesundheitsschädlichen Nahrungsmittel mehr zu sich nehmen, werden die Vorteile des Fastens wahrscheinlich abnehmen, mit Ausnahme von ungewöhnlichen Fällen.

Ich habe noch keine Daten aus Studien an fleischfressenden Tieren gesehen, die einen Nutzen des Fastens oder einer Kalorieneinschränkung zeigen. Insbesondere bei Sportlern ist es unwahrscheinlich, dass sie von langem Fasten profitieren. Dies gilt vor allem während der Wettkampfzeiten. Ich empfehle Ihnen, bei der Kombination aus Intervallfasten mit der carnivoren Ernährung vorsichtig zu sein.

Zirkadianer Rhythmus

Der zirkadiane Rhythmus in der Biologie befasst sich mit einigen der Variationen, die unsere Physiologie je nach Tageszeit beeinflussen. Bei Nachtschichtarbeitern wird häufig beobachtet, dass sie schlechtere Gesundheitsmerkmale und einen langfristig schlechteren Gesundheitszustand haben als Menschen, die tagsüber arbeiten. Es gibt immer mehr Beweise dafür, dass das Essen bei Tageslicht dem Essen in der Nacht vorzuziehen ist. Viele Menschen berichten auch von besserem Schlaf, wenn ihre letzte Mahlzeit des Tages nicht kurz vor der Schlafenszeit liegt, und besserer Schlaf führt zu vielen anderen positiven Veränderungen.

Wenn Sie eine gewisse Kontrolle darüber haben, wann Sie essen, kann eine Verlagerung des Essens auf eine frühere Tageszeit einen mäßigen Nutzen bringen. Die Realität sieht so aus, dass Sie essen sollten, wenn Sie hungrig sind, und Ihr Arbeitsplan schreibt oft vor, wann Sie Ihre Mahlzeiten einnehmen können. Wenn es möglich ist, könnte es von Vorteil sein, Ihre Essenszeiten zu verschieben. Ihr Körper wird sich höchstwahrscheinlich an Ihren neuen Zeitplan gewöhnen, und Ihr Hunger wird sich den von Ihnen gewählten Essenszeiten anpassen.

Zyklische Makronährstoff-Aufnahme

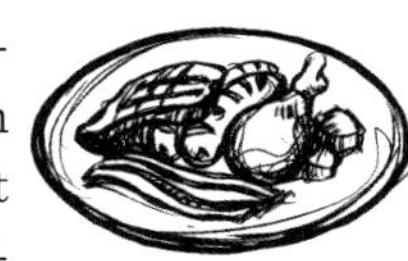

Einigen Menschen gelingt es, ihre Körperzusammensetzung zu verändern, indem sie die Makronährstoffe Fett und Eiweiß zyklisch zuführen. Sie wechseln die Tage, an denen sie mehr Protein essen, mit Tagen ab, an denen sie mehr Fett essen. Eine Person könnte zum Beispiel drei bis vier Tage lang die Eiweißaufnahme um 20 % erhöhen und dann ein oder zwei Tage lang mehr Fett essen.

Man kann diese zyklische Makronährstoff-Aufnahme in die Fleischfresser-Diät integrieren, indem man magerere Fleischstücke im Wechsel zu den fetteren Stücken isst. Denken Sie daran, dass die Ernährung weniger intuitiv wird, wenn Sie bewusst daran arbeiten, den Körperfettanteil unter das normale Niveau zu senken. Wenn Sie jedoch langsame, subtile Veränderungen vornehmen, kann Ihr Körper dies normalerweise recht gut verkraften.

Kalorien und Stoffwechsel

Sind Kalorien wichtig? Ja, das sind sie. Wenn Sie mehr Kalorien verbrennen, als Sie zu sich nehmen, dann verlieren Sie an Masse. Wie können Sie also kontrollieren, wie viele Kalorien Sie verbrennen? Und was beeinflusst Ihren Appetit, und wie viele Kalorien nehmen Sie zu sich?

Über dieses Thema wird viel diskutiert, und es gibt vehemente Befürworter für beide Lager. Können Sie Ihre Kalorienaufnahme bewusst einschränken und Ihr Aktivitätsniveau erhöhen? Das kann auf jeden Fall eine wirksame, kurzfristige Strategie sein. Wir sehen in der Fitness-Community dafür immer wieder Beweise. Gibt es Nahrungsmittel, die von Natur aus sättigender sind als andere? Auch hier lautet die Antwort ja, und die Lebensmittelindustrie ist sich dieser Tatsache sehr wohl bewusst, was durch die ständig wachsende Zahl sehr schmackhafter, aber letztlich unbefriedigender Lebensmittel belegt wird, die produziert und stark vermarktet werden. Können verschiedene Menschen die gleiche Anzahl von Kalorien zu sich nehmen und unterschiedlich viel Gewicht zu- oder abnehmen? Ja, natürlich, und es kann sogar von Zeit zu Zeit Unterschiede bei einer Person geben. Vergleichen Sie zum Beispiel eine jüngere Version von sich selbst mit der aktuellen Version. Welche von ihnen könnte mehr Kalorien zu sich nehmen, ohne zuzunehmen? Höchstwahrscheinlich war es Ihre jüngere Version.

Haben wir die Fähigkeit, unsere Stoffwechseleffizienz zu verändern? Ich glaube, dass wir sie haben, und ich glaube auch, dass die carnivore Ernährung diese Fähigkeit zum Teil fördert. Die Vorteile der Fleischfresser-Diät für den

Zusammensetzung des Körpers eines Fleischfressers
(nicht empfohlen, bis sie gut an die Ernährung angepasst sind)

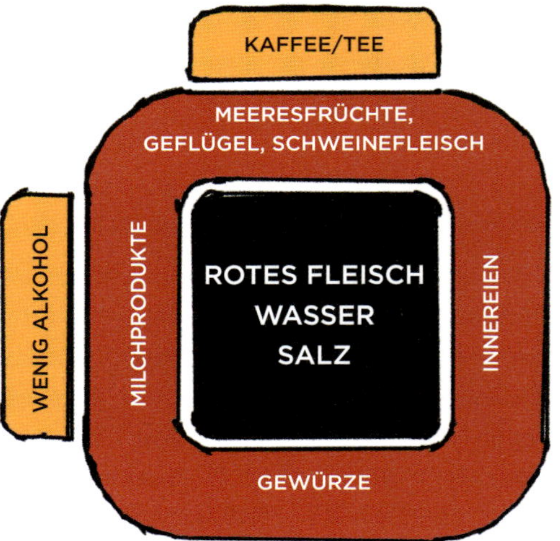

Tage mit hohem Protein- und niedrigem Fettgehalt im Wechsel mit Tagen mit hohem Fettgehalt. Zusätzlich einen Fastenplan in Betracht ziehen

Abbildung 8.2
Körperzusammensetzung

Stoffwechsel sind wahrscheinlich auf eine verbesserte Insulinsensitivität, Verbesserungen bei anderen Hormonen sowie zelluläre und mitochondriale Verbesserungen zurückzuführen. Wenn eine Person, die auf die Fleischfresser-Diät umsteigt, mehr Nahrung zu sich nehmen und ein gesundes Gewicht halten kann, ähnlich zu dem, was diese Person in jungen Jahren tun konnte, dann ist sie wahrscheinlich stoffwechseltechnisch normal. Eine kürzlich durchgeführte einjährige 12 Millionen Dollar Harvard-Studie hat gezeigt, dass Menschen mit einer kohlenhydratarmen Ernährung im Vergleich zu einer kohlenhydratreicheren Ernährung rund 250 zusätzliche Kalorien pro Tag zu sich nehmen können und dabei zuvor abgenommenes Gewicht nicht wieder zunehmen. Darüber hinaus belegen zahlreiche Studien, dass mit steigendem Proteinverbrauch auch die Stoffwechselrate zunimmt.

Ich sehe oft Menschen, die sich an die carnivore Diät halten und angeben, dass sie viel mehr Kalorien durch Fleisch zu sich nehmen, als sie vorher insgesamt gegessen haben, aber immer noch an Gewicht verlieren. Ich bezweifle nicht, dass dies vorkommen kann, es hat wahrscheinlich mit Verbesserungen bei einigen Ineffizienzen des Körpers zu tun. Außerdem ist es besonders schwierig, Eiweiß metabolisch in Fett umzuwandeln. Die Mitochondriendichte kann durch Diät, Bewegung, seltene Nahrungsaufnahme und andere Methoden verbessert werden. Mehr Mitochondrien zu haben, bedeutet im Allgemeinen eine bessere Effizienz und Stoffwechselgesundheit. Wenn Sie unbedingt ein sehr niedriges Niveau an Körperfett erreichen wollen, kann eine Kombination aus zyklischer Makronährstoff-Aufnahme und einer leichten Kalorienreduktion oder einer Steigerung der Aktivität hilfreich sein.

Ein starker Appetit ist ein gutes Zeichen für Gesundheit, insbesondere wenn er nicht zu einer Zunahme des Körperfetts führt. Sobald eine Person dieses Niveau der metabolischen Normalität erreicht hat, erzielt sie meiner Meinung nach das, was wir auch in der Sport- und Fitnessgemeinschaft se-

Carnivore Ernährung/Sportler

MEERESFRÜCHTE, GEFLÜGEL, SCHWEINEFLEISCH
Stärke-/Ballaststoff-arme Früchte oder andere Kohlenhydrate, wie sie bei *ausgewählten* Trainingseinheiten und vom Verdauungssystem vertragen werden
MILCHPRODUKTE
ROTES FLEISCH
WASSER
SALZ
INNEREIEN
KAFFEE/TEE/ WENIG ALKOHOL
GEWÜRZE

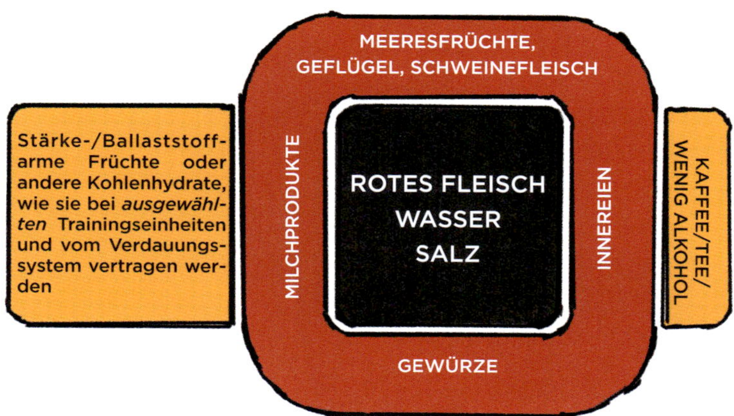

Abbildung 8.3 Carnivore Ernährung ähnelt sportlicher Leistung

hen, nämlich eine vorhersehbarere Reaktion auf Makronährstoffzusammensetzungen und Kalorienzufuhr.

Sporadischer Einsatz der Fleischfresser-Diät

Für einige Menschen – insbesondere für diejenigen, die keine nennenswerten Schwierigkeiten mit Nahrungsmittelsüchten, Heißhungerattacken oder größeren Gesundheitsproblemen haben – könnte eine zyklische Befolgung der Fleischfresser-Diät eine gute Option sein. Diese Diät eignet sich gut als Eliminationsdiät. Menschen, die Probleme mit Nahrungsempfindlichkeiten oder der Darmgesundheit haben und auf die Fleischfresser-Diät umsteigen, können damit das problematische Nahrungsmittel eliminieren. Wenn diese Empfindlichkeiten nach einer längeren Zeit der fleischlichen Ernährung verschwunden sind, kann die Person oft ohne negative Auswirkungen wieder mit dem Verzehr anderer Nahrungsmittel beginnen. Wenn Sie zu dieser Personengruppe gehören, ist das großartig; kein Fleischfresser wird Ihnen vorschreiben, dass Sie die Blaubeere oder das Stück dunkle Schokolade nicht essen sollen. Sie müssen jedoch ehrlich zu sich selbst sein. Denken Sie daran, dass keines der anderen Nahrungsmittel für ein gesundes Leben erforderlich ist. Fleisch ist die Grundlage Ihrer Ernährung. Wenn Sie sich dafür entscheiden, andere Lebensmittel zu Ihrer Ernährung hinzuzufügen, sollten Sie sehr objektiv über deren Wirkung Bescheid wissen.

Ich empfehle Ihnen, sich an Lebensmittel, die aus nur einer Zutat bestehen, zu halten, wenn Sie wieder Nahrungsmittel in Ihre Ernährung aufnehmen. Versuchen Sie, eine bestimmte Nahrung zu essen, und warten Sie dann mehrere Tage, um die Wirkung dieser Nahrung zu beurteilen. Es kann sehr

Wiedereinführung von Nahrungsmitteln

EIN BESTIMMTES NAHRUNGSMITTEL NACH DEM ANDEREN

ÜBER 1 ODER 2 WOCHEN
Seien Sie hinsichtlich der Ergebnisse objektiv

Unterscheiden Sie zwischen Darmanpassung und tatsächlichen Krankheitssymptomen

3 BIS 5 VERSUCHE

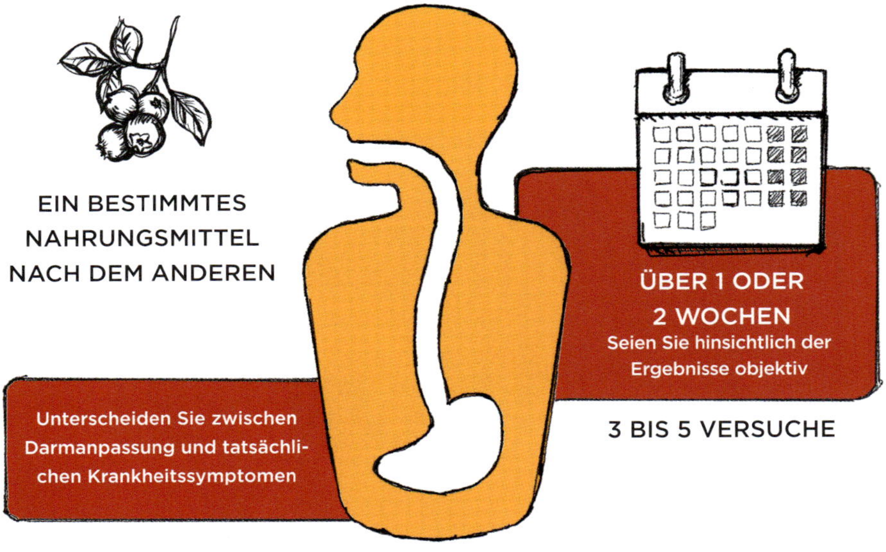

Abbildung 8.4 Wiedereinführung von Nahrungsmitteln

gut sein, dass drei oder mehr Versuche nötig sind, um ein gutes Gefühl dafür zu bekommen, was passiert. Einige unerwünschte gastrointestinale Wirkungen können einfach auf ein schlecht vorbereitetes gastrointestinales Mikrobiom zurückzuführen sein.

Nehmen wir zum Beispiel an, Sie sind seit sechs Monaten ein strenger Fleischfresser und haben sich um all Ihre Gesundheitsprobleme gekümmert. An diesem Punkt würden Sie gerne versuchen, gelegentlich ein paar Beeren zu essen. Ich schlage vor, dass Sie an einem Tag eine kleine Menge essen. Schreiben Sie objektiv alle negativen oder positiven Ergebnisse dieses Versuchs auf. Warten Sie drei oder vier Tage und wiederholen Sie dann den Prozess. Vergleichen Sie die Ergebnisse der beiden Versuche. Wenn Sie die Beeren zu vertragen scheinen, können Sie die Menge anpassen. Eventuell stellen Sie fest, dass eine kleine Menge in Ordnung, aber eine größere Menge problematisch ist.

In den meisten Fällen können Menschen, die über einen längeren Zeitraum strenge Fleischfresser waren, die Auswirkungen ihrer Ernährung auf ihre Gesundheit, ihre Stimmung, ihre Haut, ihre Gelenkschmerzen, ihre Verdauung usw. recht gut einschätzen. Nach mehrwöchigen oder monatelangen Versuchen mit verschiedenen Lebensmitteln sollten Sie eine Liste wünschenswerter und gesundheitsfördernder (oder zumindest gesundheitsneutraler) Lebensmittel haben, die Sie regelmäßig oder zyklisch in Ihre Ernährung aufnehmen können. Wenn sechs Monate vergehen und Sie sich etwas schlechter fühlen, können Sie wieder einen Ausgangszustand herstellen, indem Sie sich erneut rein fleischlich ernähren. Überraschenderweise neigen die meisten Menschen, die einmal von einer strengen Fleischfresser-Diät abweichen, dazu, sich danach ziemlich genau an den Plan zu halten, weil sie wissen, wie kraftvoll und befriedigend diese Ernährung ist. Mit anderen Worten: Es ist sehr unwahrscheinlich, dass ein strenger Fleischfresser schließlich als Veganer enden wird, auch wenn das Gegenteil häufig der Fall ist.

Sollte ich Gesundheitsmarker überwachen?

Wenn Menschen sich in irgendeiner Form kohlenhydratarm ernähren, überprüfen sie häufig bestimmte Dinge durch Bluttests, um die Auswirkungen der Ernährung zu überblicken. Bluttests liefern wichtige Daten und können oft bei der Behebung problematischer Gesundheitsprobleme helfen. Bevor ich auf einige der üblichen Beobachtungen eingehe, die ich über die Fleischfresser-Diät gemacht habe, möchte ich ein paar Dinge relativieren.

Wenn Sie sich Blut abnehmen lassen, ist sein Inhalt repräsentativ für das, was in genau diesem Moment über Ihr Blut transportiert wird. Viele, wenn nicht sogar die meisten der Dinge, die im Blut gemessen werden, können sich wöchentlich, täglich, stündlich und sogar kurzzeitig ändern. So kann sich zum Beispiel der Cholesterinspiegel im Blut innerhalb weniger Tage dramatisch verändern, Hormone können sich stündlich verschieben, und Leberenzyme oder Entzündungsmarker können je nach Aktivität oder körperlicher Betätigung nach oben oder unten gehen. Die Laborwerte können durch viele Dinge erheblich beeinflusst werden, darunter Stress, Schlaf, Krankheit, Aktivität, Bewegung, Wetter, Temperatur, Tages- und Jahreszeit. Der Versuch, einen bestimmten Laborwert ausschließlich auf die Ernährung zurückzuführen, kann daher problematisch sein. Denken Sie daran, dass der Mensch ein komplexes System ist. Wenn Sie sich auf eine isolierte Variable aus einer einzigen oder einigen wenigen Laborstudien konzentrieren, sehen Sie oft den Wald vor lauter Bäumen nicht. Ich sage nicht, dass Sie einen bestimmten Laborwert ignorieren sollten, Sie sollten ihn stattdessen im Kontext des gesamten Systems betrachten.

Nehmen wir zum Beispiel an, mein Blutzuckerspiegel liegt im Normbereich. Das mag eine gute Sache sein, es kann aber auch bedeuten, dass ich zu viel Insulin produziere, um ihn normal zu halten. Woher kann ich wissen oder was kann mich zu der Vermutung veranlassen, dass es erhöht ist? Welche systembedingten Anhaltspunkte könnten mir einen Hinweis geben, um weiterzusuchen? Es könnte ja auch sein, dass mein Blutdruck etwas zu hoch ist, ich zu viel Bauch habe oder ich schlechte Laune habe.

Genauso wie die auf der Ernährungswissenschaft basierenden empfohlenen Tagesdosen anhand einer Bevölkerung erstellt wurden, die durch den Verzehr einer kohlenhydratreichen, getreidebasierten Ernährung krank war, basieren viele der üblichen Laborreferenzbereiche auf derselben Bevölkerung. Wir verfügen über keine guten Referenzbereiche für die Bevölkerungsgruppen, die sich kohlenhydratarm und fleischlich ernähren. Vor diesem Hintergrund möchte ich einige der Bereiche nennen, in denen die Laboruntersuchungen für carnivore Menschen von denen für die allgemeine Bevölkerung abweichen können.

Blutfettwerte

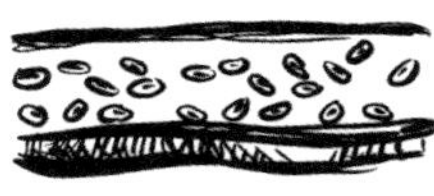

Blutfett bereitet sowohl den Patienten als auch ihren Ärzten wahrscheinlich die größte Sorge. Zunächst einmal sind die Blutfettwerte dynamisch; sie können innerhalb weniger Tage ziemlich stark schwanken. Ihr Gesamtcholesterin am Mittwoch kann am darauffolgenden Dienstag bemerkenswert anders sein. Nehmen wir einmal an, dass die Zahlen, die Sie erhalten, einen Tagesdurchschnitt darstellen. (Diese Annahme ist jedoch wahrscheinlich falsch.) Wenn wir uns die Lipidzahl bei einer carnivoren Diät ansehen, finden wir oft ein erhöhtes Gesamt- und LDL-Cholesterin. Das ist nicht immer der Fall, denn oft wird das LDL/Gesamtcholesterin weitgehend unverändert oder sogar niedriger sein. Nachdem ich ein Jahr lang die carnivore Diät befolgt hatte, unterschieden sich meine LDL- und Gesamtcholesterin-Werte im Großen und Ganzen nicht sehr von denen, die ich einige Jahre zuvor hatte, als meine Ernährung viel kohlenhydratlastiger gewesen war. Mein Gesamtcholesterin lag bei etwa 200 und mein LDL-Wert bei etwa 140.

Besonders während einer Phase der Gewichtsabnahme können die Blutfettwerte schwanken, da sie Teil eines Gesamtenergiehaushalts und eines Versorgungssystems sind. Mit anderen Worten: Ihre Blutfette können den akuten Energiebedarf Ihres peripheren Gewebes widerspiegeln. Wenn Ihr System gut mit Energie versorgt ist (Sie befinden sich in einem guten Ernährungszustand), ist Ihre Leber nicht gezwungen, mehr Energie über die Blutfette abzugeben. Ein hoher Cholesterinspiegel kann beunruhigend sein, weil wir traditionell glauben, dass erhöhte Cholesterinwerte ein Risikofaktor für Herz-Kreislauf-Erkrankungen in der Allgemeinbevölkerung sind. Diese Theorie basierte auf großen Bevölkerungsumfragen. Die Frage, auf die wir keine Antwort haben, lautet nun jedoch, ob sie auf alle Bevölkerungsgruppen gleichermaßen zutrifft, insbesondere auf Menschen, die ansonsten objektiv sehr gesund sind.

Ein weiterer häufiger Befund bei Fleischfressern ist eine allgemeine Tendenz zu einem erhöhten HDL, dem sogenannten guten Cholesterin, und generell zu niedrigeren Triglyceriden. Grundsätzlich geht man davon aus, dass ein höheres HDL und niedrigere Triglyceride eine Verbesserung des kardiovaskulären Risikos darstellen. Dies ist jedoch nicht absolut, insbesondere was das HDL betrifft. Wie ich bereits erwähnt habe, ist es wichtig, dass Sie sich darüber im Klaren sind, dass große Energieverschiebungen und Gewichtsabnahmen, vor allem zu Beginn einer Umstellung auf die carnivore Ernährung, für unerwartete Zahlen verantwortlich sein können, beispielsweise höhere Triglyceride als erwartet. Ich schlage oft vor, dass Menschen nach Einführung der Diät sechs Monate oder länger warten sollten, bevor sie Routinelaboruntersuchungen durchführen lassen, es sei denn, es gibt einen zwingenden Grund, dies früher zu tun, zum Beispiel um eine Krankheit zu behandeln.

Sie können ein weitergehendes Blutfett-Screening durchführen lassen, um mehr Informationen über die Anzahl der Lipidpartikel, die Größe und spezielle Partikel zu erhalten. Sie müssen jedoch bedenken, dass diese Dinge dynamisch sind und sich oft im Fluss befinden, und die Forschung über ihre Bedeutung noch keine Einigkeit erzielt hat.

Die Messwerte herkömmlicher Blutfetttests können zur Risikostratifizierung verwendet werden, und für die meisten Menschen sind diese bei der Risikoidentifizierung tendenziell hilfreicher als die bloße Betrachtung eines einzelnen LDL- oder Gesamtcholesterinwertes – dies gilt zumindest für die Allgemeinbevölkerung. Wenn wir den Körper als ein System betrachten, dann können wir besser verstehen, wie die Dinge ablaufen. Ein weiterer Marker, den einige gerne verwenden und von dem einige glauben, dass er das Lipidsystem widerspiegelt, ist das sogenannte *Restcholesterin*, das berechnet wird, indem das Gesamtcholesterin bestimmt und sowohl HDL als auch LDL davon subtrahiert werden. Im Allgemeinen gilt: Je niedriger der Restcholesterinwert, desto besser. Das Triglycerid/HDL-Verhältnis ist ebenfalls ein zu berücksichtigender Marker, wobei dies viele für einen besseren Marker des kardiovaskulären Risikos halten als einen einzelnen LDL-Messwert.

Glukose

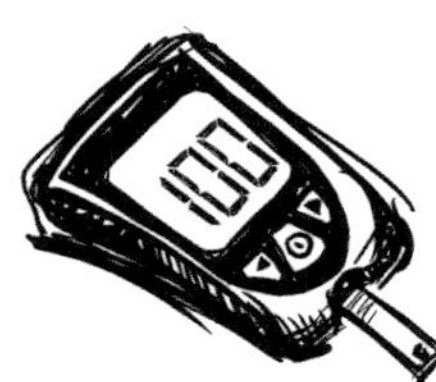

Die Glukosekontrolle ist wichtig, und im Allgemeinen führt die carnivore Ernährung tendenziell zu sehr gut kontrollierten Glukosewerten. Wenn Sie über Glukose sprechen wollen, müssen Sie sich unbedingt über Ihren Insulinstatus im Klaren sein. Betrachten Sie nämlich einen Blutzuckermesswert isoliert, lassen Sie einen Großteil der Blutzuckerkontrolle, des potenziellen Diabetes und anderer chronischer Krankheitsrisiken aus. Wenn Sie sich über Herzkrankheiten Sorgen machen, ist die Insulinsensitivität einer der wichtigsten veränderbaren Risikofaktoren, die Sie berücksichtigen sollten. Sie steht dem Rauchen in nichts nach und ist weitaus wichtiger als der relative Cholesterinspiegel. Sie können einen Nüchtern-Insulinspiegel mit einem Nüchtern-Glukosespiegel verwenden, um einen sogenannten HOMA-IR-Index zu berechnen, der eine vernünftige Messung der Insulinsensitivität ist. Auch hier gilt: Je niedriger dieser Wert ist, desto besser. Seien Sie sich nur bewusst, dass sowohl Glukose als auch Insulin, wie alle Werte, täglich oder stündlich schwanken können.

Andere Methoden zur Berechnung der Insulinsensitivität sind ein Triglycerid/Glukose-Index und ein LPIR-Score unter Verwendung einer Kombination von fortschrittlichen Lipoprotein-Testberechnungen. Ein vernünftiges Proxy-Maß für die Insulinsensitivität ist ein einfaches Verhältnis zwischen Taillenumfang und Körpergröße.

Im Allgemeinen führt eine carnivore Ernährung langfristig zu einer verbesserten Insulinsensitivität, unabhängig davon, welche dieser Methoden Sie zur Beurteilung verwenden. Der Glukosewert bleibt bei Menschen, die sich carnivor ernähren, tendenziell stabil, da die Glukose, die der Körper verbraucht, nicht aufgenommen wird. Sie wird hauptsächlich aus Protein, einer kleinen Menge Fett und einigen wenigen anderen Quellen, wie zum Beispiel Laktat, über einen Prozess hergestellt, der allgemein als Glukoneogenese bezeichnet wird. Eines der häufigeren Missverständnisse in Bezug auf die Glukoneogenese ist, dass sie substratgetrieben ist – das heißt, wenn viel Protein vorhanden ist, dann wird auch viel Glukose gebildet. In der Praxis geschieht das in der Regel nicht, und wir sehen, dass die Glukoneogenese in erster Linie ein nachfrageorientierter Prozess ist, sodass das Glukoseangebot eng mit der Nachfrage übereinstimmt. Die Glukoneogenese ist wahrscheinlich der genaueste Weg, um die Glukoseregulierung zu steuern. Langfristig führt sie zu gut kontrollierten und stabilen Blutzuckerwerten. Menschen mit Typ-1- oder Typ-2-Diabetes stellen zudem fest, dass sie langfristig eine ausgezeichnete Blutzuckereinstellung erzielen, auch wenn es einige Monate dauern kann, bis sich der Wert normalisiert.

Auf eines möchte ich hinweisen: Manche Menschen werden im Laufe der Zeit feststellen, dass ihre durchschnittliche Glukosekonzentration leicht ansteigt, aber auf diesem höheren Niveau stabil bleibt. Dies ist ein weiterer Grund, die Beziehung zu Insulin unter diesen Umständen zu betrachten, denn es wird immer deutlicher, dass Insulin die diabetische Pathophysiologie möglicherweise stärker beeinflusst als den Blutzuckerspiegel. Tatsächlich ist es möglich, „normale" Blutzuckerwerte zu haben, aber aufgrund der hohen Insulinspiegel können wir beginnen, das Auftreten von diabetischen Gewebeschäden zu erkennen.

Leberfunktion

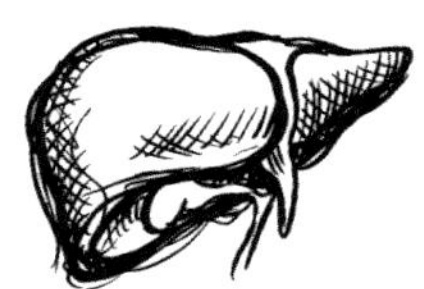

Leberfunktionsstudien sind bei Menschen, die sich carnivor ernähren, in der Regel normal, und die Annahme, dass ein erhöhter Proteingehalt die Leber schädigt, beruht auf einem Trugschluss. NAFLD (nicht-alkoholische Fettleberkrankheit) ist eine immer häufiger gestellte Diagnose. Glücklicherweise wissen wir aus Beobachtungen von Fleischfresser-Populationen und durch Extrapolation von Daten aus kohlenhydratarmen Studien, dass eine Fleischfresser-Diät dieses Problem in der Regel verbessert. Leberfunktionstests können aus verschiedenen Gründen leicht erhöht sein, und wenn Sie sie auswerten lassen, sollten Sie sich der gutartigen Gründe für ihre Erhöhung bewusst sein. Einer der häufigeren Gründe ist die intensive körperliche Anstrengung vor dem Test, die bis zu einer Woche lang zu leichten Schwankungen dieser Enzyme führen kann.

Entzündungen

In ähnlicher Weise können Entzündungsmarker wie C-reaktives Protein nach sportlicher Betätigung oder anderen akuten Belastungen des Körpers vorübergehend erhöht sein. Dieser Marker und andere Entzündungswerte können als Risikofaktoren für die Vorhersage von kardiovaskulären oder anderen Erkrankungsmöglichkeiten verwendet werden. Wieder einmal scheint es, dass eine carnivore Ernährung tendenziell zu niedrigen Konzentrationen von Entzündungsmarkern führt.

Nierenfunktion

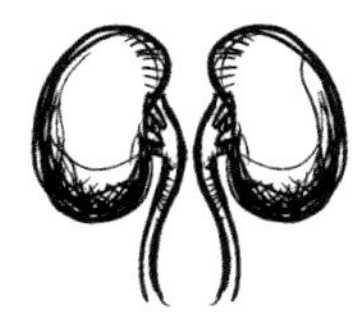

Die Nierenfunktion ist oft ein Grund zur Besorgnis bei einer proteinreichen Ernährung, aber diese Besorgnis beruht auf Daten aus Tierstudien, die nicht auf den Menschen übertragbar sind. Im Allgemeinen ist man sich einig, dass eine proteinreiche Ernährung die Nieren nicht schädigt. Einige Menschen sind immer noch besorgt, dass eine bereits geschädigte Niere bei einem höheren Proteingehalt schneller versagen kann, aber die Datenlage dazu ist bestenfalls dürftig. Uns liegen einige Berichte über eine verbesserte Nierenfunktion bei Menschen vor, die eine Fleischfresser-Diät befolgt haben. Wenn Ihre Nierenfunktion beeinträchtigt ist und Sie befürchten, dass die Aufnahme von zu viel Protein während einer carnivoren Ernährung problematisch sein könnte, sollten Sie die Funktion über die Zeit überprüfen lassen.

Im Rahmen der Diskussion über die Nierenfunktion möchte ich ein paar Laborwerte ansprechen, von denen wir erwarten könnten, dass sie erhöht sind, die aber wahrscheinlich nicht auf ein Problem hinweisen. Der Laborparameter für Blut-Harnstoff-Stickstoff ist bei einer proteinreichen Ernährung oft erhöht, was aber nicht bedeutet, dass es ein Problem mit der Nierenfunktion gibt. Dieses Ergebnis ist höchstwahrscheinlich eine normale Folge eines erhöhten Proteinanteils in der Nahrung. Wenn es einen anderen Grund zur Besorgnis gibt, wie zum Beispiel Schmerzen oder eine abnehmende GFR (glomeruläre Filtrationsrate), dann können Sie formellere Tests durchführen lassen. Dasselbe gilt für den Serumkreatininspiegel, der aus ähnlichen Gründen ebenfalls leicht erhöht sein kann.

Hormonspiegel

Die Schilddrüsenfunktion wird im Allgemeinen durch die carnivore Ernährung verbessert. Wir haben auch Verbesserungen bei autoimmunbedingten Problemen wie Hashimoto-Thyreoiditis beobachtet. Interessant ist, dass die Schilddrüsenhormonwerte, vor allem der T3-Spiegel, zwar niedrig erscheinen mögen, die klinische Funktion aber gut ist. Dies deutet wahrscheinlich auf einen verminderten Bedarf für die Zirkulation des Hormons oder eine erhöhte Rezeptorempfindlichkeit hin. Daher sollten Sie bei fehlender klinischer Notwendigkeit keine Nahrungsergänzungsmittel benötigen.

In ähnlicher Weise neigen die Fortpflanzungshormone dazu, sich zu normalisieren und optimal zu funktionieren, wenn Menschen eine carnivore Ernährung einhalten. Es ist sehr wichtig, die klinische Funktion zu berücksichtigen, wenn wir bestimmte Hormonspiegel beurteilen. Die meisten Frauen berichten über eine erhöhte Regelmäßigkeit des Menstruationszyklus und den Wegfall von Problemen wie Amenorrhoe oder Dysmenorrhoe (schmerzhafte oder fehlende Regelblutungen). Darüber hinaus kam es bei vielen Frauen zur Auflösung des polyzystischen Ovarialsyndroms (PCOS) und zur Wiederherstellung der Fruchtbarkeit.

Sowohl Männer als auch Frauen stellen Verbesserungen der Libido und der klinischen Testosteronfunktion fest, wenn sie eine Fleischfresser-Diät einhalten, insbesondere nachdem sie die Anpassungsphase hinter sich gelassen haben. Viele Männer haben über einen Anstieg des Serum-Testosteronspiegels berichtet, was aber nicht immer der Fall ist. Im Allgemeinen verbessert sich die klinische Testosteronfunktion aber, und es gibt damit verbundene Verbesserungen der Stimmung, der sexuellen Funktion, der morgendlichen Erektionen, der körperlichen Leistungsfähigkeit, der Erholung von körperlicher Anstrengung und der Körperzusammensetzung.

Eisenwerte

Eine weitere theoretische Sorge, die sich in der Praxis nicht zu bestätigen scheint, ist die Sorge vor einer Eisenüberladung. Eisenmangel ist eine der häufigsten Mangelerscheinungen auf der Welt. Eine carnivore Ernährung ist zweifellos der wirksamste Weg, diesem Problem vorzubeugen, da sie einen enorm hohen Gehalt an bioverfügbarem Hämeisen aufweist. Andererseits wird zu viel Eisen, insbesondere wenn es in überschüssigen Mengen im Gewebe gespeichert ist, mit einigen Gesundheitsproblemen in Verbindung gebracht, wie zum Beispiel Diabetes, Herz- oder Lebererkrankungen.

Glücklicherweise scheinen überschüssige Eisenkonzentrationen bei der carnivoren Ernährung in keinem signifikanten Ausmaß aufzutreten. Wahrscheinlich tragen zugrunde liegende Stoffwechselerkrankungen und Entzündungszustände zur überschüssigen Eisenspeicherung bei. Im Allgemeinen verbessert eine carnivore Ernährung diese Zustände, was der Grund dafür sein könnte, dass hohe Speicherwerte, wie sie durch Serum-Ferritin bestimmt werden, kein Problem darzustellen scheinen, obwohl Fleischfresser eine relativ hohe Eisenaufnahme haben.

Eine Ausnahme bilden Personen, die von erblicher Hämochromatose betroffen sind, was zu Problemen bei der Eisenspeicherung führen kann. Bis jetzt habe ich noch niemanden mit dieser Erkrankung getroffen, der Probleme mit der Diät hatte. Wenn Sie jedoch an hereditärer Hämochromatose leiden, lohnt es sich, diese genau zu beobachten. Blutspenden können dabei helfen, das Problem auszugleichen, wenn der Gesamtnutzen der Diät für Sie positiv ist.

Diverse Gesundheitsmarker

Im Allgemeinen können Sie davon ausgehen, dass sowohl die Anzahl der roten als auch die der weißen Blutkörperchen innerhalb der normalen Bereiche liegt. Es ist jedoch möglich, dass die Anzahl der weißen Blutkörperchen etwas geringer ist, was mit einem allgemein niedrigeren Entzündungszustand verbunden sein kann.

Die Serum-Elektrolytwerte wie Natrium, Kalium, Chlorid, Kalzium und Magnesium sind in der Regel normal. Unser Körper leistet ziemlich gute Arbeit, um diese in relativ engen physiologischen Bereichen zu halten.

Einige Menschen äußern die Befürchtung, dass die carnivore Ernährung zu einem sauren Milieu führen kann; unser Blut-pH-Wert wird jedoch gut kontrolliert und sehr streng reguliert. Solange wir funktionierende Lungen und Nieren haben, können wir den pH-Wert unseres Blutes genau dort halten, wo er sein muss, unabhängig von der aufgenommenen Nahrung.

Die Besorgnis über Säuren, die Mineralien aus unseren Knochen zu Pufferzwecken auslaugen, ist unbegründet. Eine proteinreiche Ernährung führt letztlich zu einer langfristig besseren Knochengesundheit, insbesondere weil unsere Knochen zu etwa 40 % aus Protein bestehen.

Wo ich gerade von unbegründeten Bedenken spreche: Der Glaube, dass sich eine bestimmte Blutgruppe besser für den Fleischkonsum eignet, ist unbegründet. Ich habe Hunderte von Menschen, die sich carnivor ernähren, befragt, und sie haben keine bestimmte gemeinsame Blutgruppe. Die Häufigkeit der Blutgruppen bei Fleischfressern weist im Großen und Ganzen die gleiche relative Häufigkeit auf wie in der Allgemeinbevölkerung. Grundsätzlich gilt: Wenn Ihr Blut rot ist, kommen Sie mit einer fleischlichen Ernährung gut zurecht. Der Verzehr von Fleisch ist eine aus alten Zeiten beibehaltene Fähigkeit, die von allen Menschen geteilt wird und wahrscheinlich viele Millionen Jahre zurückreicht.

Einige andere genetische Situationen, die möglicherweise dazu führen, dass Menschen über die Eignung der Ernährung besorgt sind, sind Probleme mit dem APOE4-Genstatus, der mit dem Auftreten von Alzheimer-Demenz in Verbindung gebracht wird, sowie mit dem MTHFR-Genstatus, der die Fähigkeit einer Person beeinträchtigt, Homocystein in Methionin umzuwandeln. Diese beiden Erkrankungen sind nicht allzu selten, sodass es unwahrscheinlich ist, dass der Verzehr von Fleisch bei normaler Stoffwechselgesundheit in diesen Situationen zu einem langfristigen negativen Ergebnis führt. Es ist in solchen Fällen vernünftig, den Homocysteinspiegel bei MTHFR und die Insulinsensitivität auf der Grundlage des APOE4-Status zu überwachen.

Für wen ist die Diät sicher?

Kann eine Frau eine normale Schwangerschaft haben, wenn sie sich vollständig carnivor ernährt? Die kurze Antwort lautet ja. Es gibt unzählige Beispiele von Frauen, die dies in der heutigen Zeit praktiziert haben, und natürlich wissen wir, dass Frauen dies über Tausende von Jahren getan haben. Es ist sicherlich sinnvoll, Ihren Frauenarzt auf Ihre Ernährung aufmerksam zu machen, damit Sie alle empfohlenen Nahrungsergänzungsmittel oder andere Lebensmittel, die Sie während Ihrer Schwangerschaft benötigen, ergänzen können. Nach der Geburt des Kindes verläuft das Stillen im Allgemeinen gut, und Probleme beim Stillen treten offenbar nicht häufig auf. Wenn Sie sich mitten in der Schwangerschaft befinden, kann eine abrupte Ernährungsumstellung jedoch belastend sein. Ich empfehle Ihnen dann, nur eine allmähliche Umstellung zur carnivoren Diät vorzunehmen.

Auch Kinder können die Fleischfresser-Diät befolgen. Sicherlich haben sie diesen Ernährungsstil im Laufe der Geschichte ohnehin befolgt. Kinder haben keine anderen Ernährungsbedürfnisse als Erwachsene. Mit anderen Worten: Kinder benötigen die gleichen grundlegenden Dinge wie wir.

Kinder können mit der fleischlichen Ernährung anfangen, sobald sie von der Muttermilch entwöhnt sind. Sie können damit beginnen, indem sie beim

Zahnen auf Knochen kauen und später fein geschnittenes oder püriertes Fleisch zu essen bekommen. Natürlich müssen Sie wachsam sein und Vorsicht walten lassen, um sicherzustellen, dass keine Erstickungsgefahr auftritt.

Es ist oft schwierig, die Ernährung von Kindern zu kontrollieren, wenn sie mit Gleichaltrigen interagieren. Und ehrlich gesagt sollten Kinder die Wahl haben, was sie essen, schließlich werden sie sowieso ihre eigenen Entscheidungen treffen. Es hilft, sie sehr früh über die Vorteile und möglichen Probleme bei der Wahl der Lebensmittel aufzuklären. Manchmal entscheiden sich meine Kinder dafür, voll carnivor zu essen, und ich rate ihnen ganz sicher nicht davon ab. Ich sorge dafür, dass sie immer Zugang zu vielen gut zubereiteten Fleischgerichten haben, die sie gegenüber anderen Nahrungsmitteln bevorzugen. Wenn sie, nachdem sie ihr Fleisch gegessen haben, noch etwas anderes essen wollen, wie Obst, Gemüse oder andere ähnliche Vollwertnahrungsmittel, halte ich sie nicht davon ab. Ich versuche zu vermeiden, dass sie Zugang zu verarbeiteten, zuckerhaltigen Lebensmitteln, Pflanzenölen und raffinierten Getreideprodukten haben. Wenn sie zu Geburtstagsfeiern oder anderen „Junkfood"-Veranstaltungen gehen, schicke ich sie normalerweise mit vollem Magen aus dem Haus, um die Versuchung zu minimieren, einen Haufen Müll zu essen. Ich kenne auch andere Familien mit Kindern, die sich ausschließlich carnivor ernähren, und den Kindern scheint es gut zu gehen.

Können auch Sportler eine carnivore Ernährung einhalten? Auch hier lautet die Antwort, dass dies wunderbar funktioniert. Zum Beispiel hat der Weltklasse-Athlet Owen Franks, der für das neuseeländische Rugby-Team All Blacks spielte, eine Fleischfresser-Diät eingeführt. Sein Leistungsniveau hat sich danach verbessert, und er hat ein höheres Maß an Kraft und schlanker Körpermasse festgestellt. Auch meine sportliche Leistung hat sich ziemlich deutlich verbessert, und ich konnte drei Weltrekorde im Indoor-Rudern und sechs amerikanische Rekorde aufstellen, seit ich vollständig carnivor bin.

Zahlreiche hochrangige Athleten aus verschiedenen Sportarten, darunter auch Olympioniken, ernähren sich carnivor. Zu den Sportarten gehören Gewichtheben, Powerlifting, Mixed Martial Arts, Jiu-Jitsu, CrossFit, Radsport, Marathonlauf, Baseball, Rudern, Kugelstoßen und Rugby. Alle Sportler, die auf die Fleischfresser-Diät umgestellt haben, berichten über eine deutliche Verbesserung der Gesamtleistung, eine verbesserte Regeneration und eine schnelle Heilung von Verletzungen. Allerdings stellen einige Athleten während der Übergangsphase einen Leistungsabfall fest, der oft mit Unterernährung oder der Notwendigkeit, sich an die Ernährung anzupassen, zusammenhängt. Diese Phase kann mehrere Wochen bis mehrere Monate dauern; die Dauer hängt dabei von der Sportart und der vorherigen Ernährungsstrategie des Athleten ab. Eine Person, die von einer kohlenhydratreichen Ernährung ausgeht und eine stark glykolytisch anspruchsvolle Sportart wie CrossFit oder Radfahren ausübt, braucht beispielsweise länger, um sich anzupassen als andere Sportler. Einer Person, die sich zuvor ketogen ernährt hat und Powerlifting betreibt, könnte die Umstellung leichter fallen.

Gibt es Kontroversen bei der rein fleischlichen Ernährung?

Selbst bei der wohl einfachsten Ernährung, die es je gab, gibt es immer noch einige Kontroversen. Zu den Themen, die am häufigsten diskutiert werden, gehören Innereien, der Verzehr von rohem Fleisch und die Überlegenheit von Weidefleisch. Im Gesamtbild sind dies kleinere Probleme, wenn man sie mit den Aspekten vergleicht, die bei fast jeder anderen Standard-Diät auftreten. Ich möchte sicher nicht bestreiten, dass diese Variablen für Einzelpersonen einen merklichen Unterschied machen können (entweder gut oder schlecht), aber ich sehe nicht genug Beweise, um eine pauschale Empfehlung für alle auszusprechen.

Innereien

Innereien sind eine extrem nährstoffreiche Nahrungsquelle. Es ist unwahrscheinlich, dass irgendein anderes Nahrungsmittel hinsichtlich der Gesamtnährstoffdichte und Bioverfügbarkeit mit Innereien wie Rinderleber mithalten kann. Wenn es Ihrer Ernährung an Nährstoffen mangelt, können Innereien ein hervorragendes Mittel sein, um Sie wieder auf Vordermann zu bringen. Ich sehe keinen großen Nachteil darin, Ihrer Ernährung Innereien hinzuzufügen. Allerdings kann ich auch nicht sagen, dass es jederzeit ein Muss für alle Menschen ist.

Es ist bekannt, dass einige traditionelle Bevölkerungsgruppen Innereien sehr schätzten und immer ein Tier komplett „von der Nase bis zum Schwanz" aßen. In vielen Fällen wurde den Organen eine besondere Fähigkeit zur Wiederherstellung der Gesundheit zugeschrieben, weshalb sie den Gebrechlichen oder älteren Mitgliedern der Gruppe vorbehalten waren. Viele Kulturen haben daher ausgefeilte Rezepte für diese Nahrungsmittel, die als Delikatessen gelten. Es gab jedoch auch Gesellschaften, in denen Innereien nicht als wünschenswert angesehen wurden. Sie wurden weggeworfen oder den ärmeren Mitgliedern der Bevölkerung gegeben. Man kann sich also die Frage stellen, ob Kulturen, die historisch gesehen Organe verwertet haben, dies aufgrund von Nahrungsmittelknappheit taten oder weil sie Innereien zu ihrem gesundheitlichen Nutzen verzehrten. Ich denke, diese Frage steht zur Debatte.

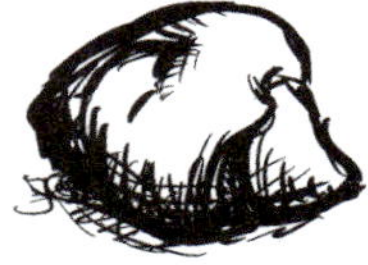

Viele Menschen finden Innereien ungenießbar, und bei ausreichend vorhandenen anderen Möglichkeiten verzichten sie lieber darauf. Ich kann nur vermuten, was prähistorische Menschen getan haben könnten. Wenn die Organe für sie ungenießbar gewesen wären und sie reichlich anderes Fleisch, zum Beispiel mehrere tausend Kilo Mammutfleisch, zur Verfügung gehabt hätten, hätten sie dann die Organe liegen lassen? Wenn wir davon ausgehen, dass der frühe Mensch die Reste anderer Raubtiere geplündert hat, was sicherlich plausibel ist, dann hat er sich höchstwahrscheinlich meistens mit Hintervierteln und anderen Resten begnügen müssen. Vielleicht hat er durch die Entwicklung von Werkzeugen schließlich Zugang zu Mark und vielleicht zum Gehirn der Tiere erhalten und konnte somit die Aufnahme der Fettkalorien erhöhen. Dies ist jedoch eine Frage, die sich unmöglich beantworten lässt.

Aber ich kann Ihnen dies sagen: Viele moderne Fleischfresser werden gesund, bringen Krankheiten in Remission und gedeihen, ohne nennenswerte Mengen an Innereien zu verzehren. Das Fazit lautet daher: Wenn Sie gerne Innereien essen, sollten Sie dies auch tun. Wenn Sie es noch nie probiert haben, sollten Sie einfach einmal schauen, ob es Ihnen zusagt. Wenn es Ihnen nicht schmeckt und Sie bei guter Gesundheit sind, fällt mir kein guter Grund ein, warum Sie es in Ihre Ernährung aufnehmen sollten.

Rohes Fleisch

Basierend auf den zuverlässigsten Beweisen, die uns vorliegen, gehen Experten davon aus, dass der Mensch vor etwa 400.000 Jahren mit dem Kochen begann. Einige Leute behaupten, dass wir bereits vor 1,5 Millionen Jahren die Kontrolle über das Feuer gehabt haben könnten, aber die Beweise, die diese Behauptung stützen, sind nicht sehr solide. Wir haben jedoch recht stichhaltige Beweise dafür, dass rohes Fleisch auch dann noch häufig verzehrt wurde, als sich der Mensch die Macht des Feuers schon zunutze gemacht hatte. Auch heute noch essen Menschen in vielen Teilen der Erde häufig rohes Fleisch. Gerichte wie Rindercarpaccio und Tatar werden überall auf der Welt serviert, und auch Sushi und Sashimi sind beliebt. Unter den indigenen Stämmen des Nordens ist es nicht ungewöhnlich, dass Menschen Fleisch direkt von einem frisch getöteten Kadaver essen. Wir sollten die Tatsache nicht aus den Augen verlieren, dass der Verzehr von rohem Fleisch während unserer Evolution zur Realität gehörte. Schließlich haben wir einen unglaublich sauren Magen, um mit dem Abbau von rohem Fleisch fertigzuwerden.

Hat der Verzehr von rohem Fleisch einen besonderen Vorteil? Einige Befürworter des Verzehrs von rohem Fleisch berichten von einer leichteren Verdauung und einem geringeren Bedarf an Nahrungsmengen, weil die Sättigung bei rohem Fleisch besser ist als bei gekochtem. Diese Menschen glauben im Allgemeinen, dass ihre Gesundheit dadurch verbessert wird. Man sollte diese Vorteile gegen potenzielle Kontaminationsrisiken abwägen. Diese Risiken sind zwar sicherlich real, werden aber wahrscheinlich überbewertet, vor allem, wenn man genau auf die Herkunft des Fleischs achtet.

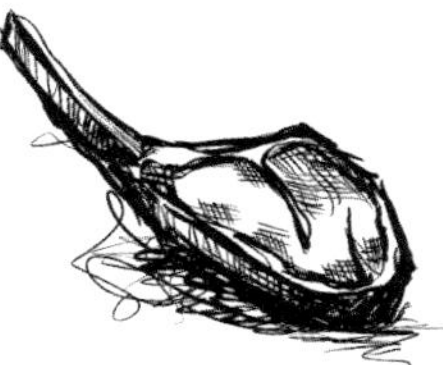

Liefert rohes Fleisch mehr Nährstoffe, oder werden diese durch Kochen leichter zugänglich? Ich denke, das ist ein diskussionswürdiges Thema, aber lassen Sie mich das Offensichtliche feststellen: Wenn ein Nahrungsmittel für Sie ungenießbar ist, erhalten Sie genau null Nährstoffe, weil Sie es nicht essen werden. Abgesehen davon kenne ich einige Leute, die über längere Zeit rohes Fleisch gegessen und keine Vorteile gegenüber gekochtem Fleisch festgestellt haben. Umgekehrt kenne ich andere Leute, die behaupten, rohes Fleisch sei für sie besser. Ich selbst habe einen kurzen Versuch mit rohem Fleisch gemacht und festgestellt, dass es sättigender, aber in meinen Augen nicht besonders schmackhaft ist. Es scheint jedoch, dass viele Langzeit-Carnivoren im Laufe der Zeit Fleisch bevorzugen, das weniger lange gekocht ist. Meine Schlussfolgerung ist, dass Sie ganz persönlich entscheiden sollten, welches Fleisch Sie bevorzugen.

Weidefleisch

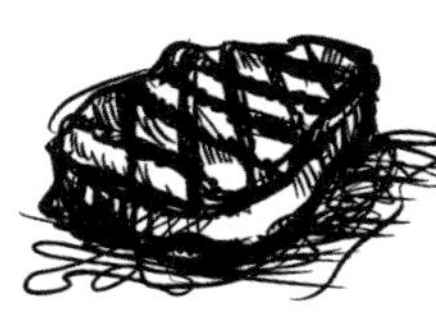

Das emotionalste und umstrittenste Thema scheint die Kontroverse über die Wahl zwischen Rindfleisch von Tieren aus Weidehaltung und aus konventioneller Haltung zu sein. Aus geschmacklicher Sicht scheint das, woran Sie gewöhnt sind, den größten Unterschied zu machen. Der größte Teil des Rindfleischs in den Vereinigten Staaten wie auch aus europäischen Ländern stammt aus konventioneller Züchtung von Tieren, die für einen kurzen Zeitraum eine Fütterung aus Mischfutter und Getreide erhalten. Dies verleiht dem Rindfleisch einen unverwechselbaren Geschmack und ergibt oft ein stärker fettmarmoriertes Produkt, das viele bevorzugen. Menschen, die dort aufgewachsen sind, wo die Tiere normalerweise in Weidehaltung aufgezogen werden, geben häufig an, dass sie diesen Geschmack bevorzugen. Auf die Umweltauswirkungen werde ich in einem späteren Kapitel noch näher eingehen, an dieser Stelle möchte ich nur sagen, dass man dieses Thema nicht klar schwarz-weiß betrachten kann.

Welche ernährungsphysiologischen Unterschiede haben Weidefleisch und Fleisch aus konventioneller Züchtung? Im Durchschnitt enthält Weidefleisch tendenziell ein etwas günstigeres Verhältnis von Omega-3- zu Omega-6-Fettsäuren, weil es reicher an Omega-3-Fettsäuren ist. Omega-6-Fettsäuren werden in der amerikanischen Standard-Diät übermäßig verzehrt und tragen wahrscheinlich zu einigen chronischen Gesundheitsproblemen bei. Die Menschen nehmen die überwiegende Mehrheit der Omega-6-Fettsäuren über verarbeitete Lebensmittel zu sich, die einen hohen Gehalt an Omega-6-reichen Pflanzenölen enthalten. Die absoluten Mengen an Omega-6-Fettsäuren in Weide- oder konventionellem Rindfleisch sind sehr gering und dürften kein Problem darstellen, insbesondere im Vergleich zu anderen Quellen.

Ein weiterer Unterschied besteht darin, dass Weidefleisch höhere Gehalte an CLA (konjugierte Linolsäure) aufweist als Rindfleisch aus konventioneller Aufzucht. Es wird angenommen, dass CLA zur Vorbeugung des metabolischen Syndroms beitragen kann und möglicherweise einige antikarzinogene Eigenschaften hat. Weidefleisch hat auch einen etwas höheren Gehalt an Vitamin E und Vitamin A und weist mehr Alpha-Linolensäure auf.

Weidefleisch weist mit Sicherheit einen höheren Gehalt an mehreren Nährstoffen auf, die als vorteilhaft angesehen werden können. Verleiht ihm das einen Nutzen für die menschliche Gesundheit? Meiner Meinung nach ist die Antwort nein, oder zumindest wissen wir es noch nicht. In einer der wenigen publizierten Humanstudien aus dem Jahr 2010 hatte der Hamburger aus Weidefleisch, der tendenziell ein höheres Verhältnis zwischen gesättigten und einfach ungesättigten Fettsäuren aufwies, ein etwas schlechteres Ergebnis bei den HDL- und Triglycerid-Markern als Rindfleisch aus konventioneller Züchtung. Das ist jedoch nur eine Studie, und es liegen nur sehr wenige andere Daten vor. Wenn wir uns die aktuellen fleischessenden Bevölkerungen ansehen, scheint es keinen Unterschied in der Gesundheitsverbesserung oder Krankheitsminderung zwischen Weidefleisch und konventionellem Fleisch zu geben. Sicherlich sagen manche Menschen, dass sie sich mit dem einen oder dem anderen Produkt besser fühlen, aber es hat sich kein klares Muster herauskristallisiert, das es mir ermöglicht, eine pauschale Empfehlung zu geben. Ich kann nur sagen, dass Rindfleisch, unabhängig von der Veredelungsmethode, im Vergleich zu fast allen anderen verfügbaren Lebensmitteln ein besseres und gesundes Nahrungsmittel ist.

Es gibt viele Fragen und unterschiedliche Meinungen über die carnivore Ernährung. Im Endeffekt müssen Sie jedoch das tun, was für Sie funktioniert. Für einige wird diese Diät kein guter Ansatz sein. Manche Menschen sind metabolisch so stark an Kohlenhydrate gebunden, dass sie einen abrupten Übergang nicht vertragen, und letztlich ist diese Ernährungsform für sie vielleicht gar nicht realisierbar. Wenn Sie medizinische Bedenken oder Probleme haben, wenden Sie sich an Ihren Arzt. Nicht alle Ärzte befürworten diese Diät, obwohl immer mehr Ärzte bereit sind, ihre Patienten darin zu unterstützen.

Im nächsten Kapitel erzähle ich einige Geschichten von Menschen, die auf die Fleischfresser-Diät umgestiegen sind, damit Sie herausfinden können, wie und warum andere Menschen diese Ernährungsweise in ihr Leben eingebaut haben; und Sie sehen, dass ich nicht der einzige Fürsprecher für diese Ernährungsweise und ihre gesundheitlichen Vorteile bin.

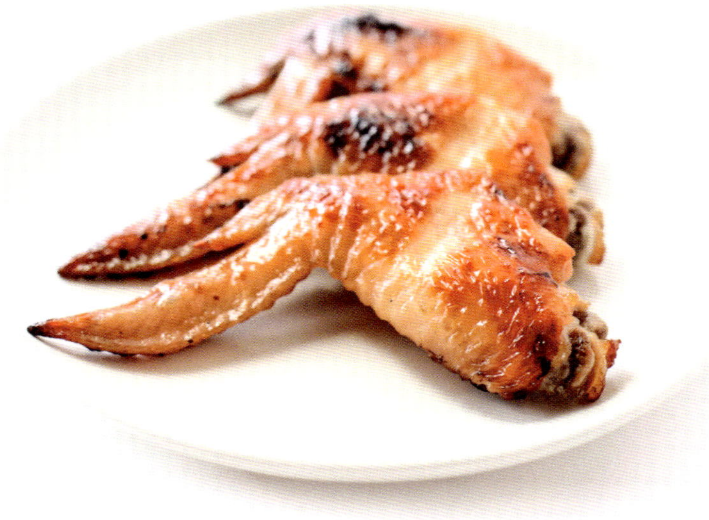

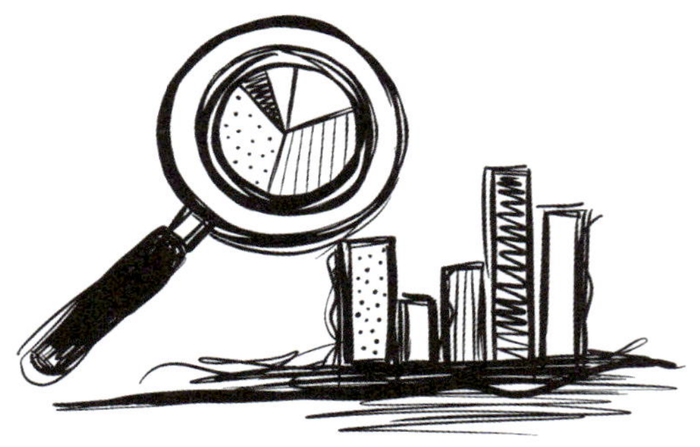

KAPITEL 9

CHARAKTERSTUDIEN UND ANEKDOTEN

Der Hauptgrund für dieses Buch und die steigende Popularität dieser Diät liegt in der Macht der Geschichte. Seien wir ehrlich: Man kann eine Studie nach der anderen lesen, alle möglichen wissenschaftlichen Fakten lernen und so viel Physiologie auswendig lernen, wie man will, aber ohne Inspiration wird oft nicht gehandelt. Es kann viel aufschlussreicher als alle wissenschaftliche Forschung auf der Welt sein, die Geschichten von Menschen zu lesen oder zu hören, die reale Erfahrungen mit der Fleischfresser-Diät gemacht haben und die Vorteile zu vernehmen, die sie während der Anwendung dieser Diät erlebt haben.

In diesem Kapitel beschreibe ich vier Beispielpersonen, um einige der Merkmale zusammenzufassen und Hintergründe von Menschen zu beleuchten, die sich für die Fleischfresser-Diät entschieden haben. Danach folgen einige Anekdoten von echten Menschen, die sich bereit erklärt haben, mich an den fesselnden Geschichten ihrer realen Kämpfe teilhaben zu lassen.

Beispielhafte Anwender

Marketing-Teams entwickeln manchmal Käuferpersönlichkeiten, also Charakterbeschreibungen der Personen, die ideale Kunden des Unternehmens sein könnten. Wir könnten diese Personen auch als „simulierte Menschen" bezeichnen. Ich habe ein paar beispielhafte Anwender kreiert, um zu veranschaulichen, wie die Menschen die Diät umsetzen und welche Vorteile sie daraus ziehen. Obwohl diese Geschichten fiktiv sind, habe ich sie aus denen realer Menschen zusammengesetzt.

Big Jim

Jim war immer ein kräftiger Kerl. Als er vierzehn Jahre alt war, wog er knapp 110 Kilo. Als ausgewachsener Mann mit einer Größe von 1,85 m war er nicht übermäßig fettleibig, aber er war definitiv etwas stämmig.

Als Kind und Jugendlicher betrieb er verschiedene Sportarten und war ein halbwegs guter Außenverteidiger in der Fußballmannschaft der High School. Er spielte sogar eine Saison lang an einem Junior College. Eine Knieverletzung mit zwanzig beendete Jims Fußballkarriere, und er konzentrierte sich wieder darauf, die Schule abzuschließen, und trat danach ins Arbeitsleben ein. Ab und zu war er immer noch motiviert und ging ins Fitnessstudio.

Im Laufe der nächsten zwei Jahrzehnte verschlechterte sich Jims Gesundheitszustand langsam. Die alte Knieverletzung begann immer häufiger aufzutreten. Ibuprofen gehörte bald für ihn zum Alltag. Seine Ernährung bestand größtenteils aus Fastfood – oft fettige Hamburger, Frittiertes und ein Dessert. Er war ein großer Kerl und hatte einen großen Appetit. Jims Gewicht betrug 155 Kilo, und seine Kollegen kannten ihn als einen fröhlichen Typen.

Zu Hause war Jim nicht ganz so fröhlich. Seine Frau Barbara sorgte sich seit Jahren um seine Gesundheit und bat ihn, einen Arzt aufzusuchen. Jim stimmte ihr widerwillig zu, da er sich ehrlich gesagt ziemlich deprimiert fühlte und sein Knie immer schlimmer wurde.

Während der medizinischen Untersuchung stellte Dr. Miller fest, dass Jims Blutdruck zu hoch war und sein BMI 43 betrug. Der Arzt ordnete mehrere Bluttests an und überwies Jim an einen Orthopäden, um sein Knie untersuchen zu lassen.

In der orthopädischen Praxis sagte Dr. Jones, der kein Blatt vor den Mund nahm: „Sehen Sie, Sie sind einfach zu schwer. Glauben Sie, dass ein Fahrradreifen ein Flugzeug tragen kann?“ Die Röntgenaufnahmen zeigten eine frühe Arthritis, hauptsächlich an der medialen oder inneren Knieinnenseite. Der Arzt gab Jim ein Rezept für Mobic und sagte ihm, er solle es anstelle des Ibuprofens ausprobieren. Der Arzt bot auch an, Physiotherapie zur Kräftigung des Knies zu verschreiben, und sagte Jim, er solle abnehmen. Der Arzt bat Jim, in drei Monaten wiederzukommen, falls er immer noch Schmerzen habe.

Jims Folgetermin bei seinem Hausarzt Dr. Miller ergab, dass er einen leicht erhöhten Gesamt- und LDL-Cholesterinspiegel hatte, seine Triglyceride hoch waren, er einige erhöhte Entzündungsmarker hatte und dass er laut seinem HbA1c-Wert auch prädiabetisch war. Daher schlug Dr. Miller vor, dass Jim wahrscheinlich einige Medikamente einnehmen müsse. Da es jedoch noch nicht ernst war, war der Arzt bereit, Jim eine Chance zu geben, zuerst etwas Gewicht zu verlieren, und bot ihm an, ihn zu einem Ernährungsberater zu schicken. Jim erklärte sich bereit, an einer Gewichtsabnahme zu arbeiten, da er nicht mit der Einnahme von Medikamenten beginnen wollte.

In der Praxis der Ernährungsberaterin wurde Jim angewiesen, eine Woche lang ein Ernährungstagebuch zu führen und dann zu einem Folgetermin zurückzukehren. Nach seiner Rückkehr überprüfte Sandy, die nette und scheinbar fitte Ernährungsberaterin, seine Ernährung, bei der Jim ein wenig geschummelt hatte. Sandy erklärte dennoch, dass er einige ziemlich drastische Änderungen vornehmen müsse. Sie entwarf einen umfassenden Plan mit etwa 2.500 ernährungsphysiologisch ausgewogenen Kalorien pro Tag. Sandy besprach eine Ernährung auf pflanzlicher Basis mit Jim, die er jedoch ablehnte, indem er erklärte, dass er Fleisch zu sehr mochte und noch nie ein Fan von Gemüse gewesen sei.

Zu Hause war Barbara bei der neuen Ernährungsumstellung direkt mit an Bord, weil sie auch etwa 15 Kilo zu viel auf den Rippen hatte. Jim beschwerte sich spielerisch darüber, dass er das „Kaninchenfutter“ essen musste, das Barbara zubereitete, aber letztendlich hielt er sich an die neue Ernährung. Nach einigen Wochen hatte Jim gut 5 Kilo abgenommen, und es ging ihm langsam etwas besser. Ein paar Wochen später waren es 8 Kilo weniger. Barbara war sehr zufrieden mit seinen Fortschritten, und einige von Jims Kollegen hatten seinen Gewichtsverlust ebenfalls bemerkt.

Bei einem Folgetermin bei der Ernährungsberaterin war Sandy erfreut, als sie Jims Ernährungsprotokolle einsah. Sie ermutigte ihn, weiterzumachen. Nach einigen weiteren Monaten suchte Jim seinen Arzt auf, der ihm erklärte, dass er mit den Fortschritten zufrieden sei. Er zog jedoch in Erwägung, Jim Medikamente zu verschreiben, da seine Laborwerte immer noch etwas abnormal waren.

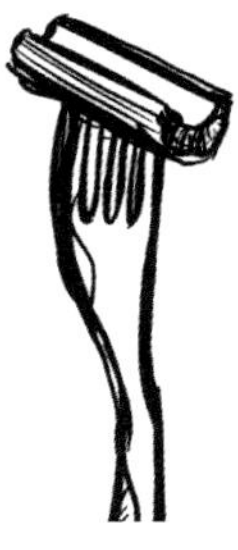

Jim verdoppelte seine Anstrengungen und versuchte, noch mehr Gewicht zu verlieren. Er hatte etwas über Intervallfasten gelesen und begann, es in seine fettarme Ernährung zu integrieren, um den Fortschritt zu beschleunigen. Er hielt nur drei Tage durch! Bei einer Geburtstagsfeier auf der Arbeit pickte

Jim an einigen Karotten und etwas Sellerie, aß eine kleine Menge Hühnchen und spülte das Ganze mit einem kalorienfreien Getränk herunter. Er widerstand dem leckeren Kuchen. Um 15 Uhr nachmittags jedoch fand sich Jim im Pausenraum wieder, und als niemand hinsah, verschlang er die verbleibende Hälfte des Kuchens. Dieses Gefühl war magisch, er war absolut glückselig, denn er hatte sich in den letzten drei Monaten selbst dieser Genüsse beraubt. Er ging zurück an seinen Schreibtisch und fühlte sich schuldig, aber seltsam zufrieden.

Im Laufe der nächsten Monate begann Jim mehr und mehr zu „schummeln“. Schon bald hatte Jim nicht nur die 13 Kilo, die er abgenommen hatte, wieder zugelegt, sondern auch noch zusätzliche 2 Kilo. Jims Frau Barbara war traurig, aber insgeheim war sie auch ein wenig glücklich, weil ihr die Diät auch keinen Spaß machte. Bei der sechsmonatigen Kontrolle verschrieb Dr. Miller Jim ein niedrig dosiertes Blutdruckmedikament, ein cholesterinsenkendes Statin, Metformin für seinen Blutzuckerspiegel und ein Antidepressivum.

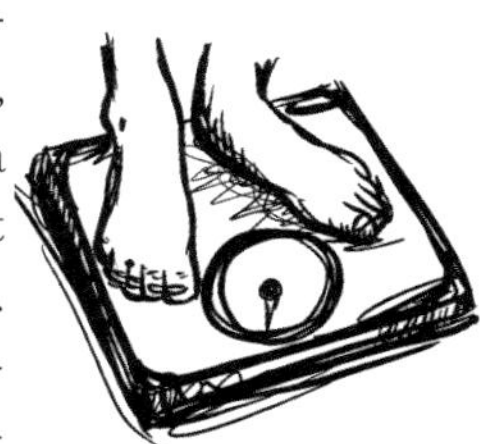

Der Orthopäde sah sich das MRT von Jims Knie an und schlug eine Kniearthroskopie vor, um sein Gelenk zu „säubern“. Jim stimmte besorgt zu, und drei Wochen später hatte er einen zwanzigminütigen ambulanten Eingriff. Beim Nachsorgetermin sagte der Orthopäde Jim, dass sein Knie ziemlich ramponiert gewesen sei, er aber während der Operation das gerissene und lose Gewebe größtenteils entfernen konnte. Jim ging sechs Wochen lang zur Physiotherapie und berichtete dann dem Chirurgen, dass sich das Knie viel besser anfühlte. Leider hatte Jim diesbezüglich gelogen, weil er die Gefühle des Arztes nicht verletzen wollte. Seinem Knie ging es nicht besser. Was die Verletzung noch verschlimmerte, war, dass er genauso dick war wie eh und je und er vor Kurzem begonnen hatte, seine Bluthochdruckmedikamente und sein Antidepressivum in höherer Dosierung einzunehmen.

Zu Hause hatten sich Jim und Barbara immer weiter voneinander entfernt. Sie sprachen selten miteinander, und die meisten Tage endeten damit, dass sie vor dem Fernseher einschliefen. Sie hatten seit gut einem Jahr keinen Sex mehr gehabt, und Jim hatte sowieso keinen Sexualtrieb. Dieses Muster hielt mehrere Jahre lang an. Jims Gewicht stieg auf ein Allzeithoch von 174 Kilo.

Überzeugt, dass er nicht mehr lange leben würde, womit er vielleicht Recht hatte, zog sich Jim zunehmend zurück und wurde apathisch. Er war nicht mehr stolz auf seine Arbeit, und er sprach selten mit seinen Kollegen. Der zuvor fröhliche und gesellige große Kerl war zu einem traurigen, übergroßen Menschen geworden, der sich im Hintergrund hielt.

Zufälligerweise las Jim einen Artikel, in dem einige Verrückte beschrieben wurden, die sich ausschließlich von Fleisch ernährten. Sicher, der Artikel sprach sich nicht für die Diät aus. Er berichtete darüber, wie dumm die Diät war, und spekulierte, dass der einzige Grund, warum jemand damit Erfolg hatte, der war, dass das Essen so langweilig war, dass die Leute davon müde wurden und deshalb Gewicht verloren. Der Artikel wies auch darauf hin, dass es keine Langzeitstudien über die Ernährung gebe und unzählige Beweise vorlägen, dass ein Mensch Obst, Gemüse und Vollkornprodukte mit reichlich Ballaststoffen essen müsse, um langfristig gesund zu bleiben.

Zu diesem Zeitpunkt sorgte sich Jim jedoch nicht mehr so sehr um seine langfristige Gesundheit. Er hatte die anderen Diäten mit all dem Gemüse und den Ballaststoffen nicht genossen, also beschloss er, die Fleischfresser-Diät einen Monat lang auszuprobieren. Barbara war nicht besonders begeistert, aber sie war zumindest froh, dass Jim wieder an seine Gesundheit dachte. Also kaufte Jim fast 30 Kilo Fleisch, außerdem vier Dutzend Eier, ein paar Packungen Speck und eine Packung Schlagsahne.

Die ersten Tage waren überraschend einfach: Speck und Eier zum Frühstück, ein Mittagessen bestehend aus einem Hamburger-Patty und zum Abendessen ein Steak. Jim war überrascht, dass er nicht sehr hungrig war. Am fünften Tag ließ er das Frühstück aus, und er fühlte sich gut. Am Ende der ersten Woche hatte Jim 6 Kilo abgenommen. Besser noch, er hatte überhaupt keinen Hunger. Es war jedoch nicht alles perfekt; er bemerkte, dass seine Energie etwas niedrig schien, und er hatte die ganze Zeit nur ein einziges Mal Stuhlgang gehabt.

Jim begann, Online-Erfolgsgeschichten von Menschen zu lesen, die sich ähnlich ernährten. Er erfuhr, dass die Einnahme von Elektrolyten oder das Trinken von Knochenbrühe dazu beitrug, den Energiemangel zu lindern, also probierte er es aus. Obwohl der Unterschied nicht groß war, fühlte er sich doch ein wenig besser. Bei der Arbeit bemerkte er, dass er etwas mehr Energie hatte, und er begann, sich mehr wie sein altes Selbst zu fühlen.

Nachdem drei Monate vergangen waren, hatte Jim 20 Kilo abgenommen, und seine Knieschmerzen waren fast verschwunden. Zum ersten Mal seit vielen Jahren hatte er wieder eine positive Lebenseinstellung. Er begann darüber nachzudenken, Sport zu treiben, und sowohl er als auch Barbara traten dem örtlichen Fitnessstudio bei. Seit Beginn der carnivoren Ernährung hatte Jim die Diät ziemlich streng eingehalten. Er zog Rindfleisch anderen Fleischsorten vor; besonders gerne aß er Rib-Eye-Steaks. Zum ersten Mal in seinem Leben war er mit seinem Essen zufrieden. Er hatte die Willenskraft, Lebensmitteln zu widerstehen, die ihn zuvor in Versuchung geführt hatten. Er hatte einige Ausrutscher gehabt und dabei bemerkt, dass seine Magen-Darm-Beschwerden und Knieschmerzen zu dieser Zeit schlimmer gewesen waren.

Jim besuchte Dr. Miller zu einer Kontrolluntersuchung, nachdem er sechs Monate lang die Fleischfresser-Diät eingehalten hatte. Er hatte insgesamt 33,5 Kilo abgenommen, und sein Blutdruck hatte sich wieder normalisiert. Jim sprach mit dem Arzt darüber, das Antidepressivum und das Metformin (das Diabetes-Medikament) abzusetzen. Dr. Miller stimmte zu, das Antidepressivum abzusetzen, die Blutdruckmedikamente zu reduzieren und die Metformin-Dosierung zu verringern. Dr. Miller fragte Jim, was er getan habe, um das Gewicht zu verlieren. Jim erklärte die Diät, und Dr. Miller sagte, er halte es nicht für eine gute Idee, die Diät langfristig einzuhalten. Er schlug vor, dass Jim erwägen sollte, Obst und Gemüse hinzuzufügen. Er gab jedoch zu, dass die Diät zu funktionieren schien.

Jim war glücklich, einige seiner Medikamente loszuwerden, und er und seine Frau Barbara feierten dies mit einer Date-Night – etwas, das sie seit Jahren nicht mehr gemacht hatten. Jim nahm einige Obst- und Gemüsesorten in seine Ernährung auf, bemerkte aber, dass sein Magen damit nicht gut zurechtkam. Außerdem fand er sie nicht befriedigend – vor allem das Gemüse. Er kehrte zu seiner normalen Ernährung mit Fleisch und Eiern zurück und aß hin und wieder etwas Käse, Fisch, Wurst und Speck. An seinem ersten Jahrestag der carnivoren Ernährung war Jims Gewicht auf 124 Kilo gesunken, und er war so leicht wie zuletzt in seinen späten Teenagerjahren.

Er hatte begonnen, regelmäßig Sport zu treiben, und Barbara hatte auch bereits 9 der 13,5 Kilo verloren, die sie abnehmen wollte. Beide waren wirklich erstaunt, wie einfach es gewesen war. Jims Kollegen wunderten sich über seine Verwandlung und darüber, wie viel Energie er hatte. Aber sie erklärten, dass sie niemals so viel essen könnten, wie bei einer Fleischfresser-Diät nötig. Als er dies hörte, lächelte Jim nur vor sich hin und dachte darüber nach, wie einfach es für ihn gewesen war.

Nach zwei Jahren hatte Jim alle Medikamente abgesetzt. Er hatte es trotz Dr. Millers Besorgnis abgelehnt, das Statin-Medikament weiterhin einzunehmen. Jim fühlte sich so gut wie nie zuvor in seinem ganzen Leben, und er hatte begonnen, Kampfsport zu machen. Er zog sogar in Erwägung, nebenher einen Job als Gesundheitscoach anzunehmen. Er und Barbara standen sich so nahe wie nie zuvor. Für Jim war das Essen nicht mehr der Feind, und er fühlte sich endlich frei!

Mindy Vegan

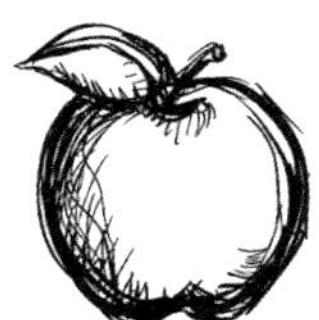

Mindy war 16 Jahre alt, als sie ihre erste Diät machte. Sie war nie dick gewesen, aber sie war auch nicht glücklich mit ihrer Figur. Ihre Beine waren nicht so geformt, wie sie es gerne hätte, und sie trug immer lange Kleider, um sie zu bedecken. Im Laufe der Jahre versuchte sie alle möglichen Diäten und war jedes Mal, wenn wieder eine scheiterte, absolut unglücklich. Mit dreiundzwanzig war Mindy bereits seit drei Jahren Vegetarierin und lebte seit anderthalb Jahren vegan. Zu Beginn ihres Umstiegs auf eine pflanzliche Ernährung verschwanden einige ihrer chronischen Hautprobleme. Sie fühlte sich gut dabei, etwas für die Tiere zu tun, und versuchte, alle Produkte zu vermeiden, für die in irgendeiner Form Tiere in den Produktionsprozess einbezogen waren. Im Laufe der Zeit entwickelte sie jedoch Magen-Darm-Probleme, und ihr Menstruationszyklus war unregelmäßig geworden.

Während der nächsten Jahre testete Mindy verschiedene Varianten der veganen Ernährung. Zum Beispiel versuchte sie etwa drei Monate lang vegane Rohkost, stellte aber zunehmende Magenprobleme fest. Sie ging zum Arzt, der ihr die Einnahme von Probiotika vorschlug und ihr empfahl, eventuell einige tierische Produkte in ihre Ernährung aufzunehmen, da ihre Laborergebnisse zeigten, dass sie anämisch war.

Mindy lehnte es höflich ab, tierische Produkte zu konsumieren, da sie zu diesem Zeitpunkt sehr darauf bedacht war, keinen Tieren zu schaden. Der Gedanke, wieder Fleisch zu essen, war ihr zuwider. Sie probierte einige Saftkuren aus und experimentierte mit verschiedenen Einläufen, die sie online bei veganen Experten fand. Monat für Monat gab sie mehr Geld für Nahrungsergänzungsmittel aus, in der Hoffnung, dass sie sich etwas besser fühlen würde. Doch es wurde immer schwieriger, vegane Nahrungsmittel zu finden, die ihre Verdauung nicht beeinträchtigten. Mindy, die 1,52 m groß war, hatte ziemlich viel Gewicht verloren, sie wog nur noch 47 Kilo. Ihr Arzt diagnostizierte bei ihr eine klinische Depression und eine Hypothyreose. Mandy war zudem ständig müde. Sie nahm mehrere Medikamente und eine zunehmende Zahl von Nahrungsergänzungsmitteln ein. Oft wollte sie das Haus nicht verlassen und verbrachte die meiste Zeit des Tages am Computer, um mit anderen Leuten über die Vorzüge des Veganismus zu debattieren. Je kränker sie wurde, desto mehr klammerte sie sich an ihre Überzeugungen über Vegetarismus und Veganismus. Als Mindys Mutter zu Besuch kam, war sie fassungslos, wie gebrechlich ihre Tochter geworden war. Daher bestand die Mutter darauf, dass Mindy ihre vegane Ernährung einstellen sollte. Sie versuchte zu helfen, indem sie einkaufen ging und ein paar Eier kochte. Die Versuche ihrer Mutter „zu helfen“, machten Mindy jedoch wütend. Es kam zu einem üblen Streit, bei dem Mindy ihre Mutter anschrie, ihr sagte, wie sehr sie sie hasste, und sie aus dem Haus warf!

Im Laufe der nächsten sechs Monate wurde Mindy während ihrer Interaktionen mit den Menschen in ihrer Online-Community immer negativer. Sie befürwortete sogar Gewalt gegen Menschen, die Fleisch aßen oder Fleisch produzierten. Nach einem Anfall von hartnäckigem Erbrechen, das zu schwerer Dehydrierung führte, lieferte sie sich selbst ins Krankenhaus ein. Sie wog nur noch 43 Kilo. Die Ärzte im Krankenhaus rehydrierten sie mittels intravenöser Flüssigkeitszugabe und brachten ihr Erbrechen mit Medikamenten unter Kontrolle.

Allein, traurig und gebrochen wusste Mindy, welche Entscheidung sie treffen musste. Auf dem Nachhauseweg vom Krankenhaus kaufte sie einen Karton Eier und eine Packung panierte Fischstäbchen. Sie weinte und entschuldigte sich bei den Tieren. Mindy sah die Fischstäbchen fünfzehn Minuten mit tränenerfüllten Augen an, bevor sie den Mut aufbringen konnte, einen Bissen zu nehmen. Sie würgte und hustete und weinte weiter. Nach dem vierten Bissen stellte sich ein regelrechter Heißhunger ein und sie verschlang die restlichen Fischstäbchen im Nu. Dann bereitete sie sich vier Eier zu, die sie ebenfalls gierig aß. Zum ersten Mal seit Jahren fühlte sich ihr Körper wieder so an, als würde er Nahrung bekommen. Ihr Magen tat überhaupt nicht weh, und sie hatte keine schmerzhaften Blähungen. In den folgenden Wochen ernährte sich Mindy weiterhin auf diese Weise. Die Tränen waren versiegt, auch wenn sie immer noch Trauer um die Tiere empfand.

Zuerst hielt sie die Tatsache, dass sie nicht mehr vegan lebte, vor ihren veganen Freunden geheim, weil sie die Folgen fürchtete, die sicher kommen würden. Da sie sich in letzter Zeit so lautstark für die Rechte der Tiere eingesetzt hatte, fiel es ihr schwer, sich damit auseinanderzusetzen, dass sie als Veganerin „versagt" hatte. Sie distanzierte sich langsam von der veganen Gemeinde und sagte den Leuten, dass sie es einfach nicht mehr durchhalten könne, weil sie so krank geworden sei. Ein paar Leute kritisierten sie, aber die allgemeine Reaktion war nicht so schlimm. Einige Veganer wünschten ihr sogar alles Gute und gute Besserung. Mindy sagte, sie hoffe, dass sie eines Tages wieder vegan leben könne. Innerlich wusste sie jedoch, dass sie nie mehr dorthin zurückkehren könnte.

Im Laufe der nächsten sechs Monate stieg Mindys Gewicht wieder auf 49 Kilo an. Sie fühlte sich viel besser und fing an, sich mit der Fleischfresser-Diät zu beschäftigen. Je mehr sie auf ihren Körper hörte, desto mehr verlangte er von ihr, Fleisch zu essen. Tatsächlich sehnte sie sich manchmal sogar nach rohem Fleisch. Sie begann, Innereien zu konsumieren, weil sie erkannte, dass die zusätzlichen Nährstoffe, die sie dadurch erhielt, ihr Energie verliehen. Ihre Zähne, die sich aufgrund ihres Obst- und Rohkost-Veganismus verschlechtert hatten, wurden langsam besser. Ihre Stimmung hellte sich auf, und sie nahm wieder Kontakt zu ihrer Mutter auf. Nach einem tränenreichen Wiedersehen wurde Mindy allmählich klar, wie sehr ihre veganen Helden sie in die Irre geführt hatten. Sie wurde wütend auf sie und begann, sich öffentlich gegen sie auszusprechen, sowohl in ihrem Privatleben als auch online.

Ein Jahr nach der vollständigen Umstellung auf die carnivore Ernährung fühlte sich Mindy so gut wie seit ihrer frühen Kindheit nicht mehr. Ihre Verdauungsprobleme hatten sich vollständig aufgelöst, und die trockene Haut und die kalten Hände, die sie als Veganerin immer hatte, waren verschwunden. Sie hatte angefangen Sport zu treiben und vor Kurzem mit Krafttraining begonnen. Ihr Gewicht betrug nun 51 Kilo, und zum ersten Mal in ihrem Leben fühlte sie sich mit ihrem Körper wohl. Obwohl sie noch einige Verbesserungen vornehmen wollte, schämte sie sich nicht mehr dafür, wer sie war. Zu diesem Zeitpunkt aß Mindy etwa 700 Gramm Fleisch pro Tag, wobei sie die meisten ihrer Kalorien aus rotem Fleisch, Fisch, Eiern und gelegentlich Innereien aufnahm. Nach zwei Jahren mit der Diät war Mindy glücklicher als je zuvor. Sie hatte sogar wieder einige nicht-tierische Produkte in ihre Ernährung aufgenommen – hauptsächlich Beeren und hier und da einige stärkehaltige Lebensmittel. Mindy hatte endlich ihre Komfortzone gefunden!

Schwester Elaine

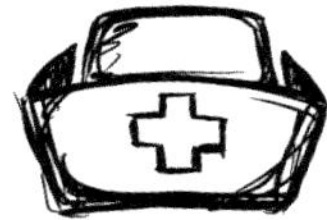

Im Alter von siebenundvierzig Jahren hatte Elaine drei Kinder großgezogen, zweiundzwanzig Jahre in der Krankenpflege verbracht und kürzlich eine Scheidung durchgemacht. Im Laufe der Zeit hatte sich ihr Gewicht langsam erhöht, vor allem nach der Geburt ihres dritten Kindes. Bei ihr war Fibromyalgie diagnostiziert worden, und sie hatte in den letzten drei Jahren Antidepressiva eingenommen (mit mäßigem Erfolg). Als jemand, der im medizinischen Bereich tätig war, war ihr bewusst, dass viele Ärzte, mit denen sie arbeitete, Fibromyalgie als eine Geisteskrankheit betrachteten; sie sahen sie nicht als „echte Krankheit" an.

Nach ihrer Scheidung nahm Elaine 12 Kilo zu. Sie war 1,68 m groß, und ihr Gewicht schwankte um die 84 Kilo. Sie hatte im Laufe der Jahre zahlreiche Diäten ausprobiert und immer kurzzeitige Erfolge erzielt, hatte aber dutzende Male die gleichen rund 10 Kilo zu- und wieder abgenommen. Als Krankenschwester war sie sich der Risiken bewusst, die sich aus dem zusätzlichen Körpergewicht ergaben. Besondere Angst hatte sie vor Brustkrebs, weil sie einige Jahre zuvor ihre ältere Schwester an die Krankheit verloren hatte und auch eine ihrer Tanten an Brustkrebs gestorben war.

Elaine war schon so lange Krankenschwester, dass sie bei der Arbeit auf Autopilot geschaltet war. Sie genoss immer noch die Patientenpflege, aber als leitende Krankenschwester waren viele ihrer Aufgaben administrativer Natur. Sie hatte berechnet, dass sie nach sieben weiteren Arbeitsjahren in den Ruhestand gehen könnte, und freute sich darauf, zu reisen und ihre Bücher der klassischen europäischen Literatur zu lesen.

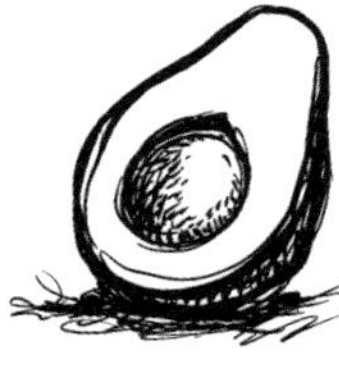

Ihre Fibromyalgie war nie so schlimm, dass sie von der Arbeit fernblieb, aber es gab Tage, an denen sie sich nicht sehr gut fühlte. Leider traten die schlechten Tage irgendwann immer häufiger auf. Erschwerend kam hinzu, dass sie sich im Frühstadium der Wechseljahre befand. Obwohl sie bereits drei Kinder großgezogen hatte, war sie traurig darüber, ihre Fruchtbarkeit zu verlieren. Elaine war durchaus bewusst, dass häufig eine stärkere Gewichtszunahme mit der Menopause einherging – eine Aussicht, auf die sie sich nicht freute.

An ihrem achtundvierzigsten Geburtstag beschloss Elaine, die ketogene Diät auszuprobieren. Sie hatte von mehreren Krankenschwestern in ihrer Schicht davon gehört, die damit erfolgreich Gewicht verloren hatten. Leider hatten aber alle bis auf zwei den größten Teil des Gewichts wieder zugenommen. Die größte Herausforderung bestand darin, dass auf der Schwesternstation ständig Schokolade, Backwaren und Donuts herumlagen, die die Familien der Patientin mitbrachten, um sich für die gute Betreuung bei den Krankenschwestern zu bedanken. Elaine war im Allgemeinen ziemlich gut darin, diese Kalorienbomben links liegen zu lassen, doch ihre Willenskraft ließ während ihres Menstruationszyklus, oder wenn sie sich gestresst fühlte, nach.

Als Elaine mit der Keto-Diät begann, kaufte sie mehrere Kochbücher und freute sich darauf, einige der lecker aussehenden Rezepte auszuprobieren. Freunde, die bereits Erfahrung mit der Diät hatten, rieten ihr, die Desserts nicht zu oft zuzubereiten. Ihr gefiel die Tatsache, dass sie viel Gemüse essen konnte, weil sie immer gewusst hatte, dass der beste Weg zur Gesundheit darin bestand, viel Salat zu verzehren. Überraschenderweise war sie in der Lage, die Diät ohne große Anstrengungen einzuhalten. Was ihre Freunde über den fehlenden Hunger berichtet hatten, erwies sich als wahr.

Nach drei Monaten der ketogenen Ernährung war es Elaine gelungen, 16 Kilo abzunehmen. Sie war so leicht wie seit zehn Jahren nicht mehr. Ihre Fibromyalgie-Symptome waren immer noch vorhanden, aber der Schweregrad war geringer. Daher reduzierte ihr Arzt die Dosis des Antidepressivums auf die Hälfte. Sie genoss die Keto-Diät sehr.

Zu Beginn der Diät hatte Elaine ihre Makronährstoffverhältnisse sehr genau verfolgt. Sie bemühte sich, den Fettanteil bei etwa 80 % und ihre Kohlenhydratzufuhr unter 20 Gramm täglich zu halten. Mehrmals täglich kontrollierte sie ihren Ketonspiegel im Blut. Sie wusste, wie sie ihren Eiweißgehalt begrenzen musste, damit sie nicht aus der Ketose kam, und hielt sich im Allgemeinen an weißes Fleisch und Fisch. Sie machte sich mit dem Backen mit alternativen Zutaten wie Mandelmehl und Kokosnussmehl vertraut und hatte immer reichlich Stevia zur Hand. Als gelegentlichen Leckerbissen gönnte sie sich ein paar Stückchen dunkler Schokolade, vor allem die Sorte mit 85 % Kakaoanteil. Ein paar Mal pro Woche verwöhnte sie sich mit einer Fettbombe. Dann trank sie einen Kaffee mit Sahne, Butter oder sogar MCT-Öl.

Schließlich kam Elaines Gewichtsverlust zum Stillstand, und ihr gelegentliches Naschen der dunklen Schokolade wurde immer häufiger. Sie wurde des Backens überdrüssig und war nicht mehr so streng mit ihren Makros. Schon vor einiger Zeit hatte sie aufgehört, die Ketone zu überprüfen. Elaine hatte die Keto-Diät erst knapp zwei Jahre lang durchgeführt. Sie war immer noch ziemlich gut darin, bei der Diät nicht zu schummeln, aber sie war einfach nicht da, wo sie sein wollte. Einige Monate lang versuchte sie, mehr Kohlenhydrate in die Ernährung aufzunehmen, in der Hoffnung, ihren Stoffwechsel anzukurbeln oder zumindest ihre Hormone zu unterstützen. Zu diesem Zeitpunkt befand sie sich mitten in den Wechseljahren. Obwohl ihre Symptome nicht so schlimm waren, wie einige ihrer Freundinnen beschrieben hatten, verlief die Menopause auch bei ihr nicht ganz reibungslos.

Elaines kurzer Versuch, mehr Kohlenhydrate aufzunehmen, verlief nicht sehr gut. Sie nahm in einer Woche 3 Kilo zu, und ihre Fibromyalgie-Schmerzen verschlimmerten sich. Sie war frustriert und nahm daher ihre Keto-Diät wieder auf. Mittlerweile hatte sie sich damit abgefunden, dass es ihr nicht besser gehen würde. Als sie eines Tages auf der Website einer Keto-Gruppe nach Rezepten suchte, stieß sie auf eine Frau, die darüber sprach, welche Erfolge sie mit einer Vollfleisch-Diät hatte. Zuerst hielt Elaine die Idee für absurd, klickte aber auf einen Link, den die Frau angegeben hatte, und entdeckte bald eine Gruppe von Tausenden von Menschen, die diese bizarre Diät praktizierten. Sie war schockiert, als sie erfuhr, dass viele Gruppenmitglieder Frauen waren, und einige behaupteten, ihre Depressionen losgeworden zu sein und abgenommen zu haben. Einige wenige sagten sogar ausdrücklich, dass sich ihre Fibromyalgie drastisch gebessert habe. Es gab sogar Leute, die erwähnten, dass Krankheiten wie Psoriasis und rheumatoide Arthritis verschwunden seien. Elaine merkte sich dieses Detail, weil eine ihrer Nichten seit Jahren mit Psoriasis kämpfte, die sich in letzter Zeit trotz der Behandlung mit immer mehr Medikamenten verschlimmert hatte.

Elaine informierte sich während der nächsten drei Monate online weiter über die carnivore Ernährung und war fasziniert von einigen der Geschichten, die sie dort las. Sie verstand nicht, wie eine Umstellung auf eine rein fleischliche Ernährung zu einer besseren Gesundheit führen konnte. Zwar war ihr bekannt, dass eine kleine Minderheit von Menschen an schweren

Nahrungsmittelallergien und Glutenunverträglichkeiten litt, aber die Gründe für das Interesse der Menschen an dieser Diät schienen weit darüber hinauszugehen. Viele der Mitglieder dieser Gruppe stammten aus einem ketogenen Hintergrund und berichteten darüber, wie viel besser sie sich fühlten, seitdem sie das Gemüse und die künstlichen Süßstoffe weggelassen hatten.

Drei Wochen vor ihrem fünfzigsten Geburtstag beschloss Elaine, einen Monat lang diese verrückte Fleischfresser-Diät auszuprobieren. Sie kaufte im örtlichen Lebensmittelgeschäft einige Weidesteaks, ein paar Eier und ein wenig Sahne für ihren Kaffee, denn sie hatte zu diesem Zeitpunkt nicht die Absicht, auf ihren Kaffee zu verzichten. Dazu hatte sie sich etwas Meersalz für ihre Steaks und Bio-Ghee zum Kochen besorgt. Der erste Tag war ein Kampf. Elaines Ex-Mann war der Grillmeister in der Familie gewesen, weshalb sie nicht viel Erfahrung mit dem Braten von Steaks hatte. Es wurde viel zu zäh. Die nächsten Tage verliefen ähnlich, obwohl sie sich erlaubte, etwas Käse zu essen. Bei der Arbeit bestellte sie in der Cafeteria Burger ohne Brötchen, die stattdessen in Salat gewickelt waren. Sie fühlte sich ein wenig schuldig, weil sie nicht ihren üblichen großen Salat aß, aber sie hatte auch bemerkt, dass sie nicht so starke Blähungen wie sonst hatte. In der ersten Woche nahm sie 2 Kilo ab, und sie spürte, dass ihre Fibromyalgie-Symptome praktisch verschwunden waren.

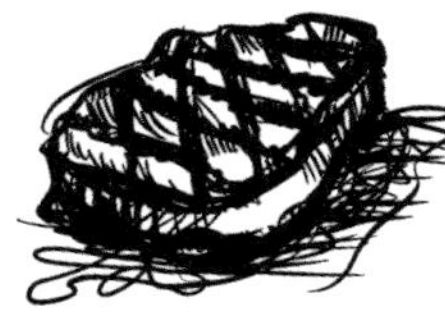

Am Ende des Monats hatte sie sich an die Ernährung gewöhnt und begann, sich auf ihre Mahlzeiten zu freuen. Sie fühlte sich mit dem Zubereiten der Steaks wohler und genoss es, nicht mehr so viel berechnen und planen zu müssen. Da es ihr gut ging, beschloss sie, die Diät um einen Monat zu verlängern. Am Ende des zweiten Monats stellte Elaine fest, dass ihre Wechseljahres-Symptome kaum noch vorhanden waren und sie zum ersten Mal seit einiger Zeit nachts wieder gut schlief. Ihr Appetit wurde stärker, und Nahrungsmittel, die sie früher als fades, wenig ansprechendes Essen betrachtet hatte, sagten ihr mittlerweile zu. Sie entwickelte einen regelrechten Heißhunger nach Steaks. Da sie nun mehr aß, stieg ihr Gewicht allmählich an. Anfänglich war sie darüber besorgt, aber ansonsten fühlte sie sich so gut, dass sie ihre Ernährung nicht ändern wollte. Elaines Kolleginnen begannen, sie „die Löwendame“ zu nennen.

Nach sechs Monaten der carnivoren Ernährung hatte Elaine alle Medikamente abgesetzt, und sie fühlte sich ziemlich gut. Das einzige Problem war, dass sie in diesen sechs Monaten 10 Kilo zugenommen hatte. Sie redete sich ein, dass ein Teil der Gewichtszunahme wahrscheinlich auf eine Muskelzunahme zurückzuführen war, doch sie konnte auch die unverkennbare zusätzliche Fettschicht an ihren Oberschenkeln und ihrem Bauch sehen. Sie fragte einige Leute nach ihren Erfahrungen und fand heraus, dass diese Gewichtszunahme nicht ungewöhnlich war. Sie schien besonders typisch für Frauen zu sein, vor allem wenn diese vor Beginn der Fleischfresser-Diät ziemlich viel Gewicht verloren hatten. Sie erhielt Ratschläge, von „Geben Sie sich einfach mehr Zeit, irgendwann wird Ihr Körper geheilt sein, und dann werden Sie abnehmen“ bis hin zu „Sie müssen weniger essen und anfangen, sich zu bewegen“.

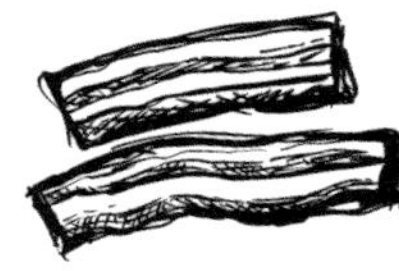

Elaine hatte ihr ganzes Leben lang Phasen durchgemacht, in denen sie weniger aß und viel Sport trieb, deshalb wollte sie nicht wieder damit anfangen, besonders weil sie sich wirklich gut fühlte. Bei ihrem nächsten Arztbesuch stellte der Arzt keine Auffälligkeiten in Elaines Labordaten fest. Er war sogar ziemlich überrascht, wie gut es Elaine angesichts ihrer Ernährung ging.

Nach weiteren drei Monaten hatte sich Elaines Gewicht stabilisiert. Sie hatte etwa 1 Kilo abgenommen. Zwar war sie immer noch schwerer als während der Keto-Diät, aber dass ihre Fibromyalgie verschwunden und ihre Depression nicht zurückgekehrt war, wertete sie als Gesamtsieg.

Irgendwann verringerte Elaine ihre Nahrungsaufnahme geringfügig. Zuerst musste sie sich bewusst bemühen, mit dem Essen aufzuhören, kurz bevor sie den Punkt der vollen Sättigung erreichte. Nach ein oder zwei Monaten stellte Elaine fest, dass ihr Appetit auf natürliche Weise etwas nachgelassen hatte. Sie begann, Sport zu treiben, was ihr aber keinen Spaß machte. Also gab sie es wieder auf und las stattdessen einige ihrer Lieblingsbücher vor dem Kamin.

Nach zwei Jahren der carnivoren Ernährung war Elaines Gewicht noch weiter zurückgegangen, aber sie wog immer noch 2 Kilo mehr als zu ihren Keto-Zeiten. Zu diesem Zeitpunkt war sie völlig zufrieden damit, wo sie stand. Ihre Depressions- und Fibromyalgie-Symptome blieben gänzlich aus oder waren nur minimal, wenn sie sich zu etwa 90 % streng an ihre Diät hielt, und auch ihr Gewicht blieb stabil.

CrossFit Keith

Keith, zweiunddreißig Jahre alt und 1,78 m groß, trainierte seit siebenzehn Jahren. Er hatte einen Bachelor-Abschluss in Kinesiologie und arbeitete als Kraft- und Konditionstrainer. In den letzten vier Jahren hatte er mit einer Vielzahl von Kunden gearbeitet, darunter übergewichtige Eltern, pensionierte Führungskräfte und Spitzensportler. Er hielt sich über die aktuelle Literatur auf dem Laufenden und aktualisierte sein Programm ständig, um alle neuen Erkenntnisse zu berücksichtigen. Sein Job bedeutete eine Menge harter Arbeit und lange Arbeitsstunden. Oft begann sein Tag um 5 Uhr morgens, wenn er sich mit einem Klienten traf, bevor dieser zur Arbeit ging, und an manchen Tagen beendete er seinen Arbeitstag erst nach 21 Uhr.

Neben seiner anstrengenden Trainertätigkeit war Keith ein begeisterter CrossFit-Athlet und hatte in den letzten Jahren bei Wettkämpfen ziemlich gut abgeschnitten. Zwei Jahre zuvor hatte er die Qualifikation für die Regionalmeisterschaften nur knapp verpasst. Leider hatte eine Schulterverletzung seinem Training einen Dämpfer versetzt. Keith hatte mit seinen gut 84 Kilo immer noch eine schlanke und muskulöse Figur – fast die perfekte Statur für die unterschiedlichen CrossFit-Anforderungen.

An den meisten Tagen trainierte er zweimal täglich, oft gemeinsam mit seinem Trainingspartner Ty. Die beiden brachten sich gegenseitig an ihre Grenzen, wobei die freundschaftliche Rivalität ein großer Erfolgsmotor war. Keiths Schulterproblem wurde durch einen kleinen Labrumriss verursacht, der ihn am meisten beim Überkopfdrücken und beim Reißen störte sowie bei einigen gymnastischen Bewegungen, wie bei Muscle-ups. Obwohl er die Bewegungen immer noch ganz gut ausführen konnte, war er ein wenig beunruhigt, weil seine Schulter gewöhnlich noch einige Tage danach schmerzte. Mobilitätsübungen halfen ein bisschen, ebenso wie die Reha-Übungen an seiner Schulter. Keith stellte fest, dass er immer häufiger auf rezeptfreie entzündungshemmende Medikamente angewiesen war, obwohl er diese nur widerwillig einnahm. Als er wegen dieses Problems zu einem Orthopäden ging, sprach der Arzt eine mögliche Operation an, falls sich die Lage durch die Reha nicht bessern sollte.

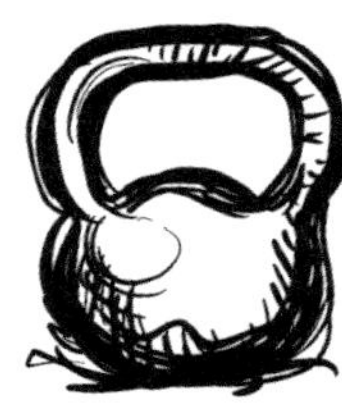

Keith hatte sich immer auf einen kohlenhydratreichen Ansatz zur Unterstützung seines Trainings verlassen und kannte die Literatur, die diese Ernährungsweise während einer intensiven Belastung wie CrossFit unterstützte. Vor dem Training trank er grundsätzlich ein entsprechendes Getränk und achtete darauf, unmittelbar nach dem Training eine Mischung aus Kohlenhydraten und Proteinen zu sich zu nehmen. Er kannte ein paar andere CrossFit-Sportler, die über eine ketogene Ernährung gesprochen hatten. Keiner von ihnen war ein besonders hochrangiger Sportler, obwohl Keith beobachtet hatte, dass einige von ihnen ihre Leistung ein wenig verbessert hatten. Er war jedoch skeptisch. Er hatte zahlreiche Studien gelesen, in denen gezeigt wurde, dass eine ketogene Ernährung bei Höchstleistungen im Ultra-Ausdauersport wirksam sein könnte. Bei glykolytischen Aktivitäten wie CrossFit schien sie jedoch nicht wirksam zu sein.

Leider hatte seine Schulter sich ein Jahr später nicht gebessert, sodass Keith schließlich operiert wurde. Eine fünfundvierzigminütige ambulante Arthroskopie hatte einen kleinen Riss im hinteren Teil des Labrums seiner Schulter ergeben. Zwei Anker hielten das Labrum nun in Position, und der Arzt teilte Keith mit, dass seine Genesung wahrscheinlich etwa sechs Monate dauern würde. Keith führte seine Reha sorgfältig durch, hatte aber am Ende der sechs Monate immer noch Schmerzen. Die Beweglichkeit in der Schulter war nicht mehr optimal, und seine Versuche, wieder mit dem Training zu beginnen, waren frustrierend.

Zum ersten Mal in seinem Leben wurde Keiths Körper etwas wabbelig. Es gefiel ihm gar nicht, dass er Fett am Bauch hatte, also begann er mit einer Diät, um wieder schlanker zu werden. Er wusste, dass er seine Eiweißzufuhr aufrechterhalten musste, und fuhr seine Kalorienzufuhr langsam herunter. Einmal wöchentlich verordnete er sich einen „Refeed Day". Diese Strategie hatte in der Vergangenheit bei seinen Klienten gut funktioniert, und nach einiger Zeit stellte sich auch bei Keith Erfolg ein. Da er nicht so trainieren konnte, wie er wollte, konnte er auch nicht so viel essen, wie er es normalerweise tat. Im gefiel diese Situation nicht besonders, und obwohl sein Bauch geschrumpft war, war er auch viel schwächer, als er wollte.

Keiths Arbeitspensum war so anspruchsvoll wie eh und je, und er und seine Frau hatten gerade ihr erstes Baby bekommen. Keith wurde zunehmend müde und stellte fest, dass seine Motivation zum Trainieren nachließ. Auch sein Wunsch, ständig seine Kalorien und Makronährstoffe zu überwachen, ließ nach. Seine chronischen Schulterschmerzen, der Stress mit einem Neugeborenen und seine vielbeschäftigte Trainerpraxis führten dazu, dass er sich eingestand, dass seine Zeiten des sportlichen Wettkampfes zu Ende gingen.

Eines Tages erwähnte Keiths Klient Sergio, dass er sich carnivor ernährte und großartige Ergebnisse erzielte. Keith lächelte darüber und dachte: „Was für ein Blödmann". Aber in den nächsten Monaten sah er, dass Sergio schlanker und seine Leistungen ziemlich gut wurden. Scherzhaft fragte er Sergio, ob er immer noch „diese verrückte Sache mit dem ganzen Fleisch" durchzog. Sergio antwortete: „Ja, mache ich" und sagte, er fühle sich so gut wie nie zuvor.

Keith informierte sich online über die carnivore Diät. Er fand einige Artikel, in denen es hieß, dass es eine schlechte Idee und ein sicherer Weg sei, einen Herzinfarkt oder Darmkrebs zu bekommen. Er las auch einige anekdotische Berichte von Menschen, die behaupteten, von allen möglichen medizinischen Problemen geheilt worden zu sein. Keith wusste, dass Anekdoten keine besonders gute Beweisquelle darstellten, weil sie oft unzuverlässig waren. Es schien jedoch ungewöhnlich, dass es so viele Berichte von Menschen gab, deren Gelenkschmerzen verschwunden waren. Nachdem er einige Tage darüber nachgedacht hatte, beschloss Keith, dass er es eine Woche lang versuchen würde.

Keith war entschlossen, die Diät auf die bestmögliche Art und Weise durchzuführen. Er verstand, dass ein potenzieller Nährstoffmangel ein Problem sein könnte, und außerdem wollte er nur Bio-Rindfleisch essen. Er nahm zusätzlich zu den verschiedene Rindfleischstücken etwas Leber, Wildlachs und Bio-Eier zu sich. Seiner Frau erzählte er von seinem verrückten Experiment und erklärte, dass er es nur eine Woche lang durchführte. Sie war durch sein Training einiges gewöhnt, also zuckte sie mit den Schultern und sagte: „Nein, danke".

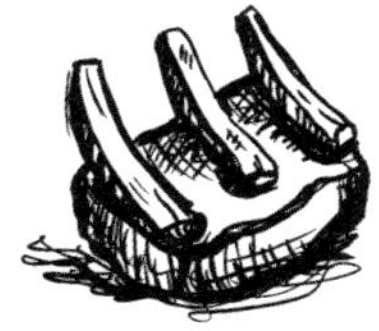

Nach drei Tagen waren Keiths Schulterschmerzen fast vollständig verschwunden. Wenn er im Fitnessstudio gerade keine Klienten hatte, machte er mit nur 60 Kilo an der Stange ein paar Übungen und hatte keine Schmerzen. Er begann zu glauben, dass vielleicht etwas an dieser verrückten Diät dran war. Während der nächsten Tage fühlte sich Keith ziemlich gut, abgesehen von ein paar Heißhungerattacken auf Kohlenhydrate und leichten Kopfschmerzen. Als die Woche zu Ende ging, verschlang Keith eine große Schüssel Haferflocken mit Himbeeren, Zimt und etwas braunem Zucker. Am nächsten Tag waren seine Schulterschmerzen wieder da. Nach ein paar weiteren Tagen anhaltender Schmerzen beschloss er, diese Fleischfresser-Sache noch einmal zu versuchen, aber diesmal plante er einen ganzen Monat ein.

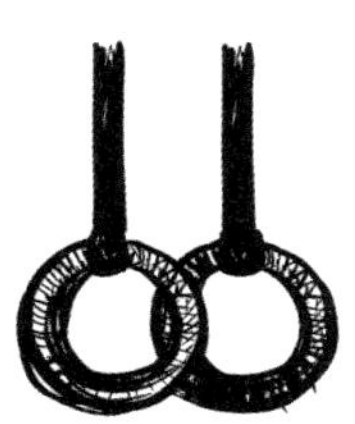

Zwölf Tage nach dem zweiten Versuch nahm er das Training wieder auf. Er bemerkte auch, dass sein Sexualtrieb, der immer anständig gewesen war, einen Tick zugelegt hatte. Er fühlte sich sehr energiegeladen und sah beim Heben einige Fortschritte. Am Ende des Monats ging es ihm besser als je zuvor, zumindest besser als in den letzten Jahren. Er bemerkte, dass seine Bauchmuskeln wieder sichtbar wurden, und seine Frau stellte fest, dass er bessere

Laune hatte. Sein Schlaf war immer noch etwas unruhig, weil das Baby ein oder zweimal in der Nacht aufwachte, aber das nahm ab, als die Kleine älter wurde. Trotz der Schlafunterbrechungen fühlte sich Keith im Allgemeinen gut ausgeruht und konnte den Tag ohne Probleme überstehen. Er beschloss, weiterzumachen.

Bis zu diesem Zeitpunkt hatte sich Keith hauptsächlich auf die Kraftarbeit und den Feinschliff seiner Technik konzentriert, vor allem beim Gewichtheben und einigen der gymnastischen Bewegungen, die beim CrossFit üblich sind. Er begann, sein metabolisches Konditionstraining zu intensivieren und bemerkte, dass er sich schwer damit tat. Er hatte gelesen, dass Menschen auch ohne Kohlenhydrate Kraft und Muskeln aufbauen können, und hatte innerhalb von acht Wochen etwa 2,5 Kilo an fettfreier Masse zugenommen, obwohl er sichtlich schlanker war. Sein Problem mit dem metabolischen Konditionstraining blieb jedoch bestehen, denn ohne die Kohlenhydrate war er nicht dazu in der Lage, es vernünftig auszuführen. Daher nahm er in zeitlicher Nähe zu seinen Trainingszeiten einige schnell verdauliche Kohlenhydrate auf und bemerkte eine sofortige Verbesserung. Seine Schulter machte ein paar Mal Probleme, aber die Beschwerden waren ziemlich gering.

Im Laufe der nächsten sechs Monate übertraf Keith seine bisherigen Bestmarken in seinen starken Disziplinen. Er übertraf seine persönliche Bestmarke im Kreuzheben um 15 Kilo und zog 250 Kilo. Beim Reißen bewältigte er 127 Kilo. Seine frühere Bestzeit beim Fran, einem Benchmark-Workout mit Thrusters und Pull-Ups, verbesserte sich von 2 Minuten und 25 Sekunden auf 2 Minuten und 14 Sekunden.

Mit der Zeit nahm Keiths Bedürfnis, Kohlenhydrate vor dem Training zu konsumieren, immer weiter ab. Er begann, einen großen Teil seines Trainings ganz ohne Kohlenhydrate zu absolvieren. Seine Kohlenhydrate sparte er für ausgewählte Trainingseinheiten und die Wettkämpfe auf. Sein Trainingspartner Ty war von seiner Leistung beeindruckt und wollte sein Geheimnis erfahren. Keith zeigte ihm ein Bild von einem Steak und lachte. In diesem Jahr hat sich Keith zum ersten Mal für die CrossFit-Regionalmeisterschaften qualifiziert.

Anekdoten

Ich bekomme sehr viele Briefe von Menschen, die mir erzählen, wie sie seit Jahren mit Gesundheits- und Gewichtsproblemen zu kämpfen haben, alle möglichen medizinischen und Ernährungstherapien ausprobiert haben, um eine Veränderung herbeizuführen, und wie sie die Anweisungen ihrer Ärzte befolgt haben, in der Hoffnung, dass sich ihre Lebensqualität verbessern würde, nur um am Ende enttäuscht, frustriert und immer noch ungesund zu sein. Wenn sie dann von der Fleischfresser-Diät erfahren und sich entscheiden, es einmal auszuprobieren, beginnen sich die Dinge zu ändern, und sie möchten auch anderen Menschen davon berichten. Die Anekdoten, die ich hier aufführe, sind nur ein kleiner Ausschnitt dieser Geschichten.

Charlene

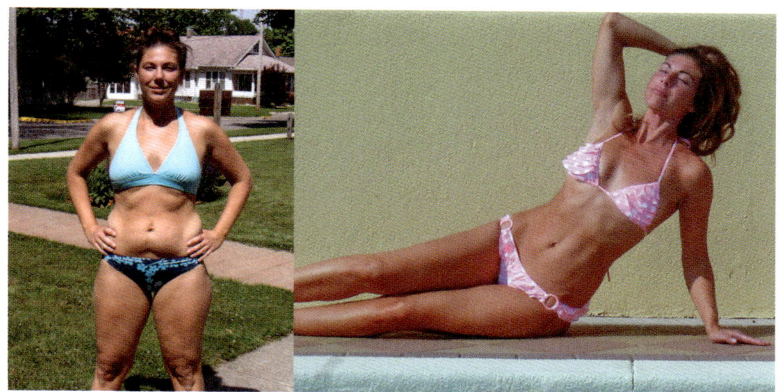

Mein Mann Joe und ich werden oft gefragt: „Warum haben Sie sich vor mehr als 20 Jahren für die Fleischfresser-Diät entschieden?" Ich beantworte dies wie folgt:

Damals, 1998, nach Jahren unzähliger Gesundheitsprobleme (einschließlich Borreliose) während meiner gesamten Kindheit und auch als Erwachsene, führten wir die Methode durch, verschiedene Lebensmittel für uns auszuprobieren. Das Ergebnis war, dass wir uns nur noch mit fettem rotem Fleisch und Quellwasser ernährten. Das war es, was für uns funktionierte. Punkt.

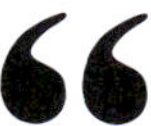

Was mir aufgefallen ist: Wenn die Anekdoten und die Daten nicht übereinstimmen, haben die Anekdoten meistens Recht. Irgendetwas stimmt nicht mit der Art und Weise, wie die Daten gemessen werden.
—Jeff Bezos

Die folgende Liste zeigt einige der wichtigsten Veränderungen, die ich erlebt habe:

- **Amenorrhoe:** Mein zehnjähriger Kampf mit fehlenden Regelblutungen klärte sich auf, sobald ich tierisches Fett als einzige Fettquelle verwendete. Ich hatte innerhalb weniger Tage einen Eisprung, und zwei Wochen später kam meine Periode. Seitdem ich meine Ernährung umgestellt habe, ist meine Regelblutung vollkommen regelmäßig, und ich hatte zwei gesunde Schwangerschaften und Entbindungen.
- **Trichotillomanie (Herausziehen meiner Wimpern und Augenbrauen):** Ich entwickelte diese Störung, als ich 8 Jahre alt war, und sie hielt bis ins Erwachsenenalter an. Sie endete etwa einen Monat, nachdem ich mit der reinen Fleischkost begonnen hatte.
- **Lähmung:** Dies war bei Weitem eines meiner schlimmsten Symptome. Ich hatte ein Taubheitsgefühl, das in meinen Händen und Füßen begann

und sich langsam auf meinen Oberkörper zubewegte, bis mein gesamter Körper nicht mehr funktionierte. Diese Anfälle hielten Stunden oder Tage an. Es dauerte etwa ein Jahr, bis sich die Anfälle vollständig zurückgebildet hatten.

- **Entkräftende Müdigkeit:** Ich war so erschöpft, dass ich während der Arbeit oder beim Autofahren einschlief. Auch dieses Symptom brauchte etwa ein Jahr, um sich umzukehren.
- **Muskelzuckungen:** In einer Minute hatte ich mehr als 100 Zuckungen. Ich bemerkte eine sofortige Besserung dieses Symptoms, aber es dauerte ein Jahr, bis es sich vollständig zurückbildete.
- **Depressionen:** Bevor ich meine Ernährung umgestellt habe, litt ich unter unerbittlichen Depressionen und Selbstmordgedanken. Ich wusste nicht, wie ich die nächste Stunde, geschweige denn den ganzen Tag überstehen sollte. Glücklicherweise verschwanden die Depressionen ziemlich schnell – innerhalb von nur wenigen Wochen.
- **Degenerative Bandscheibenerkrankung und Schmerzen im Ischiasnerv:** Die Beschwerden aufgrund dieser Probleme verschwanden innerhalb von ein paar Monaten.
- **Übergewicht:** Innerhalb einiger Monate nahm ich etwa 23 Kilo ab.
- **Wutanfälle:** Eine der Auswirkungen der Lyme-Borreliose ist eine Persönlichkeitsveränderung. Ich erlebte Episoden von Wutanfällen, die kürzer und weniger intensiv wurden, bis sie nach einigen Monaten der Fleischfresser-Diät verschwanden.

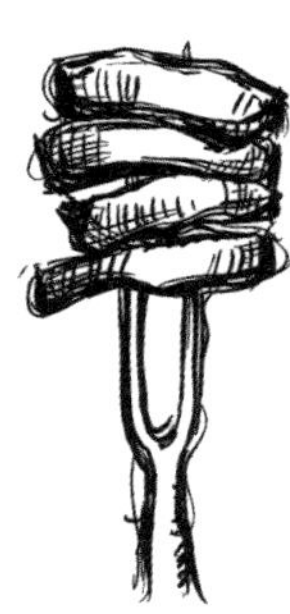

- **Extreme Allergien/Empfindlichkeiten gegen Pollen, Chemikalien und Nahrungsmittel:** Ich hatte eine fast sofortige Umkehrung meiner Allergien.
- **Sehkraft:** Innerhalb von etwa eineinhalb Monaten brauchte ich keine Kontaktlinsen oder Brille mehr.

Die folgenden Symptome, die im Vergleich zur vorherigen Liste weniger schwerwiegend sind, kehrten sich nach einem Monat oder weniger um. Einige lösten sich sogar innerhalb von Tagen auf.

- Hirnnebel und geistige Verwirrung. Mein einst scharfer Verstand konnte kaum ein Gespräch verfolgen.
- Zystenartige Akne im Gesicht, auf Nacken, Schultern, Rücken und Brust
- Ekzeme an meinen Händen, im Nacken und im Gesicht. Manchmal war es ein Zustand wie Verbrennungen zweiten Grades auf meinen Handrücken. Ich konnte meine Hände überhaupt nicht mehr krümmen.
- Blähungen und chronische Blähungen, bei denen ich mich vor Schmerzen krümmte
- Verdauungsstörungen und Säurereflux

- Restless-Legs-Syndrom (bei mir war eher der gesamte Körper betroffen)
- Fressanfälle und Erbrechen (Ess-Brechsucht)
- Kopfschmerzen und Migräne
- Ödeme
- Herzschmerzen und unregelmäßiger Herzschlag
- Mundgeruch
- Schrecklicher Tinnitus
- Ständige weiße Flecken auf meinen Mandeln
- Trockene, schuppige Kopfhaut und Haut
- Blau angelaufene Finger im Winter oder bei Stress
- Unfähigkeit, mit Kälte oder Hitze umzugehen
- Anfälligkeit für Erkältungen und besonders für Grippe

In dem Moment, als Joe und ich erkannten, dass eine Diät dies alles ändern kann, entwickelte ich endlich die Kraft, es zu versuchen, zu scheitern, es erneut zu versuchen und schließlich erfolgreich zu sein! Es gibt ein Leben nach der Krankheit. Das weiß ich!

Chris D.

Ich bin fünfundvierzig Jahre alt, und die Fleischfresser-Diät hat mein Leben gerettet und vollständig verändert! Zum Zeitpunkt des Schreibens dieses Artikels habe ich mehr als 100 Kilo abgenommen und alle meine schweren Gesundheitszustände rückgängig gemacht.

Obwohl ich 25 Jahre lang in der Gesundheits- und Wellnessbranche tätig war (als Kräuterspezialist und zugelassener Massagetherapeut), verschlechterte sich mein Gesundheitszustand weiter, und ich nahm immer stärker zu, bis ich schließlich mehr als 227 Kilo auf die Waage brachte. Ich war zuckerkrank und hypertonisch, litt an Gicht und Nierensteinen und hatte täglich Schmerzen. Ich kämpfte jahrelang mit schwerer Divertikulitis (Schmerzen, häufige Infektionen, Notwendigkeit von Antibiotika und Krankenhausbesuchen), die schließlich zu einem perforierten Dickdarm führte. Ich verbrachte eine Woche im Krankenhaus, und ich war fast septisch und hätte sterben können. Die Ärzte sagten mir, dass ich um eine Operation nicht herumkomme, bei der mein Dickdarm ganz oder teilweise entfernt werden würde.

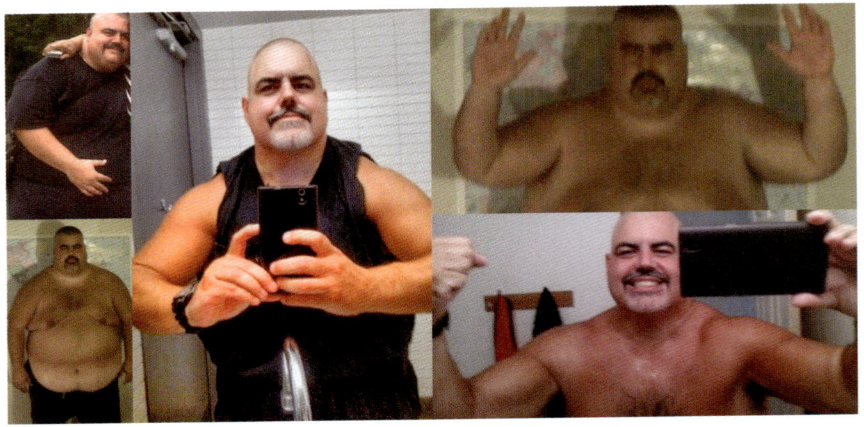

Ich habe jede Diät, die es gibt, ausprobiert und alle möglichen Pillen, Tränke und Lotionen verwendet – alles, was meiner Meinung nach helfen könnte. Ich gab Tausende von Dollar für Nahrungsergänzungsmittel und alternative Therapien aus. Eine Zeit lang war ich Vegetarier, und ich versuchte mehrere radikale Ernährungspläne, darunter Mahlzeitenersatz-Shakes und ausgedehntes Fasten. Ich habe sogar einige Monate lang nur Babynahrung gegessen. *Nichts* funktionierte. Ich wurde zunehmend invalide und depressiv. Ich konnte nicht mehr durch einen Raum gehen, ohne außer Atem zu kommen. Und ich hatte keine Hoffnung mehr, dass sich die Dinge jemals ändern würden. Ich schloss jeden Abend im Bett meine Augen und wusste nicht, ob ich sie wieder öffnen würde. Ein CPAP-Gerät half mir beim Atmen, aber mir war bewusst, dass mein Herz und andere Körpersysteme nicht mehr lange so weitermachen konnten.

Gegen Ende 2018 begann ich, mich streng ketogen zu ernähren. Ich verlor ein wenig an Gewicht, und mein Gesundheitszustand verbesserte sich etwas, aber die meisten meiner Beschwerden blieben bestehen. Dann las ich Geschichten von Menschen, die durch die Fleischfresser-Diät dramatische gesundheitliche Verbesserungen erlebt hatten – auch bei einigen meiner Probleme. Ich beschloss, dass ich nichts zu verlieren hatte, und am 1. Dezember 2018 führte ich die carnivore Ernährung ein und entfernte alle Pflanzen und Ballaststoffe aus meiner Ernährung. Seitdem hat sich meine Gesundheit wie durch ein Wunder verändert! Mein Gewicht begann zu schmelzen. Meine Energie und meine Stimmung verbesserten sich. Und meine Divertikulitis, Diabetes, Nierensteine, Gicht, Beinödem, okuläre Migräne, Prostataprobleme und andere Probleme haben sich vollständig aufgelöst. *Ich habe nie wieder ein einziges dieser Symptome gehabt.*

Ich nehme *keine* meiner verschreibungspflichtigen Medikamente und täglichen Nahrungsergänzungsmittel mehr ein. Ich esse Fleisch, wenn ich hungrig bin, und trinke Wasser, wenn ich durstig bin. Ich zähle keine Kalorien, Makros oder irgendetwas anderes. Ich liebe die Einfachheit und Freiheit, die diese Art zu essen mit sich bringt. Ohne jegliche Ballaststoffe in meiner Ernährung erlebe ich eine perfekte Verdauung und Ausscheidung. Meine Energie und meine Stimmung sind beständig hoch, und mein lebenslanger Kampf mit Angst und Depressionen ist so gut wie vorbei. Ich bin der gesündeste, glücklichste und stärkste Mensch, der ich je in meinem Leben war.

In der Vergangenheit habe ich viele Dinge mit meiner Familie verpasst, weil ich bei den meisten Aktivitäten nicht dabei sein konnte. Zum Beispiel passte ich nicht in die Sitzecken in Restaurants oder auf die Sitze der Fahrgeschäfte in den Vergnügungsparks. Jetzt kann ich voll und ganz teilnehmen und das Leben genießen! Ich kann überall hingehen, und ich wandere mit meinen Kindern in den Bergen in der Nähe unseres Zuhauses. Ich habe das Gefühl, dass es nichts gibt, was ich nicht tun kann. Ich habe sogar fast 3.000 Dollar in einem Online-Wettbewerb zur Gewichtsabnahme gewonnen. Und ich habe all diese Verbesserungen vorgenommen, ohne mich benachteiligt zu fühlen oder als ob ich „auf Diät“ wäre. Ich kämpfe nicht mit Hunger oder Heißhunger. Vielmehr bin ich gut genährt und zufrieden mit dem nährstoffreichsten und leckersten Essen der Welt.

Die Fleischfresser-Diät hat mir mein Leben zurückgegeben und mir eine neue Bestimmung gebracht – Menschen zu helfen, die genauso wie ich zu kämpfen hatten. Mit meiner neu gewonnenen Gesundheit und Energie habe ich mich als Gesundheitscoach und Hypnotherapeut zertifizieren lassen. Jetzt ist es meine Leidenschaft, anderen Menschen dabei zu helfen, ihr Leben durch die carnivore Ernährung und andere Lebensstiländerungen wiederzuerlangen. Es gibt Hoffnung!

Laura

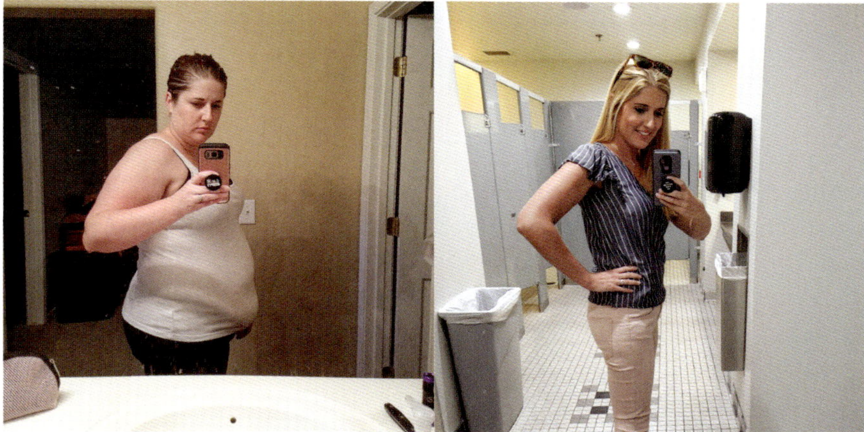

Mein gesamtes Erwachsenenleben lang hatte ich noch nie zwei aufeinanderfolgende Geburtstage, an denen ich gleich viel gewogen habe. Die letzten zehn Jahre waren eine Achterbahnfahrt von Zu- und Abnahme großer Gewichtsmengen. Der einzige Weg, wie ich abnehmen konnte, war mit Einschränkungen. Ich konnte mich gut einschränken, sodass ich Ergebnisse erzielte, aber eine langfristige Einschränkung schaffte ich nie, weil ich ständig Hunger hatte.

Ein Jahr lang versuchte ich sogar eine vegane Ernährung und hatte damit leichten Erfolg. Ich nahm 23 Kilo ab, aber mir fielen die Haare aus. Die vegane Ernährung beraubte mich zudem meiner Energie, und ich hatte große Nährstoffmängel. Nach dieser Diät nahm ich das ganze Gewicht, das ich verloren hatte, und noch mehr Kilos zu. Mit traditionellen kohlenhydratarmen Diäten und der Keto-Diät hatte ich anfangs auch Erfolg. Aber wie bei anderen Diäten war ich nie in der Lage, konsequent zu bleiben und keine „Cheatdays“ einzubauen, weil ich mich so benachteiligt fühlte. Während all der „Diäten“, die ich ausprobierte, behielt ich immer noch meine schreckliche Beziehung zum Essen bei. Ich hatte nur meine alten Ernährungsgewohnheiten durch ketogene Versionen der schlechten Lebensmittel ersetzt. Und ich stopfte immer noch völlig sinnlos Essen in mich hinein.

Im Februar 2018 hatte ich eine Knieoperation wegen eines Meniskusrisses. Meine Knie waren dem Gewicht, das ich mit mir herumtrug, nicht gewachsen. Im März 2018 musste ich bei einem Folgetermin beim Arzt auf die Waage. Ich bin 1,72 m groß und wog 119 Kilo. Ich galt als prädiabetisch. Ich wog an diesem Tag mehr als an dem Tag, als ich mit meinem Sohn, der zum Zeitpunkt des Termins zwei Jahre alt war, in den Wehen lag. Ich war völlig überfordert, begann aber eine weitere kohlenhydratarme Crash-Diät. Nach wenigen Tage plante ich bereits einen Cheatday ein, um mich selbst zu belohnen. Ich aß Proteinriegel, viel Gemüse und kleine Mengen Fleisch. Ich empfand die gleichen Entbehrungen, die ich schon immer hatte, und wieder fielen mir die Haare aus.

Ein paar Monate später erfuhr ich von der Fleischfresser-Diät. Ich hielt die Idee, dass Menschen kein Gemüse brauchen, für verrückt. Ich hatte viele Jahre lang mit Verstopfungen und Hämorrhoiden zu tun gehabt, und ich glaubte, dass der Verzehr von sehr ballaststoffreichen Lebensmitteln der einzige Weg zu einer gesunden Verdauung sei. Ich versuchte jedoch eine Woche lang, nur Fleisch zu essen und hatte seit Jahren meinen ersten schmerzfreien Stuhlgang. Am Ende der Woche aß ich einen großen Salat und dachte, das sei nicht schlimm. Das Wochenende verbrachte ich mit Blähungen, Krämpfen und intensiven Verdauungsproblemen. Mein Körper sagte mir, dass das Gemüse die Ursache des Problems sei. Die Beschwerden meines Körpers, die ich für ganz normale Probleme gehalten hatte, traten auf, nachdem ich diesen Salat gegessen hatte.

Zu diesem Zeitpunkt recherchierte ich mehr über die carnivore Ernährung, hörte mir Dr. Shawn Bakers Podcast an und verschlang alle Informationen, die ich finden konnte! Ich begann eine strenge Fleischfresser-Diät und sagte mir, dass es einen Versuch wert sei. Je länger ich nur Fleisch aß, desto besser fühlte ich mich. Ich merkte bald, dass meine Akne- und Hautprobleme, von denen ich dachte, dass sie mein Normalzustand seien, verschwunden waren. Meine Verdauung war nie besser gewesen. Am schockierendsten war, dass die Cheatdays, die ich eingeplant hatte, gar nicht mehr verlockend waren, weil ich überhaupt keine Gelüste hatte. Der natürliche Verzehr von Fleisch führte dazu, dass mein Körper fasten wollte. Anfangs aß ich drei Mahlzeiten am Tag, stellte aber fest, dass ich keinen Hunger mehr auf Frühstück hatte. Ich bemerkte auch, dass ich nach einem großen Mittagessen mit Steaks später keinen Hunger auf eine weitere Mahlzeit hatte. Ich nahm nur noch eine Mahlzeit pro Tag zu mir und aß täglich etwa 750 Gramm Steak, meistens Rib-Eye. Mein Gewicht schmolz weiter, und ich hatte mich noch nie zufriedener gefühlt. Mein Bedürfnis nach Cheatdays war völlig verschwunden, weil ich keine Einschränkung verspürte. Ich hatte jahrelang mit Ängsten zu kämpfen gehabt, was ich ebenfalls für einen normalen Teil meiner Persönlichkeit hielt, und auch auf diesem Gebiet erlebte ich enorme Verbesserungen.

Bis Oktober 2018 hatte ich 45 Kilo abgenommen. Meine Energie war zurückgekehrt, und mein Haar war dicker als zuvor. Auch während der Feiertage hielt ich weiterhin eine strenge carnivore Diät ein, und Ende Januar 2019 hatte ich insgesamt 54 Kilo abgenommen. Um diese Zeit begann ich auch ins Fitnessstudio zu gehen; ich habe zwei- bis dreimal pro Woche Gewichte gehoben. Seit Januar halte ich ein Gewicht von etwa 64 Kilo, aber mein Körper verändert sich weiter, während ich stärker werde. Manchmal habe ich den Druck verspürt, meine Ernährung abwechslungsreicher zu gestalten, zum Beispiel mit anderen Fleischsorten und Eiern. Doch jedes Mal, wenn ich versuche, mich vom Steak wegzubewegen, verspüre ich Ängste und Verlangen, und ich bin weniger zufrieden. Es ist merkwürdig, dass ausgerechnet die vermeintliche Einschränkung, nur Steaks zu essen, mir so viel Freiheit von meinen süchtig machenden Ernährungstendenzen, meinem emotionalen Essen und meinen Ängsten gegeben hat.

Der Rest meiner Familie ist ebenfalls zu diesem Lebensstil übergegangen. Mein Mann hat seine eigene erstaunliche Erfolgsgeschichte als Fleischfresser (siehe Seite 166). Unsere Kinder konsumieren eine proteinreiche Ernährung, die frei von Zucker, Getreide und Samenölen ist. Sie lernen, dass zu viel Zucker uns krank macht und wir viel Eiweiß und Fett brauchen, um gesund zu sein. In der Schule vermittelt man ihnen widersprüchliche Informationen, wenn die Ernährungspyramide behandelt wird und die Lehrer ihnen kundtun, dass wir viele Vollkornprodukte und Gemüse benötigen. Sie erklären ihren Lehrern dann fröhlich, dass Getreide ungesund ist und Kinder keine Milch trinken müssen. Ich bin stolz darauf, sie mit einem besseren Verständnis von Ernährung aufzuziehen, als ich es hatte, und ihnen dabei zu helfen, eine gesunde Beziehung zum Essen aufzubauen.

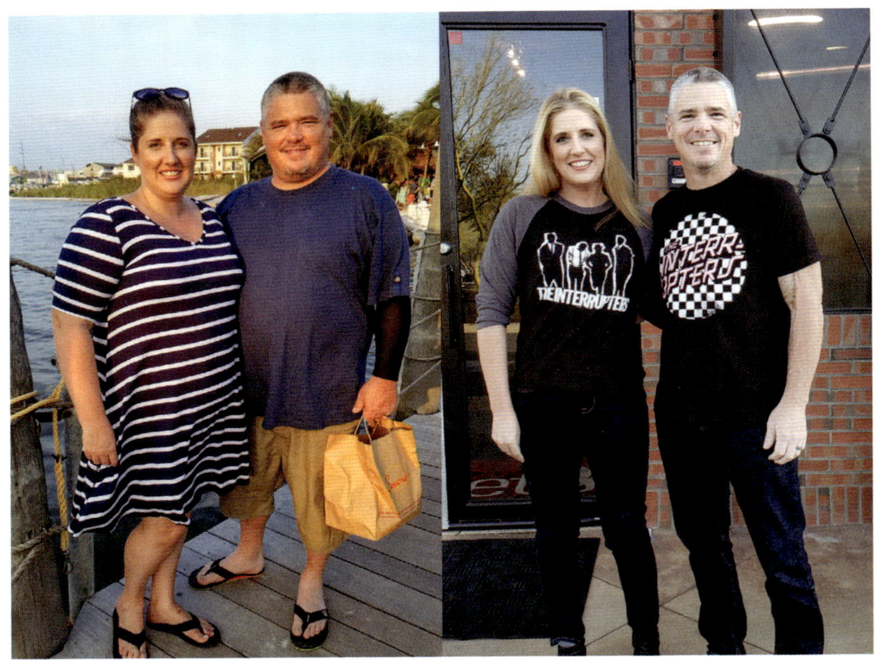

Chris S.

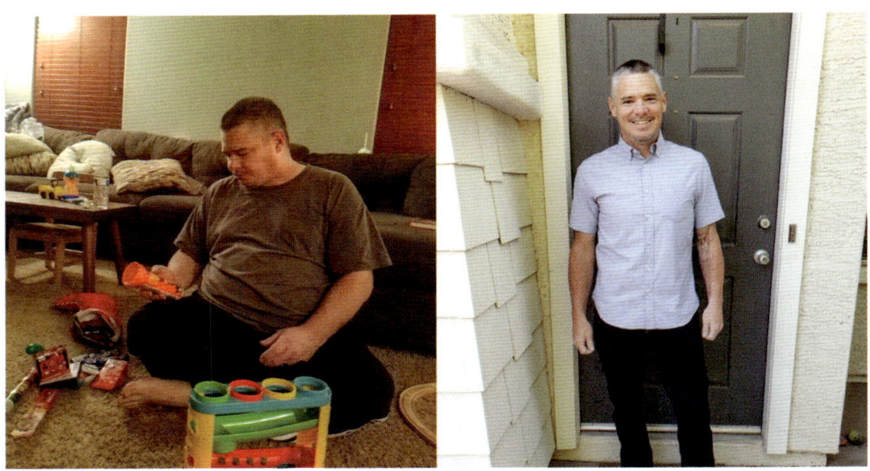

Ich habe 1993 die High School abgeschlossen und mich entschieden, der U.S. Air Force beizutreten. Bei meinem Gespräch mit dem Rekrutierer sagte mir dieser, dass ich etwas Gewicht verlieren müsse, um angenommen zu werden. Ich war achtzehn Jahre alt und wog 111 Kilo. Um für die Grundausbildung zugelassen zu werden, musste ich auf 84 Kilo abspecken. Ich machte mich an die Arbeit, und nach sechs Monaten mit Hühnchen, Reis und Laufen hatte ich 27 Kilo abgenommen und war bereit, in die Air Force einzutreten. Vier Jahre später beendete ich meinen Dienst und kehrte sofort wieder zu den schlechten Gewohnheiten zurück, die mich schließlich fast das Leben kosten würden.

Am Weihnachtsmorgen 2016 fuhr ich, anstatt Geschenke mit meiner Familie zu öffnen, in die Notaufnahme, um mich untersuchen zu lassen. In der Nacht zuvor hatte ich schweres Fieber gehabt, und ein großer roter Fleck an meinem Ellbogen wuchs rasch. Ich hatte eine Infektion, die sich zu einer nekrotisierenden Fasziitis (fleischfressende Krankheit) entwickelte. Ich hätte es fast nicht überstanden, aber nach zahlreichen Operationen und sieben Wochen im Krankenhaus kam ich nach Hause und war für immer verändert. Es dauerte eine Weile, bis ich mich erholt und das Trauma verarbeitet hatte. Schließlich kam ich zu dem Schluss, dass mein schlechter Gesundheitszustand mich fast das Leben gekostet hätte. Zwei Jahre zuvor war bei mir nach fünfzehnjähriger Ernährung voller Müll Typ-2-Diabetes diagnostiziert worden. Ich hatte zwar die verschriebenen Medikamente eingenommen, aber die Krankheit selbst nahm ich nicht allzu ernst. Und so fuhr ich mit einem ungesunden Lebensstil fort, der mich schließlich einholte.

Anfang 2018 wog ich 133 Kilo. Ich hatte Typ-2-Diabetes, Bluthochdruck, Schlafapnoe, tägliche Kopfschmerzen, Angstzustände und Depressionen. Ich nahm mehrmals täglich zahlreiche Medikamente ein, und ich schlief mit einem CPAP-Gerät. Irgendwann suchte ich nach Strategien, mit denen ich gesund werden konnte, und begann meine Reise im April 2018. Ich startete mit der ketogenen Diät in Kombination mit Intervallfasten, denn es schien, dass viele Menschen mit dieser Methode Erfolg hatten. Sofort sank mein Gewicht, und ich fühlte mich täglich besser.

Man hat uns immer beigebracht, für eine optimale Gesundheit viel Obst und Gemüse zu essen, und ich glaubte natürlich, was ich gelernt hatte. Das sagten uns die Ärzte, Lehrer und Eltern, also musste es doch wahr sein, oder? Die Wahrheit ist, dass ich es immer gehasst habe, Pflanzen zu essen (es sei denn, sie waren verarbeitet und raffiniert). Aber ich habe mich trotzdem gezwungen, zu meinen Steaks etwas Brokkoli zu essen. Ich fühlte mich aufgrund dessen, was ich gelernt hatte, unter Druck gesetzt – aber auch, weil meine Familie beobachtete, was ich aß.

Dann stieß ich auf einige Leute, die sich carnivor ernährten. Sofort dachte ich: „Das ist das Richtige für mich!“ Ich sah Dr. Shawn Baker, einen lautstarken Verfechter der carnivoren Ernährung, bei *The Joe Rogan Experience*. Dr. Bakers Ansatz war einfach und logisch. Nachdem ich mich online näher zu der Ernährungsweise informiert hatte, war ich überzeugt. Die Pflanzen verschwanden von meinem Speiseplan, und ich war wirklich zufrieden mit dem, was ich zu jeder Mahlzeit aß. Selbst in den Zeiten, in denen ich mich so schlecht ernährt hatte, war mein Lieblingsessen immer ein gutes Steak gewesen. Jetzt konnte ich das jeden Tag essen und mich dabei gut fühlen.

Mein Gewicht sank rapide, und mein Energieniveau nahm zu. Es ging mir von Tag zu Tag besser. Nachdem ich etwa 36 Kilo abgenommen hatte, fand ich die Energie, um ins Fitnessstudio zu gehen. Ich begann mit Krafttraining, bei dem ich Stärke und Muskelmasse gewann, während ich Fett verlor. Nach acht Monaten fleischlicher Ernährung betrug mein Gewicht 81 Kilo (eine Abnahme von 52 Kilo). Mit vierundvierzig fühle ich mich besser als in meinem ganzen Leben – sogar besser als in meiner Jugend. Ich habe auch mehr Energie und Vitalität, und ich bin stärker und vitaler.

Ich war im April 2018 beim Arzt gewesen. Zu diesem Zeitpunkt betrug mein HbA1C-Wert 11,6, und mein Blutdruck lag bei 140/90 (obwohl ich Medikamente nahm). Als ich im Dezember 2018 wieder in die Praxis ging, hatte mich der Arzt acht Monate lang nicht gesehen. In den dazwischen liegenden Monaten hatte ich innerhalb weniger Wochen nach Beginn der Fleischfresser-Diät alle Medikamente abgesetzt. Mein Blutzuckerspiegel war gut, also setzte ich das Metformin und das Glyburid ab. Mein Blutdruck fiel gefährlich, sodass ich die Einnahme von Lisinopril einstellte. Ich recherchierte etwas über das Statin-Medikament und ließ es dann auch weg. Mein CPAP-Gerät brauchte ich nicht mehr. Ich hatte keine Kopfschmerzen und keine Schmerzen mehr, also nahm ich keine nichtsteroidalen Antirheumatika mehr ein. Zum ersten Mal in meinem Erwachsenenleben war ich medikamentenfrei. Mein Blutbild im Dezember 2018 ergab einen HbA1C-Wert von 4,9. Mein Nüchterninsulin betrug 4, und mein C-Peptid lag bei 1,8. Ich war nicht mehr insulinresistent, und meine Fettleber hatte sich aufgelöst. Unnötig zu sagen, dass mein Arzt geschockt, aber erfreut war. Er fügte meiner Krankenakte „Diabetes behoben" hinzu. Natürlich war mein LDL-Wert hoch, sodass er mir aufgrund seiner konventionellen Ausbildung die Einnahme eines Statins empfahl. Ich entscheide mittlerweile aber anhand dessen, wie ich mich fühle, ob ich Medikamente einsetze, und ich fühle mich großartig.

Mein Gewicht habe ich bis heute gehalten. Ich trainiere täglich und lebe das beste Leben mit der Unterstützung meiner Familie. Wir versuchen, unseren Kindern die Bedeutung der richtigen Nahrungsaufnahme und einer tiergerechten, artgerechten Ernährung beizubringen. Ich musste einige harte Zeiten und ein schweres Trauma überstehen, um aufzuwachen, aber ich bin froh, jetzt hellwach zu sein und die Vorteile auf so vielfältige Weise zu genießen.

Sylvia

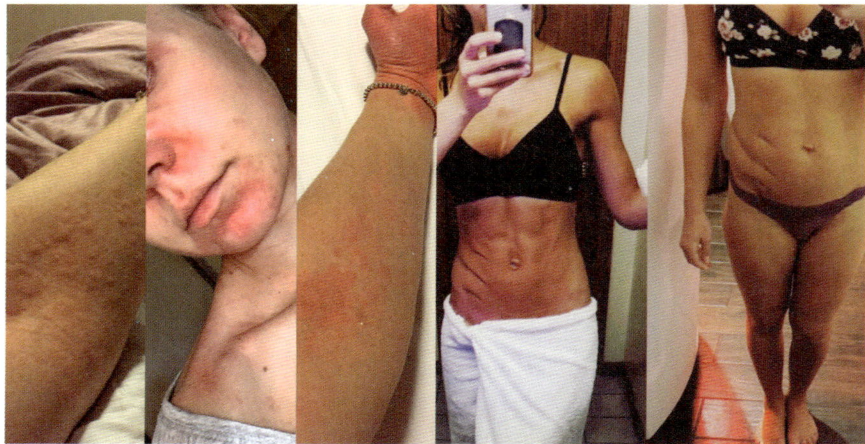

Ich habe schon in der High School angefangen, mit verschiedenen Diäten zu experimentieren. Zu diesem Zeitpunkt versuchte ich vor allem, meine sportliche Leistung zu verbessern. Später im College entschied ich mich, vegan zu leben, nachdem ich ein paar erschreckende vegane Dokumentarfilme gesehen hatte. Es dauerte nicht lange, bis ich mich auf die vegane Ernährung umgestellt hatte, weil ich nicht an dem Leid der Tiere teilhaben wollte, das in diesen Dokumentarfilmen gezeigt wurde. Ich dachte, ich würde die Welt retten, wenn ich keine tierischen Nahrungsmittel essen würde. Ich wechselte von einer vollwertigen, kohlenhydratarmen Atkins-Diät zu einer veganen Ernährung, und meine Gesundheit verschlechterte sich sehr schnell. Vier Jahre lang ernährte ich mich von veganer Rohkost, ein Jahr davon sogar nur von Obst. Nach dieser Zeit war mein Körper so erschöpft, dass meine Verdauung wirklich schlecht wurde und ich auf gesunde Lebensmittel wie grünes Gemüse mit roten, juckenden Ausschlägen reagierte. Außerdem setzten ein Jahr nach der reinen Obsternährung bei mir schwere Depressionen ein, und ich hatte mit Fressanfällen zu kämpfen, die sich später in einen sechs Jahre andauernden Kampf mit Bulimie verwandelten.

Schließlich verschlechterte sich mein Gesundheitszustand so sehr, dass ich keine andere Wahl hatte, als wieder tierische Produkte zu essen. Ich brauchte eine Weile, um mich davon zu überzeugen, dass es das Richtige war, Tiere zu essen. Dabei half es mir nicht, dass viele meiner veganen Freunde und veganen Leitfiguren mir immer wieder sagten, dass ich die Diät nicht richtig machte und dass ich nicht mit den richtigen Dingen supplementierte. Glauben Sie mir, ich habe viel recherchiert, weil ich wollte, dass die vegane Ernährung für mich funktionierte.

Nachdem ich schließlich gelernt hatte, dass die pflanzliche Lebensweise mir mehr schadet als nützt, beschloss ich, mich durch den Verzehr von Fisch von der veganen Lebensweise zu lösen. Nach meiner ersten nicht-veganen Mahlzeit mit wild gefangenem Fisch änderte sich meine Stimmung drastisch, und meine Depressionen verschwanden fast sofort. Später wechselte ich zu einer eher ketogenen Ernährung, die kleine Portionen tierischen Proteins enthielt. Während ich diesen Lebensstil befolgte, fühlte ich mich einige Monate lang ziemlich gut, aber nachdem ich drei Operationen durchlaufen hatte, um die nekrotisierende Fasziitis zu beseitigen, waren mein Darm und meine Verdauung wieder völlig durcheinander. Das einzige Nahrungsmittel, auf das ich nicht reagierte, war Fleisch.

Ich hörte Dr. Shawn Baker in einem Podcast über die Ernährung von Fleischfressern sprechen und beschloss, sie 30 Tage lang zu testen. Das war vor mehr als einem Jahr. Ich lebe mittlerweile ausschließlich von Fleisch, und mein Körper wird immer gesünder und geheilter – bessere Körperzusammensetzung, gesündere Haare und Nägel, verbesserte Libido, besseres Sehvermögen und drastische Veränderungen meiner psychischen Gesundheit. Ich habe mich noch nie so ruhig gefühlt wie jetzt – ich empfinde keine Stimmungsschwankungen mehr. Außerdem konnte ich durch die Fleischfresser-Diät meine sechs Jahre währende Essstörung besiegen, die mein Leben fast zerstört hatte.

Ich brauchte eine Weile, um die richtigen Fleischsorten zu finden, machte einige Experimente mit dem Weglassen von Eiern und Milchprodukten und einige Versuche, um die richtige Menge an Nahrung zu finden, die meinen Körper täglich zum Gedeihen brachte. Mit der Zeit habe ich mich immer besser auf meinen Körper eingestellt, und jetzt bin ich in der Lage, mich satt zu essen und mit dem Essen aufzuhören, wenn ich nicht hungrig bin.

Es war sehr befreiend für mich, nicht mehr Kalorien zählen oder Makros überwachen zu müssen. Manche Menschen empfinden die Fleischfresser-Diät vielleicht als sehr restriktiv, aber ich habe mich noch nie freier gefühlt als jetzt. Ich werde mit dem carnivoren Lebensstil weitermachen, solange er meiner Gesundheit und meinem Wohlbefinden dient. Wie lange wird das sein? Wir werden sehen.

Erik

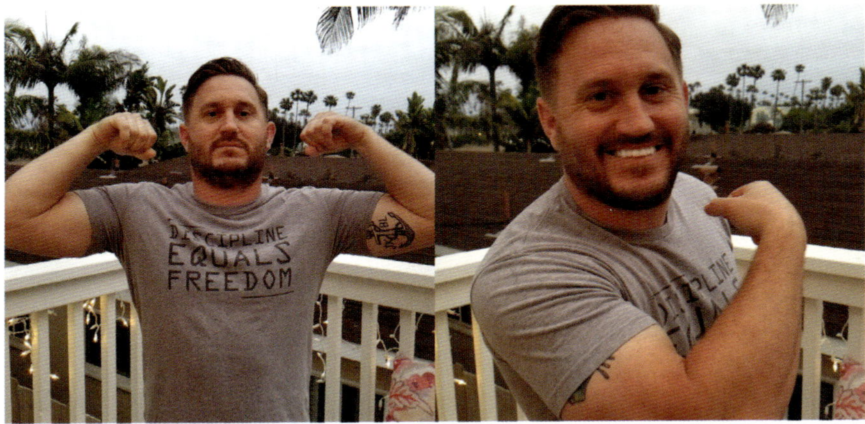

In lebe seit neun Monaten zu etwa 90 % carnivor, und mein Leben hat sich seit der Umstellung auf die Fleischfresser-Diät nur verbessert. Jeder Aspekt meines Lebens hat sich seit der Umstellung auf eine reine Fleischnahrung verbessert.

Nie werde ich vergessen, als ich im Internet das erste Mal auf die Seite reddit.com/r/zerocarb stieß. Ich las die Beschreibung der Gruppe und lachte, als ich den Teil entdeckte, in dem es darum ging, keine Pflanzen zu essen. Ich erinnere mich lebhaft daran, wie ich zu mir sagte: „Diese Leute reden Unsinn. Jeder weiß, dass wir Nährstoffe und Ballaststoffe aus Pflanzen brauchen." Das war der Auftakt zu einer neunmonatigen Erforschung darüber, was gesund sein bedeutet. Zur Information: Ich bin von Beruf Ingenieur, daher versuche ich immer, alles über ein Thema zu lesen.

Für mich war die carnivore Lebensweise eine große Reise, um mein Verständnis der Welt und dessen, was die konventionelle Wissenschaft uns gelehrt hat, zu erweitern. Sie hat mich auch viel darüber gelehrt, wie Menschen in den Kreislauf des Lebens passen. Wir alle kennen die Ernährungspyramide. Es war enorm schwierig für mich, neu zu lernen, was gut und gesund für uns ist. Vor einem Jahr hätte ich nie gedacht, dass es für mich von Vorteil wäre, keine Pflanzen mehr zu essen.

Ich habe das Glück, dass in meinem Leben bisher keine größeren Gesundheitsprobleme aufgetreten sind. Nur mit dem Reizdarmsyndrom hatte ich leichte Probleme. Außerdem musste ich nachts häufig aufstehen, um zu urinieren. Das sind die Hauptbeschwerden, die ich in meinen Zwanzigern hatte. Die Ursache für die nächtlichen Toilettenbesuche war wahrscheinlich übermäßiger Alkoholkonsum, aber ich schreibe das Reizdarmsyndrom meiner Ernährung zu. Sobald ich auf die carnivore Diät umgestellt hatte, verschwanden die Symptome innerhalb einer Woche. Ich konnte mich ehrlich gesagt nicht daran erinnern, wann ich das letzte Mal eine ganze Nacht durchgeschlafen hatte, ohne dass ich aufgewacht war, um zur Toilette zu gehen.

Mein zweites Problem waren Allergien, und auch diese verschwanden nach Einführung der carnivoren Ernährung! Ich hatte immer Beschwerden mit einem juckenden Hals und konnte immer nur durch ein Nasenloch atmen. Innerhalb von drei Wochen waren meine Allergien verschwunden, und ich konnte normal atmen.

Ich habe eine Spondylose aufgrund einer Verletzung, die ich mir mit zweiundzwanzig Jahren zugezogen hatte. Seitdem leide ich an chronischen Schmerzen im unteren Rückenbereich. Mein ganzes Leben lang habe ich Sport getrieben und interessiere mich besonders für Wrestling. In den fünfzehn Jahren, in denen ich Wrestling ausübte, entwickelte ich eine Entzündung im Akromioklavikulargelenk (das Gelenk oben an der Schulter). Seitdem ich Fleischfresser bin, sind meine Schulterschmerzen vollständig verschwunden, und meine Rückenschmerzen sind um etwa 90 % zurückgegangen. Manchmal bekomme ich Ischias, aber seit ich Yoga in meinen carnivoren Lebensstil integriert habe, fühlen sich meine Gelenke und mein Rücken großartig an!

Ich habe mein ganzes Leben lang Sport getrieben, trainiert und mich allgemein für Gesundheit interessiert. Seit ich zur Fleischfresser-Diät übergegangen bin, habe ich festgestellt, dass meine Ausdauer beim Laufen drastisch zugenommen hat. Ich bin in der Lage, länger zu trainieren, und meine Kraft hat deutlich zugenommen! Wenn ich ein paar Tage nicht trainiere, verliere ich nicht mehr wie früher an Kraft oder Körperzusammensetzung. Ein weiterer Vorteil, mit dem ich nicht gerechnet hatte, ist dieser: Je carnivorer meiner Ernährung ist, desto besser kann ich mich auf das Leben konzentrieren – sowohl beruflich als auch privat.

Ich glaube, wir stehen an der Schwelle einer gesundheitlichen Revolution. Je mehr sich dieser Lebensstil verbreitet, desto mehr Propaganda wächst für den Veganismus. Es war sehr interessant, in den letzten Jahren die Entwicklungen in beiden Bereichen zu beobachten. Mein Ziel ist es, Dr. Baker auf der forschenden und analytischen Seite der carnivoren Bewegung zu unterstützen. Ich kann nicht umhin, darüber nachzudenken, was wir in Bezug auf Ernährung, körperliche und geistige Gesundheit noch vieles neu lernen müssen. Wir haben in all den Jahren so viel Schwachsinn eingetrichtert bekommen.

Der größte Vorteil meines Wechsels zum carnivoren Lebensstil war nicht physischer Natur. Das Allerbeste ist, dass er mir endlose Möglichkeiten eröffnet hat, wie ich mein Leben verbessern kann. Er hat meine Sicht auf unsere Wirtschaft verändert. Er hat mein Leben verändert, indem er mir geholfen hat, mich auf regionale Lebensmittel zu konzentrieren, und ich habe die Jagd als Sportart aufgenommen. Weil ich den carnivoren Lebensstil angenommen habe, habe ich gelernt, wie zerstörerisch der Anbau von Monokulturen für das Land ist und wie vorteilhaft es für Wiederkäuer ist, stattdessen auf diesem Land zu grasen.

Ein weiterer wichtiger Aspekt des carnivoren Lebensstils ist, dass ich dadurch gelernt habe, wie leicht man dem „Gruppendenken" zum Opfer fallen kann. Im Moment gibt es einen enormen Vorstoß von Leuten, die einen Teil des Problems der globalen Erwärmung auf „Kuhfürze" schieben wollen, obwohl Kuhfürze in Wirklichkeit einen unbedeutenden Einfluss auf unsere Umwelt haben. Denken Sie nur einen Moment darüber nach, wie viele Ressourcen benötigt werden, um Früchte von einem Ende der Welt zum anderen zu bringen, und welche Auswirkungen das auf unsere Umwelt hat. Der carnivore Lebensstil hat mir geholfen, selbstständig zu denken, auf meinen Körper zu hören und das Leben meiner Lieben zu verbessern.

Nicole

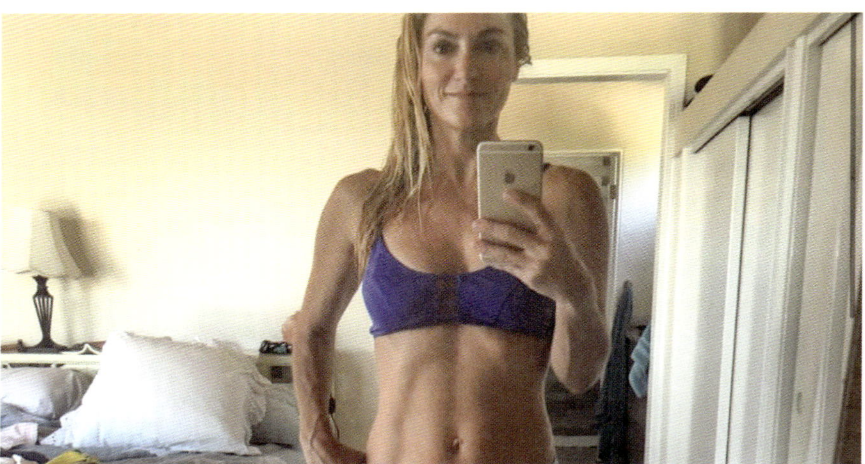

Als ich etwa achtzehn Jahre alt war, beschloss ich, auf Fleisch, Eier und Milchprodukte zu verzichten. Ich glaubte, es sei etwas Gutes für meinen Körper und die Umwelt. Bevor ich diese Entscheidung traf, hatte ich die amerikanische Standard-Diät gegessen, die eine angemessene Menge an verarbeiteten Lebensmitteln, Zucker und Alkohol enthielt.

Während meiner ersten Jahre der veganen Ernährung fühlte ich mich sehr gut. Ich hatte etwas Gewicht verloren und war mit meiner Entscheidung zufrieden. Als ich etwa dreiundzwanzig Jahre alt war, bekam ich jedoch Probleme mit Endometriose und meiner Regelblutung. Einige Jahre später hatte ich mit meinem Energieniveau zu kämpfen. Ich war ständig müde. Ich supplementierte die Vitamine B12 und D sowie Eisen, war aber immer noch extrem müde. Ich ließ meine Vitamin-D-Spiegel testen, der trotz der Supplementation sehr niedrig war. Ich litt unter Gallensteinen und Pankreatitis, was dazu führte, dass mir die Gallenblase entfernt wurde. Zu dieser Zeit litt ich auch unter Depressionen und Angstzuständen, aber ich brachte diese Probleme nicht mit meiner Ernährung in Verbindung.

Da ich mich nicht gut fühlte, beschloss ich, meine Ernährung auf vegane Rohkost umzustellen. Ich dachte, das müsste ich tun, um mich besser zu fühlen. Denn ich war der Meinung, dass ich durch den ausschließlichen Verzehr von rohen Pflanzen die meisten Nährstoffe erhalten würde. Ich aß nur ungekochte Früchte, Gemüse und gekeimte Nüsse und Samen. Alles, was ich verzehrte, war entweder Bio oder zu Hause angebaut. Leider wurde meine Gesundheit stetig schlechter. Ich wurde immer wieder krank und hatte grippeähnliche Symptome, und meine Angstgefühle und die Schlaflosigkeit wurden immer schlimmer. Ich war ständig erkältet, und ich hatte systemische Candida, die ich nicht loswurde. Die Müdigkeit wurde überwältigend. Meine Haare begannen auszufallen, und ich hatte ständig Bauchschmerzen. Ich litt unter chronischer Verstopfung, dennoch hielt ich an meiner veganen Ernährung fest. Ich konnte nicht begreifen, dass sie meine Probleme verursachte. Diesen Weg setzte ich noch einige Jahre lang fort, obwohl die Ärzte mich ermutigten, Fleisch in meine Ernährung aufzunehmen. Ich versuchte es mit Akupunktur, Naturheilkunde, Homöopathie, Reiki, Chiropraktik und westlicher Standardmedizin. Erst nach einigen weiteren Jahren wechselte ich zu einer nicht mehr ausschließlich pflanzlichen Ernährung und fügte Joghurt, Eier und Fisch hinzu. Ich sah zwar Verbesserungen, aber nur wenige.

Im Jahr 2012 diagnostizierte ein Arzt bei mir Colitis ulcerosa, eine schmerzhafte Autoimmunkrankheit, die Darmschmerzen, blutigen Stuhl und Müdigkeit verursacht. Meine Darmschleimhaut war sehr stark beschädigt. Ich konzentrierte mich darauf, alles zu tun, was nötig war, um diese Krankheit zu heilen. Ich versuchte sowohl eine Umstellung auf eine vegane als auch auf eine rohe vegane Ernährung, aber die Symptome verschlimmerten sich mit jeder dieser Diäten. Ich entfernte Wurzelgemüse und Hülsenfrüchte aus meiner Ernährung, als ich eine niedrig-glykämische Diät versuchte. Dies brachte einige positive Ergebnisse, aber die Colitis-Symptome waren immer noch da, wenn auch weniger stark ausgeprägt. Ich probierte alle möglichen anderen Diäten aus: makrobiotisch, Low-FODMAP, Weglassen von Nachtschattengewächsen, GAPS, Paleo und ketogen. Die ketogene Diät verschaffte mir zwar etwas Erleichterung, aber zu diesem Zeitpunkt aß ich immer noch eine ziemlich große Menge an pflanzlicher Nahrung – viele Mandeln und sehr wenig

Fleisch von Wiederkäuern. Ich setzte die ketogene Diät ein Jahr lang fort, hatte aber immer noch einige Colitis-Symptome und nahm an Gewicht zu.

Im Mai 2018 begann ich mit der Fleischfresser-Diät, wobei ich nur Rindfleisch, Lamm, Fisch, Huhn, Eier und etwas Speck aß. Meine Symptome gingen stark zurück, und innerhalb von etwa vier Monaten waren alle Symptome, die ich gehabt hatte, verschwunden. Sogar meine Probleme, die nichts mit der Colitis zu tun hatten, waren gelöst. Ich hatte keine Schlafstörungen mehr. Meine Schilddrüsenprobleme waren weg. Meine Haare fielen nicht mehr aus und wuchsen dick und lang nach. Mein Sexualtrieb war stärker denn je, und meine Zyklen beinhalteten fast kein PMS. Ich fühlte mich ruhiger, glücklicher und weniger gestresst als zu irgendeinem Zeitpunkt in vielen Jahren. Endlich erfuhr ich Erleichterung von den jahrelangen Kämpfen, nachdem ich alle pflanzlichen Nahrungsmittel aus meiner Ernährung gestrichen hatte. Es war eine wundersame Veränderung, die mich selbst regelrecht schockierte.

Während ich dies schreibe, lebe ich seit einem Jahr mit einer kohlenhydratfreien Fleischfresser-Diät, und ich blühe immer weiter auf und werde stärker. Ich teile meine Botschaft mit jedem, der lernen möchte. Ich war so auf das Dogma fixiert, dass Obst und Gemüse die Eckpfeiler der Gesundheit sind, dass es mir unmöglich erschien, mich von meinen Gesundheitsproblemen zu befreien, indem ich diese Nahrungsmittel weglasse. Ich bin den Menschen, die sich für die Verbreitung dieser Botschaft eingesetzt haben, ewig dankbar, insbesondere Dr. Shawn Baker, der mir eine große Inspiration war. Er hat Erfahrung, Wissen und Wissenschaft weitergegeben, die beweisen, dass Fleisch gesund ist. Fleisch heilt.

Brett

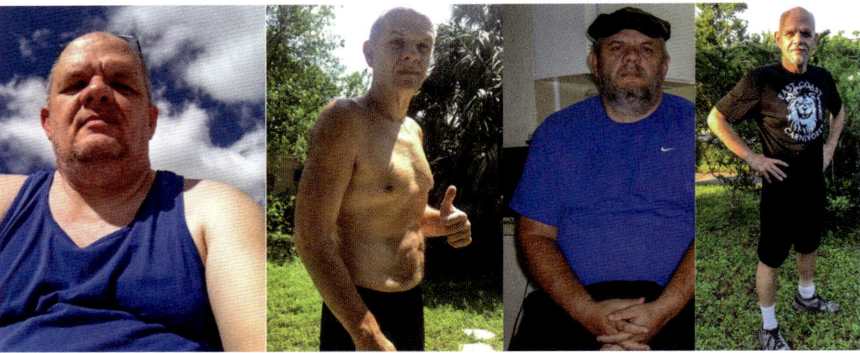

Ein Arzt diagnostizierte bei mir erstmals 1990 eine schwere Depression. Im Jahr 1995 begann ich auf ärztliche Anordnung mit der Einnahme von Antidepressiva. So nahm der Kreislauf von Wohlbefinden versus Krankheit seinen Lauf, der sich allmählich dazu entwickelte, dass ich die meiste Zeit krank war.

Für mich manifestierte sich die Depression als extreme Unzufriedenheit mit allem und jedem, vor allem mit mir selbst, und sie äußerte sich oft in Wut. Unter dieser Unzufriedenheit steckte eine große Traurigkeit. Ich sah aus, als sei ich wütend, auch wenn ich glaubte, ich sei ziemlich gut gelaunt und hätte einen guten Tag.

Die Depression veränderte, verzerrte und verdrehte alles, was ich hörte, sah, berührte, fühlte und dachte, und nichts war jemals zu meinen Gunsten. Wenn meine Frau etwas Positives mit Freude in ihrer Stimme ausdrückte, hörte ich die Worte, aber ich registrierte ihren Tonfall als dunkel und verzweifelt, als ob sie etwas andeutete – als würde etwas nicht stimmen. Weil ich meine Frau liebte (immer noch liebe!), fragte ich in solchen Momenten: „Was ist los?" Sie war dann natürlich verwirrt und fragte, was ich meinte, und es kam fast immer zu einem Streit, weil wir nicht miteinander kommunizieren konnten. Das führte zu schrecklichen Spannungen und sehr viel Wut in unserer Ehe.

2007 hatte ich einen lehrbuchmäßigen Nervenzusammenbruch. Lähmende Schlaflosigkeit und Angstzustände gesellten sich schon bald hinzu.

Mein Arzt verschrieb mir viel stärkere Medikamente, darunter Effexor, Wellbutrin, Ambien, Remeron, Lamictal, Abilify, Seroquel, Ativan, Trazodone, Latuda, Symbyax und viele andere! Von 1995 bis Ende 2017 wurde meine Gehirnchemie ständig von diesen Medikamenten angegriffen, die mir nie länger als ein paar Wochen wirklich halfen.

Im Januar 2015 empfahl mir mein Psychiater, mich entweder einer Elektrokrampftherapie zu unterziehen oder mich längerfristig in ein Krankenhaus einzuweisen. Ich wog 131 Kilo, und ich war mir nicht sicher, ob ich dieses Jahr noch überleben würde, weil meine Depressionen so schlimm waren. Ich dachte öfter an Selbstmord, als ich zugeben möchte, obwohl ich nicht wirklich den Wunsch hatte, mein Leben zu beenden. Durch die Krankheit rückte dieser Gedanke unerbittlich in den Vordergrund meiner Überlegungen.

Später in diesem Jahr entdeckte ich, dass ich meine Depressions-Symptome erfolgreich mit Cannabis behandeln konnte. Mit Cannabis konnte ich mich realistischer wahrnehmen, und mir wurde klar, dass ich sehr übergewichtig geworden war. Nachdem ich einige Jahre zuvor mit einer modifizierten Atkins-Diät erfolgreich etwas Gewicht verloren hatte, begann ich mit einer kohlenhydratarmen und fettreichen Ernährung und fing an, täglich zu walken. Ende 2015 war ich von den Antidepressiva befreit. Ende 2016 nahm ich kein Ativan mehr (nach acht Jahren verschriebener täglicher Einnahme). Ende 2017 setzte ich die Medikamente gegen Schlaflosigkeit ab.

Aber ich war immer noch abhängig von Cannabis. Ich lebe in Florida, und selbst als legaler Patient ist Cannabis sehr teuer. Ich hasste es, darauf angewiesen zu sein, um meine Stimmung zu behandeln. Dann entdeckte ich einen Clip von Dr. Jordan Peterson in Joe Rogans Podcast, in dem er über die carnivore Ernährung sprach, und dann fand ich Rogans Interview mit Dr. Shawn Baker!

Bestand die Möglichkeit, dass ich meine Depressionen durch den Verzehr von Fleisch und Wasser beseitigen konnte? Da war ich sofort dabei!

Am 16. Juli 2018 begann ich, carnivor zu leben. Seit diesem Tag habe ich nur Fleisch und Wasser zu mir genommen.

Zehn Tage nach der Einführung dieser Diät waren all meine Gelenkschmerzen verschwunden. Ab dem 23. Tag spürte ich, wie die Depression sich auflöste. Jetzt bin ich zu 100 % frei von Depressionen! Keine Stimmungsschwankungen mehr! Kein Schimpfen und Toben mehr! Ich bin endlich befreit.

Mein Angstproblem hat sich von Tag zu Tag allmählich gebessert. Jetzt, nach mehr als zehn Monaten, habe ich keine nennenswerten Angstzustände mehr.

Meine Haut, die früher sehr trocken, rissig und schuppig war, hat sich immens gebessert. Auch meine Stielwarzen sind verschwunden. Meine Schlafqualität hat sich dramatisch verbessert. Ich kann häufig sieben bis acht Stunden durchschlafen.

Das Hintergrundrauschen in meinem Kopf ist ganz verschwunden. Meine Beobachtungsgabe hat sich immens verbessert.

Jeder Aspekt meines Lebens hat sich verbessert, seit ich begonnen habe, Fleisch zu essen und Wasser zu trinken. Ich bin achtundfünfzig und nehme keine Medikamente mehr ein. Mir geht es gut, und meiner Ehe auch! Ich habe nicht nur ein Leben, sondern blicke mit großem Optimismus in die Zukunft. Deshalb bin ich jetzt und für immer ein dankbarer Fleischfresser!

Dawn

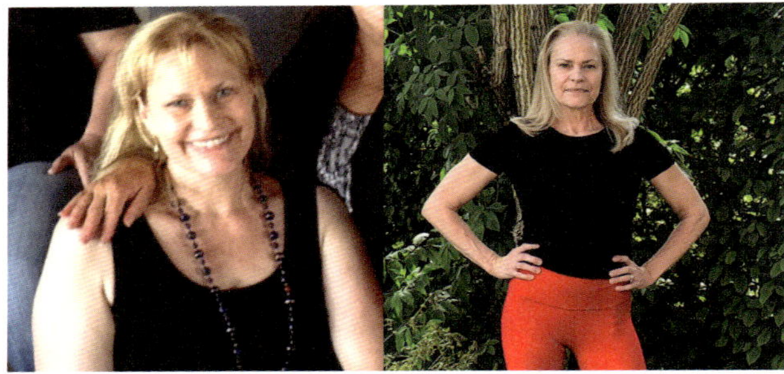

Ich habe viele Jahre lang mit verschiedenen medizinischen Problemen zu kämpfen gehabt – mit einigen davon mein ganzes Leben lang. Ich habe das hypermobile Ehlers-Danlos-Syndrom (hEDS, eine vererbte Bindegewebsstörung), das posturale Tachykardie-Syndrom (POTS), Arthrose, Hashimoto-Thyreoiditis und andere Autoimmunerkrankungen. Ich habe viel zu viel Zeit meines Lebens krank, im Bett und mit Schmerzen verbracht, insbesondere in den letzten fünfzehn Jahren. Seit ich in meinen Dreißigern war, brauchte ich regelmäßig nichtsteroidale Antirheumatika, und manchmal benötigte ich wegen der häufigen Verletzungen, die mit hEDS verbunden sind, stärkere Medikamente.

Wenn ich morgens aufwachte, war das erste Gefühl, das ich empfand, Schmerz. Eine oder beide meiner Schultern, meine Hüfte und mein Knöchel waren jeden Morgen ganz oder teilweise ausgerenkt. Ich brauchte immer mehrere Minuten, meine Gelenke zu richten, nur um aus dem Bett aufstehen zu können. Im Laufe eines jeden Tages verrenkte ich meine Gelenke mehrmals ganz oder teilweise. Meine Schultern waren schließlich völlig instabil.

Ich konnte meine Arme nicht mehr heben, ohne eine Schultergelenkluxation oder Subluxation zu haben, was Routineaufgaben wie Haare bürsten oder Ankleiden sehr schwierig machte. Ich wusste, dass ich bald eine bilaterale Operation benötigen würde.

Erschwerend kam hinzu, dass ich etwa 14 Kilo Übergewicht hatte. Für Menschen mit Gelenkhypermobilität ist Übergewicht besonders problematisch, weil es die Gelenkschmerzen, die Instabilität und die Häufigkeit von Verletzungen verstärkt. Wie bei den meisten Patienten mit chronischen Schmerzen und Krankheiten war ich müde, schlief schlecht und litt an einem gewissen Grad von Depressionen. Unglücklicherweise sagen die Ärzte, dass es keine Lösung für hEDS-Patienten gibt und wir nur damit rechnen können, dass es immer schlimmer wird. Bevor ich auf eine carnivore Ernährung umstieg, war dies jedenfalls meine Erfahrung.

Im Juni 2018 las ich einen kurzen Artikel über zwei Menschen, die eine Verbesserung ihrer chronischen Gesundheitsprobleme durch den Verzehr einer reinen Fleisch-Diät erlebten. Ehrlich gesagt fand ich, dass das verrückt klang. Ich bin generell skeptisch gegenüber Mode-Diäten, und mir missfällt die Diätindustrie im Allgemeinen; ich verabscheue Behauptungen über Wunderheilungen oder die neueste Supernahrung. Als Ärztin bin ich in der Wissenschaft und der evidenzbasierten Medizin verwurzelt. Als Mensch mit vielfältigen medizinischen Problemen brauchte ich aber eine Lösung. Ich beschloss, ein wenig über die carnivore Ernährung zu forschen, und stieß auf die Artikel von Dr. Shawn Baker. Danach hörte ich mir seinen Podcast *Human Performance Outliers* an. Ich fand ihn faszinierend und beschloss, die Fleischfresser-Diät dreißig Tage lang als Experiment auszuprobieren. Ich wusste genug über Ernährung, um zu wissen, dass eine einfache Reduzierung meiner Kohlenhydrataufnahme bei der Gewichtsabnahme hilfreich wäre. Darüber hinaus hatte ich keine Erwartungen. Diese Entscheidung erwies sich als eine der besten Entscheidungen, die ich je getroffen habe.

Innerhalb weniger Wochen bemerkte ich die Veränderungen in meinem Körper. Nach ungefähr zwei Wochen begann ich abzunehmen, was ich auch erwartet hatte. Was ich jedoch nicht erwartet hatte, war die spürbare Verringerung der Gelenkschmerzen und eine allgemeine Steigerung meines Energieniveaus. Ich beschloss, dass diese Besserung ausreichend war, um dreißig Tage lang weiterzumachen. Meine Gewichtsabnahme ging stetig weiter, und meine Schmerzen besserten sich allmählich immer mehr. Ich war in der Lage, wieder Sport zu treiben. Ich merkte, dass ich viel schneller als erwartet stärker wurde, insbesondere angesichts meines Alters (ich war damals siebenundfünfzig) und meines relativen Gesundheitszustands. Im zweiten Monat hatte ich weniger Gelenkverrenkungen und Subluxationen. Meine Schultern, meine Hüfte und meine Knöchel renkten sich nicht mehr oft aus. Am Ende des zweiten Monats wachte ich auch nicht mehr mit multiplen Gelenkverrenkungen auf, und Schmerzen waren nicht mehr das erste Gefühl, das ich verspürte. Insgesamt fühlte ich mich besser. Ich wusste, dass ich an etwas dran war, und beschloss, dabei zu bleiben.

Nach fast einem Jahr carnivorer Ernährung geht es mir immer besser. Ich habe etwa 15 Kilo Fett verloren und eine beträchtliche Menge an Muskeln gewonnen. Seit etwa zehn Monaten habe ich keine vollständige Gelenkverrenkung mehr gehabt, was für mich ein Lebensrekord ist. Meine arthritischen Gelenke sind weniger schmerzhaft, und die Beweglichkeit in diesen Gelenken hat sich verbessert. Ich schlafe so gut wie seit vielen Jahren nicht mehr. Die leichte Depression, die ich erlebt habe, ist verschwunden. Ich erlebe eine viel bessere geistige Konzentration und Klarheit. Die Aktivitäten des täglichen Lebens sind für mich jetzt viel einfacher. Ich kann mir die Haare bürsten oder über den Kopf greifen ohne Schmerzen oder Gelenkverrenkungen. Ich knie oder hocke mich ohne Schmerzen hin und stehe ohne Hilfe auf. Mein Schmerzpegel liegt vielleicht bei 5 bis 10 % des ursprünglichen Schmerzgrades. Ich nehme keine Schmerzmittel mehr ein. Diese Entwicklungen sind nichts weniger als absolut bemerkenswert. Auch bei meinen anderen Gesundheitsproblemen sind Verbesserungen eingetreten; ich hatte keine Autoimmun-Schübe, und meine POTS-Symptome sind viel besser unter Kontrolle als früher. Ich konnte meine Schilddrüsenmedikation auf ein Drittel meiner vorherigen Dosis reduzieren, und meine Schilddrüsenlaborwerte sind normal.

Ich gebe zu, dass ich für viele der Verbesserungen meines allgemeinen Gesundheitszustands nach der Umstellung auf eine carnivore Diät keine Erklärung habe. Als Ärztin freue ich mich darauf, mehr über die Forschung zu dieser Art der Ernährung zu erfahren. Im Moment bin ich nur dankbar, dass ich diese unerwartete Lösung für viele meiner beträchtlichen Gesundheitsprobleme gefunden habe. Ich bedaure nur, dass ich die carnivore Ernährung nicht schon vor etwa dreißig Jahren entdeckt habe. Sehr wahrscheinlich hätte ich viele der Schmerzen und Leiden, die ich ertragen musste, vermeiden können.

KAPITEL 10

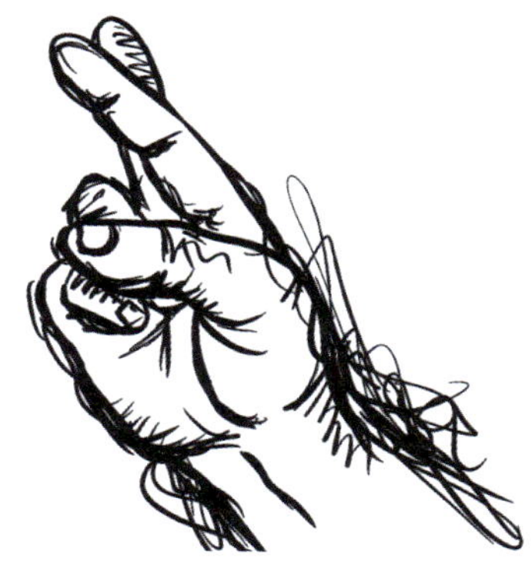

VEGANISMUS: DIE FALSCHE HOFFNUNG

„Die Carnivoren sind entfesselt und beunruhigt. Sie wissen, dass ihre Lebensweise, Tierfleisch zu essen, bald enden wird. Sie fühlen sich bedroht. Es ist nur eine Frage der Zeit, bis alle Menschen auf dem Planeten Veganer sein werden. Die carnivore Ernährung ist nicht nachhaltig. Wir Aktivisten wenden uns an Kinder und bringen ihnen die liebevolle Art und Weise des Veganismus und eine rein pflanzliche Ernährung bei. Irgendwann werden Gesetze, die durch veganen Aktivismus angeheizt werden, erlassen werden, um die Tötung von Tieren als Nahrungsmittel zu verbieten. Neue Generationen werden an die Macht kommen, bewaffnet mit veganem Wissen, um die Landschaft zu verändern. Die wenigen carnivoren Verweigerer werden keine andere Wahl haben, als Veganer zu werden oder dem Gefängnis und sogar dem Tod ins Auge zu sehen. Sie werden entdecken, dass es wunderbar, gesund und mitfühlend ist. Die carnivore Bewegung wird bald der Vergangenheit angehören. Es gibt nichts zu befürchten."
—Beispiel für einen veganen Kommentar zu einem meiner YouTube-Videos

In den letzten Jahren haben wir eine zunehmende Beliebtheit veganer, vegetarischer und anderer pflanzlicher Ernährungsformen festgestellt. Berühmtheiten, vegane Ärzte und andere einflussreiche Persönlichkeiten haben diese Diäten populär gemacht. Diese Menschen behaupten, dass pflanzliche Ernährungspläne besser sind als Diäten mit Fleisch, weil sie gesünder und besser für die Umwelt sind und zu weniger Tierleid führen. Klingt nach einem guten Plan! Es ist nicht überraschend, dass viele Menschen, insbesondere jüngere Menschen, begonnen haben, diese Ernährungsweise zu übernehmen. Wir sollten alle die Freiheit haben, uns für eine Ernährung zu entscheiden, die unsere Gesundheit am besten unterstützt und die unserer Ethik entspricht. Ein großer Teil der Welt hat diesen Luxus nicht.

In diesem Kapitel gehe ich darauf ein, warum eine vegane Ernährung möglicherweise nicht das bietet, was sie verspricht, und ich wende mich gegen einige der gängigen Diskussionspunkte. Wir waren viel zu lange einer unnachgiebigen und einseitigen Botschaft ausgesetzt, und jetzt, mit der Unterstützung von Unternehmen für verarbeitete Lebensmittel (die von einer Anti-Fleisch-Botschaft profitieren), wird die pflanzliche Ernährung noch lauter propagiert.

Der Vorstoß der pflanzlichen Ernährung

Werden wir zu einer pflanzlichen Ernährung „gezwungen"? Fast täglich erleben wir eine immer größer werdende Medienkampagne, die Fleisch verteufelt und uns offenbar Schuldgefühle einreden will, damit wir es nicht essen. Leider ersetzen wir, wie ich bereits sagte, bei der Abschaffung der tierischen Nahrung diese nicht durch Grünkohl und Brokkoli, sondern wir essen stattdessen mehr verarbeiteten Müll. So läuft es eben, und die Unternehmen für verarbeitete Lebensmittel, die verdammt viel Geld haben, sind sich dessen wohl bewusst. In einem kürzlich erschienenen Papier erklärten Marco Springmann und seine Mitarbeiter, dass eine Fleischsteuer eine Notwendigkeit ist, um Leben zu retten. Springmann ist Veganer, und die Zeitschrift, in der er seinen Artikel veröffentlichte (*PLOS ONE*), wurde von Patrick Brown gegründet, dem CEO von Impossible Foods, einem Unternehmen, das „Fleisch" auf pflanzlicher Basis herstellt. Wenn das kein Interessenkonflikt ist, weiß ich es auch nicht.

Erst kürzlich hat eine dreijährige Zusammenarbeit unter dem Namen *EAT-Lancet Commission on Food, Planet, Health* es in die Schlagzeilen geschafft. Die Kommission, die das angebliche Ziel hat, die Welt zu retten, fungiert als Sprungbrett, um weltweite Richtlinien für unsere Ernährung voranzutreiben. Die Tatsache, dass sie von veganen Aktivisten angeführt wird, die als Wissenschaftler aufmarschieren, und dass sie in hohem Maße von Firmen aus der Lebensmittelverarbeitung, Pharma- und Kosmetikfirmen und der „veganen" Frau eines milliardenschweren Hotelmoguls finanziert wird, wird im Abschlussbericht der Kommission deutlich. Der Bericht ermutigt zu einer Ernährung, die nur 7 Gramm Rindfleisch pro Tag zulässt und bei der 53 % der Kalorien einer Person aus Zucker, Getreide und verarbeiteten Samen und anderen Pflanzenölen stammen. Diese Empfehlung ist im Grunde genommen ein Rezept für enorme Mengen billiger, verarbeiteter Lebensmittel mit der geringsten Menge an tierischer Nahrung, die benötigt wird, um eine völlige Unterernährung zu verhindern. Die armen Leute in den Entwicklungsländern werden wahrscheinlich gezwungen sein, diesen Müll zu essen, weil sie oft von korrupten Regierungen abhängig sind und wenig Gelegenheit haben, sich zu beschweren.

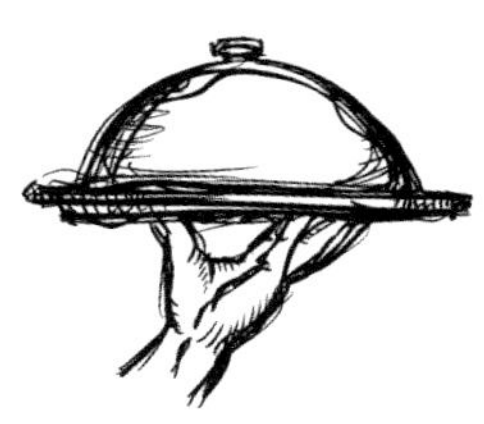

In Bezug auf die wohlhabenden Industrieländer räumt die EAT-Lancet-Kommission ein, dass die Bevölkerung diese Art der Ernährung nicht bereitwillig akzeptieren wird. Daher ist geplant, drakonische Steuern und andere restriktive Gesetze oder Handelsabkommen einzuführen, um die Bürger mehr oder weniger zur Einhaltung zu zwingen. Raten Sie mal, was mit denjenigen passiert, der jetzt sagen: „Die müssen mir das Rib-Eye-Steak dann aus meinen kalten, toten Händen reißen". Niemand wird irgendetwas aus irgendwelchen Händen reißen müssen. Stattdessen wird der Fleischkauf so unerschwinglich teuer werden, dass es sich keiner mehr leisten kann. Ehrlich gesagt werden die Menschen, die am ehesten darunter leiden werden, die jüngeren Generationen sein, da sie systematisch einer Gehirnwäsche unterzogen werden, um zu akzeptieren, dass Menschen keine Tiere essen müssen, und es normal ist, verarbeitete Lebensmittel zu essen und sich von Nahrungsergänzungsmitteln und Pillen zu ernähren. Täuschen Sie sich nicht, denn trotz all der Veganer, die über ihre „Vollwertnahrung auf pflanzlicher Basis" kläffen, geht es bei der Anti-Fleisch-Agenda letztlich darum, immer mehr Menschen dazu zu bringen, sich von verarbeiteten Lebensmitteln zu ernähren.

Wenn wir anfangen, einige der Behauptungen von Befürwortern der veganen Ernährung kritisch zu untersuchen, stellen wir fest, dass sie oft irreführend sind – meiner Ansicht nach manchmal absichtlich. Da ich mich in den letzten Jahren immer mehr mit dem Thema Ernährung beschäftigt habe, ist mir die alarmierende und ständig wachsende Zahl von katastrophalen Gesundheitsberichten bei Veganern aufgefallen. Ich gründete eine Facebook-Gruppe mit dem Namen *Restoration Health Vegan Recovery Group*, und innerhalb weniger Monate waren weit über 1.000 Mitglieder beigetreten. Ich lese dort regelmäßig Berichte über gestörte Magen-Darm-Funktionen, Depressionen, Angstzustände, Haut- und Zahnprobleme und vieles mehr. Obwohl viele Befürworter des Veganismus sagen werden: „Diese Leute haben es einfach nicht richtig gemacht", haben sich die meisten dieser genesenden Veganer an die Lehren führender Ärzte gehalten, die die vegane Lebensweise mit Vollwertkost befürworten, und haben auch entsprechende Nahrungsergänzungsmittel eingenommen. Die gute Nachricht ist, dass viele dieser Menschen eine deutliche Verbesserung ihrer Gesundheit feststellen, nachdem sie wieder tierische Produkte zu ihrer Ernährung hinzugefügt haben.

Hinsichtlich des vermeintlichen gesundheitlichen Vorteils einer veganen Ernährung wird am häufigsten die Schlussfolgerung gezogen, dass die Ernährung die Langlebigkeit bestimmt, und es wird auf epidemiologische Studien und die „Blauen Zonen“ verwiesen, d. h. auf Gebiete der Welt, in denen die Bevölkerung im Durchschnitt älter ist als in anderen Teilen der Welt. Wie ich bereits früher in diesem Buch dargelegt habe, ist die Epidemiologie mit kritischen Mängeln behaftet, da die Korrelation nicht unbedingt gleichbedeutend mit der Kausalität ist. Vegane Befürworter stützen sich jedoch immer wieder auf diese Art von Studien, um zu behaupten, dass pflanzliche Ernährungsweisen überlegen sind, um positive Gesundheitsergebnisse zu erzielen.

Die Menschen, die in den Blauen Zonen leben, sind zum Beispiel oft genetisch homogene Gruppen. Sie leben in günstigen Klimazonen mit geringer Umweltverschmutzung. Sie haben eine niedrige Raucherquote, Zugang zu guten Gesundheitsdiensten und eine Kultur, die ältere Menschen schätzt. Eine der oft zitierten Gruppen in der Blauen Zone ist die Bevölkerung von Loma Linda, Kalifornien, die sich größtenteils aus Mitgliedern der Kirche der Siebenten-Tags-Adventisten zusammensetzt, einer Gruppe, die im Allgemeinen lange lebt und viele Vegetarier umfasst. Jedoch unterschlagen die Befürworter gerne einige Details, beispielsweise dass diese Bevölkerung extrem niedrige Raucherquoten sowie geringe Raten beim Alkohol- und Kaffeekonsum aufweist. Sie bewegen sich mehr als die Allgemeinbevölkerung und sind finanziell in der Regel besser gestellt. Sie haben ein starkes soziales Unterstützungssystem. Wenn man über die grundlegenden Fakten hinausblickt, ist es interessant festzustellen, dass selbst in dieser Gruppe die Menschen, die tierisches Eiweiß (in diesem Fall Fisch) in ihre Ernährung aufnehmen, die am längsten lebende Untergruppe sind.

Eine andere vergleichbare Bevölkerung in den Vereinigten Staaten sind die Mormonen (die Kirche Jesu Christi der Heiligen der Letzten Tage), die ähnliche Gesundheits- und Lebensgewohnheiten haben, aber keine vegetarische Ernährung fördern. Raten Sie mal. Die Mormonen leben genau so lange wie die Bewohner von Loma Linda!

Die Bewohner Okinawas sind eine weitere Population der Blauen Zone, die oft als Aushängeschild für eine Ernährung auf pflanzlicher Basis betrachtet wird. Man vermutet, dass die Menschen in Okinawa eine Ernährung mit hohem pflanzlichem Anteil und deshalb eine sehr hohe Lebenserwartung hatten. Die Annahme, dass sie wenig Fleisch aßen, ist jedoch ernsthaft infrage gestellt worden. Okinawa wurde die „Insel des Schweins“ genannt, und viele ihrer traditionellen Gerichte enthalten reichlich Schweinefleisch. Die Daten, die Okinawa zum „Paradies der Pflanzenesser“ erklärten, basierten hauptsächlich auf einer Erhebung von 1949, kurz nachdem die Insel durch den Zweiten Weltkrieg verwüstet und der Schweinebestand dezimiert worden war. Vor dem Krieg wurde der Schweinebestand der Insel auf 130.000 Schweine geschätzt, aber während des Krieges schrumpfte diese Zahl auf etwa 7.000 Tiere. Zum Zeitpunkt der Erhebung im Jahr 1949 aßen die Bürger des Nachkriegs-Okinawas nach dem Zweiten Weltkrieg eine Hunger-Diät, die nicht ihrer üblichen, schweinelastigen Ernährung entsprach. Mitte der 1950er Jahre hatte sich der Schweinebestand der Insel erholt, und die Bewohner nahmen ihre schweinefleischreiche Ernährung wieder auf. Die Bewohner Okinawas aßen in der Regel etwa 50 Prozent mehr Schweinefleisch als ihre japanischen Nachbarn und verzehrten weit weniger Reis und Getreide. Eine Studie unter den Hundertjährigen in Okinawa stellte fest, dass keiner der Bewohner Vegetarier war.

Wenn wir weiterhin das Spiel der Epidemiologie spielen wollen, dann können wir auf das moderne Hongkong blicken, wo die Bürger erstaunlich viel Fleisch konsumieren und auch die wohl längste Lebenserwartung auf der Erde genießen. Ich sage nicht, dass dieser Zusammenhang notwendigerweise beweist, dass Fleisch gleichbedeutend mit Langlebigkeit ist (denn viele andere Faktoren bestimmen, wie lange jemand lebt), aber er macht es verdammt schwer zu sagen, dass Fleisch das Leben verkürzt.

Forscher haben in den letzten Jahren mehrere formelle epidemiologische Studien durchgeführt. Die Studien zeigen, dass eine pflanzliche Ernährung in Bezug auf die Sterblichkeit keinen Vorteil bietet. Dazu gehören die Studie aus Australien an Menschen über 45 Jahren mit einer Stichprobengruppe von 250.000 Personen, die Epic Oxford-Studie mit 60.000 Personen und die in Europa durchgeführte PURE-Studie, die mit mehr als 135.000 Teilnehmern die größte jemals durchgeführte Studie war. Wie gesagt, diese Studien sind epidemiologisch, und man muss sie mit Vorsicht genießen, aber sie stehen eindeutig im Gegensatz zu dem, was vegane Befürworter vorschlagen.

Lassen Sie uns einen Blick auf die Bevölkerung Indiens werfen, wo der Pro-Kopf-Verbrauch von Fleisch im Vergleich zu allen anderen Nationen am geringsten ist, die Menschen aber erstaunlich hohe Raten von Herz-Kreislauf-Erkrankungen und Diabetes haben. Weitere interessante anekdotische Daten sind, dass Indien bei der Anzahl der gewonnenen olympischen Medaillen pro Kopf der Welt an letzter Stelle liegt, und es wurde kürzlich festgestellt, dass es die höchste Belastung durch psychische Erkrankungen weltweit hat. Wie bei jedem Szenario tragen viele Faktoren zu dieser Situation bei, aber eine insgesamt minderwertige Ernährungsstrategie spielt wahrscheinlich eine bedeutende Rolle. Viele vegane Kritiker würden sagen, dass die Bürger Indiens überwiegend Vegetarier und nicht Veganer sind, und sie würden die Gesundheitsprobleme der Bevölkerung auf den Verzehr von Milchprodukten schieben. Wenn wir uns jedoch die Länder mit dem höchsten Milchkonsum in der Welt ansehen, die in Skandinavien liegen, finden wir eine im Allgemeinen langlebige und relativ gesunde Bevölkerung.

Wichtiger als die epidemiologischen Studien ist die Tatsache, dass Menschen, die sich carnivor ernähren, kein Junkfood essen, nicht rauchen oder trinken, sondern sich bewegen und im Allgemeinen auf sich selbst achten. Sie sind sehr gesund. Es gibt viele Menschen, die sich rein pflanzlich ernähren, aber fettleibig und krank sind, und oft essen sie denselben Müll, den auch die fetten, kranken Fleischfresser essen. Verarbeitete Kohlenhydrate, raffinierte Pflanzenöle und Zucker machen krank, unabhängig davon, ob man Fleisch in seine Ernährung aufnimmt oder nicht. Die Amerikaner konsumieren heute genauso viel Sojaöl wie Rindfleisch, und der Gesamtverbrauch von Rindfleisch ist seit den 1970er Jahren um etwa 30 % zurückgegangen. (Siehe Abbildung 10.1.) In Europa sieht das ganz ähnlich aus. In Deutschland zum Beispiel geht der Fleischkonsum seit den 1990ern zurück. Einer der Gründe, warum manche Menschen mit pflanzlicher Vollwerternährung einen gewissen Erfolg haben, ist der Verzicht auf verarbeitete Kohlenhydrate, Zucker und Öle und nicht der Verzicht auf Fleisch.

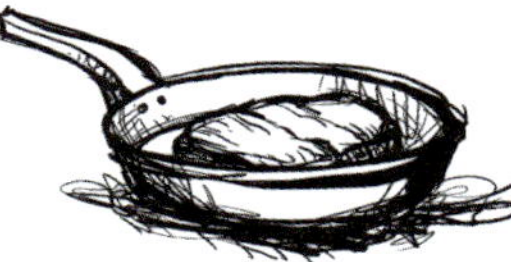

Fast jede Diät stellt eine Verbesserung gegenüber der amerikanischen Standard-Diät dar. Das Problem bei pflanzlicher Ernährung besteht darin, dass viele Menschen auf lange Sicht erhebliche medizinische Probleme ent-

Rindfleischkonsum in den USA
1970-2017

PFUND PRO KOPF
100 90 80 70 60 50 40 30 20 10 0
1970 1972 1974 1976 1978 1980 1982 1984 1986 1988 1990 1992 1994 1996 1998 2000 2002 2004 2006 2008 2010 2012 2014 2016

Abbildung 10.1 Pro-Kopf-Verbrauch von Rindfleisch in den USA, 1970-2017 (Datenquellen: USDA ERS und WASDE)

wickeln, insbesondere wenn sie bei der Planung der Mahlzeiten nicht vorsichtig sind und aggressiv Nahrungsergänzungsmittel supplementieren. Eine relativ neue Studie des Humane Research Council hat gezeigt, dass 84 % der Menschen, die sich pflanzlich ernährten, diese Ernährung schließlich aufgaben. In der Regel geschah dies innerhalb weniger Monate und oft aus gesundheitlichen Gründen. Für einige Menschen geht es bei einer vegetarischen oder veganen Ernährung nicht um Gesundheit, sondern um Ethik. Ich habe gehört, dass viele vegane Befürworter zugeben, dass sie niemals Fleisch in ihre Ernährung aufnehmen würden, selbst wenn dessen Fehlen ihrer Gesundheit schaden würde. Ich halte diese Art von blinder Hingabe für ein Zeichen einer psychischen Gesundheitsstörung, aber natürlich können Erwachsene frei wählen, wie sie sich ernähren. Zum jetzigen Zeitpunkt haben Organisationen in mehreren Ländern Warnhinweise zu veganer Ernährung für Kinder herausgegeben. In Deutschland zum Beispiel wird dies Schwangeren, Stillenden, Säuglingen, Kindern und Jugendlichen von der Deutschen Gesellschaft für Ernährung (DGE) ausdrücklich nicht empfohlen.

In den Vereinigten Staaten stammen etwa 70 % unseres Kalorienverbrauchs aus pflanzlichen Quellen, hauptsächlich aus Getreide, Pflanzenölen und Nahrungsmitteln auf Zuckerbasis. Ein Verzicht auf tierische Nahrungsmittel führt aber nicht dazu, dass mehr Menschen Grünkohl essen – das dürfte auch für die europäischen Länder gelten. Stattdessen suchen die Menschen nach anderen Formen konzentrierter Kalorien, wie Pflanzenölen, Zucker und raffiniertem Getreide. Unsere Gesundheit hat sich nur verschlechtert, da unser Konsum von tierischen Produkten seit den 1970er Jahren zurückgegangen ist. Die Hersteller von verarbeiteten Lebensmitteln wissen, dass die Menschen mehr verarbeitete Lebensmittel konsumieren, wenn sie keine tierischen Produkte essen, also unterstützen diese Unternehmen die pflanzliche Bewegung. Ich glaube, dass sie vegane Aktivisten als unwissentliche Handlanger benutzen, um mehr Menschen zum Verzehr ihrer nährstoffarmen und gewinnträchtigen Produkte zu bewegen.

Der dramatische Anstieg des Pflanzenölverbrauchs in den USA (siehe Abbildung 10.2) ist ein typisches Beispiel dafür, wie verarbeitete Alternativen tierische Produkte ersetzen. Ähnlich wie beim Fleischkonsum sind die Zahlen in Europa und Deutschland auch beim erhöhten Verbrauch von pflanzlichem Öl mit Amerika vergleichbar. Eine Ernährung auf Fleischbasis hat genau den gegenteiligen Effekt, was zu einer starken Reduzierung der Aufnahme von verarbeiteten Lebensmitteln führt. Die Medien üben jedoch massiven Druck aus, weil ihre Werbekunden sie dazu auffordern. Zugelassene Ernährungsberater werden durch die Medien gejagt, um die Schrecken des Fleischverzehrs anzuprangern, als ob die Menschen nicht schon seit Jahrhunderten Fleisch essen würden. Heutzutage setzt jedoch langsam ein Misstrauen gegenüber den Menschen in der Ernährungsindustrie ein, weil dieser Berufszweig uns hintergangen hat. Wir werden nur noch kränker, und die anhaltenden Plattitüden über Ausgewogenheit und Mäßigung sind im Grunde ein Eingeständnis der Ahnungslosigkeit. Mir ist noch kein wildes Tier über den Weg gelaufen, das sich „ausgewogen ernähren“ muss, um gesund zu sein.

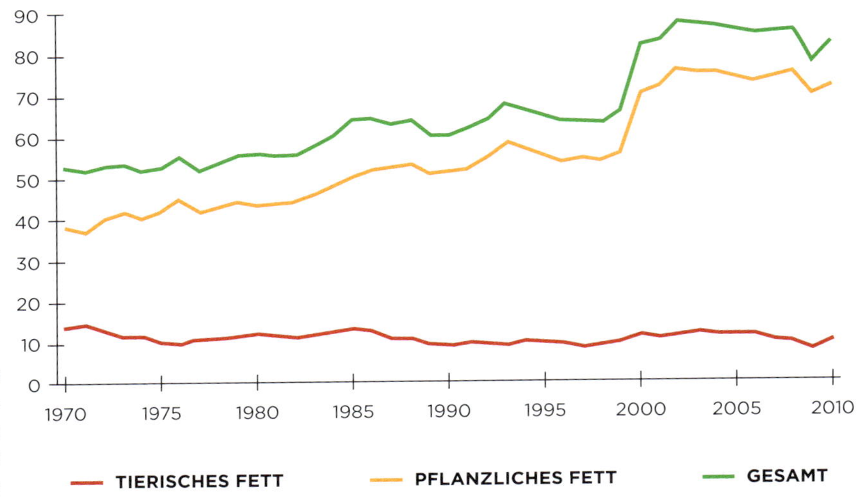

Abbildung 10.2 Fett- und Ölverbrauch zwischen 1970 und 2010 (Quelle: USDA)

Umweltfragen

Die Umwelt ist ein weiterer Bereich, in dem die Daten von stark voreingenommenen Aktivisten Wirkung gezeigt haben. Zurzeit scheinen einige Leute zu denken, dass der Verzicht auf Fleisch das Beste ist, was man zum Schutz der Umwelt tun kann. Und die Medien, deren Motivation von Werbetreibenden beeinflusst wird, wiederholen diese dämliche Propaganda zunehmend.

Lassen Sie mich ein wenig über Treibhausgase sprechen. Ein beliebter veganer Dokumentarfilm namens *Cowspiracy: The Sustainability Secret* behauptet, dass die Tierhaltung 51 % der weltweiten Treibhausgase verursacht. Diese Behauptung kursierte mehrere Jahre lang, und viele Menschen sehen sie immer noch als eine Art Evangelium an.

Im Jahr 2006 legte die Ernährungs- und Landwirtschaftsorganisation der Vereinten Nationen (FAO = Food and Agriculture Organization) eine Studie mit dem Titel *Livestock's Long Shadow* vor, die berechnete, dass die Tierhaltung 18 % der weltweiten Treibhausgase anstatt der zuvor gemeldeten 51 % verursacht. Diese Zahl war deutlich geringer, aber es gab ein Problem mit den Daten. Die FAO führte eine „Ökobilanz" zur Tierhaltung durch. Dies bedeutet, dass sie jedes Molekül Methan, Kohlendioxid und Distickstoffoxid, das in die Produktion von einem Kilogramm Fleisch einfloss, tabellarisch aufführte und diese Zahlen zu den direkten Methanemissionen der Kuh addierte. Die daraus resultierende Zahl umfasste Nahrung, Wasser, Transport, Verarbeitung, Verpackung usw. von der Geburt eines Kalbes bis zum Steak, das auf dem Teller landete. Die FAO verglich die während des gesamten Produktionszyklus erzeugten Gase nur mit dem, was aus dem Auspuff eines Autos austritt. Ein angemessener Vergleich hätte eine Analyse der Produktion des Autos, aller dafür benötigten Materialien und des Treibstoffs, den Transport für die Materiallieferung, die Instandhaltung der Straßen usw. erfordert.

Professor Frank Mitloehner von der University of California in Davis machte die Autoren der Studie auf den schweren Fehler aufmerksam, den sie begangen hatten. Die Autoren von *Livestock's Long Shadow* räumten diesen Punkt ein und gaben eine revidierte Zahl heraus, die sogar noch niedriger als zuvor war: 14 %. Der vegane Dokumentarfilm *Cowspiracy* verwendete die falsche höhere Schätzung. Wenn man die direkten Emissionen aller Industriezweige vergleicht, dann beträgt die weltweite Produktion aus der Tierhaltung lediglich 5 % der Gesamtproduktion. Diese Zahl ist nicht unerheblich, aber sie ist sicherlich nicht der primäre Auslöser des Klimawandels, wie die Veganer und die Unternehmen für künstliches Fleisch/verarbeitete Lebensmittel uns glauben machen wollen.

Die im FAO-Bericht verwendeten Zahlen sind weltweite Zahlen, und es ist wichtig zu verstehen, was das für die Menschen in den Vereinigten Staaten und anderen entwickelten westlichen Nationen bedeutet, in denen der Druck, auf eine pflanzliche Ernährung umzusteigen, am stärksten ausgeprägt ist. Wenn wir uns die aktuellen Treibhausgasemissionen der USA ansehen, die von der US-Umweltschutzbehörde EPA (Environmental Protection Agency) zusammengestellt wurden, stellen wir fest, dass die gesamte Tierhaltung für weniger als 4 % der gesamten Treibhausgasemissionen verantwortlich ist. Die Rindfleischhaltung macht nur etwa 1,9 % aus. (Siehe Abbildung 10.3.) Um dies ins rechte Licht zu rücken, sollten Sie Folgendes wissen: Professor Mitloehner hat festgestellt, dass die globalen Auswirkungen auf die Treibhausgasemissionen um etwa 0,3 % abnehmen würden, wenn jeder einzelne Mensch in den Vereinigten Staaten Veganer würde und jedes Tier, das wir essen, auf magische Weise verschwinden würde.

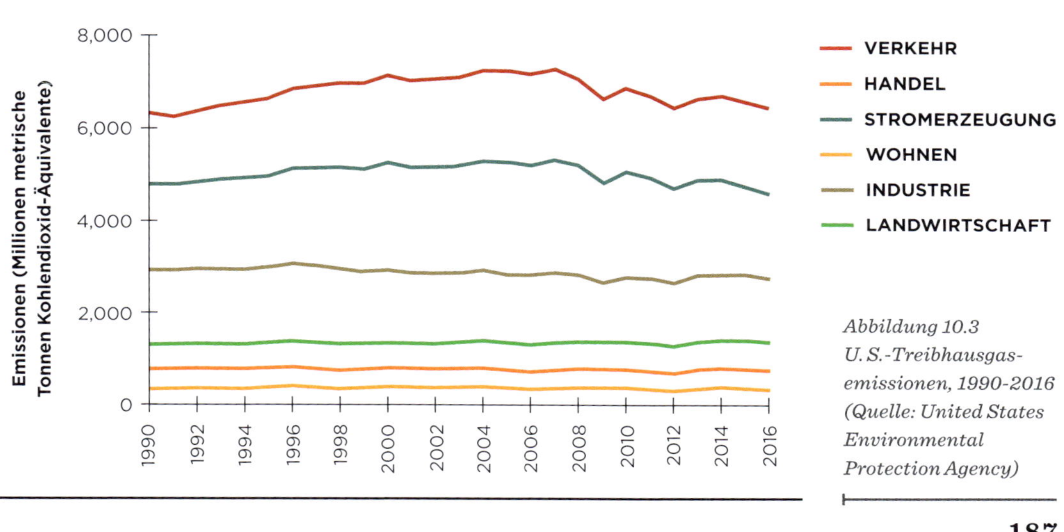

Abbildung 10.3
U. S.-Treibhausgasemissionen, 1990-2016 (Quelle: United States Environmental Protection Agency)

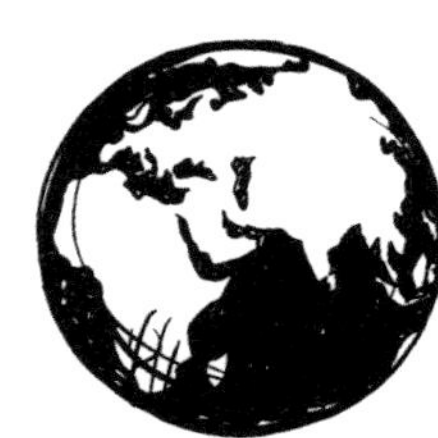

Warum sind dann die weltweiten Zahlen höher? Zum einen verursachen die Vereinigten Staaten verdammt viele Treibhausgase; das Land ist bei der Pro-Kopf-Produktion von Treibhausgasen weltweit führend. China produziert zwar die größte Gesamtmenge, aber aufgrund der enorm hohen Bevölkerung dieses Landes von 1,3 Milliarden Menschen ist ihre Pro-Kopf-Produktion geringer als in den Vereinigten Staaten. Die weltweite Berechnung der FAO von 14 % umfasst einen Großteil der Welt, der noch relativ unterentwickelt ist. Daher stammt die überwiegende Mehrheit der Treibhausgasemissionen in den unterentwickelten Ländern von Tieren. Wenn wir die Uhr um etwa 100 Jahre zurückdrehen würden, würden wir feststellen, dass damals der weltweite Anteil von Treibhausgasen durch Tiere viel höher war als heute, weil unser Verbrauch an fossilen Brennstoffen seit dieser Zeit dramatisch zugenommen hat. In Nordamerika streiften riesige Bisonherden über die Ebenen, deren Anzahl jahrhundertelang zwischen 30 und 60 Millionen lag, bevor die Europäer auf den Kontinent kamen. Der heutige Rinderbestand in den Vereinigten Staaten ist nicht viel höher. Man sollte zudem anmerken, dass die Treibhausgasemissionen von Rindern seit den 1970er Jahren in den USA dramatisch zurückgegangen sind. Dieser Rückgang ist auf mehrere Faktoren zurückzuführen, die mit einer höheren Effizienz und einer geringeren Gesamtzahl von Tieren zu tun haben. Zu bedenken ist auch, dass keine dieser Zahlen den positiven Einfluss berücksichtigt, den gut gehaltene Rinder auf die Verbesserung des Bodens und die Bindung von Kohlenstoff im Boden haben – ein Potenzial, das erst jetzt erkannt wird. Einige Experten glauben, dass Kühe Netto-Null-Emissionen verursachen können, obwohl dieses Thema Anlass zu Diskussionen gibt.

Wenn wir einen Blick auf die letzten etwa 170 Jahre werfen, stellen wir fest, dass der relative Beitrag zu den globalen Treibhausgasemissionen aus der Landnutzung, wie beispielsweise der Landwirtschaft, im Vergleich zur Nutzung von Dingen wie fossilen Brennstoffen dramatisch gesunken ist. (Siehe Abbildung 10.4.) Den Großteil der Schuld auf die Wiederkäuer zu schieben, die es früher auf der Erde in weitaus größerer Zahl als heute gegeben hat, ist irreführend und unangemessen. Die in diesen Statistiken enthaltenen Methandaten sind in Form von CO_2-Treibhausgasäquivalenten angegeben. Ich möchte auch darauf hinweisen, dass Methan als ein „stärkeres" Treibhausgas als CO_2 gilt. Aber es bleibt nur wenige Jahre in der Atmosphäre, während CO_2 Tausende von Jahren in der Atmosphäre verbleibt. Sie sollten sich auch darüber im Klaren sein, dass die Methanemissionen von Tieren in den letzten Jahrzehnten größtenteils stabil geblieben sind. Die Zunahme von Methan in der Atmosphäre scheint aus anderen Quellen zu kommen, wie zum Beispiel einem höher als vorhergesagten Austreten des natürlichen Erdgases.

Der Wasserverbrauch ist ein weiteres Thema, das die Menschen anführen, wenn sie über die Umweltbedenken im Zusammenhang mit Fleisch dis-

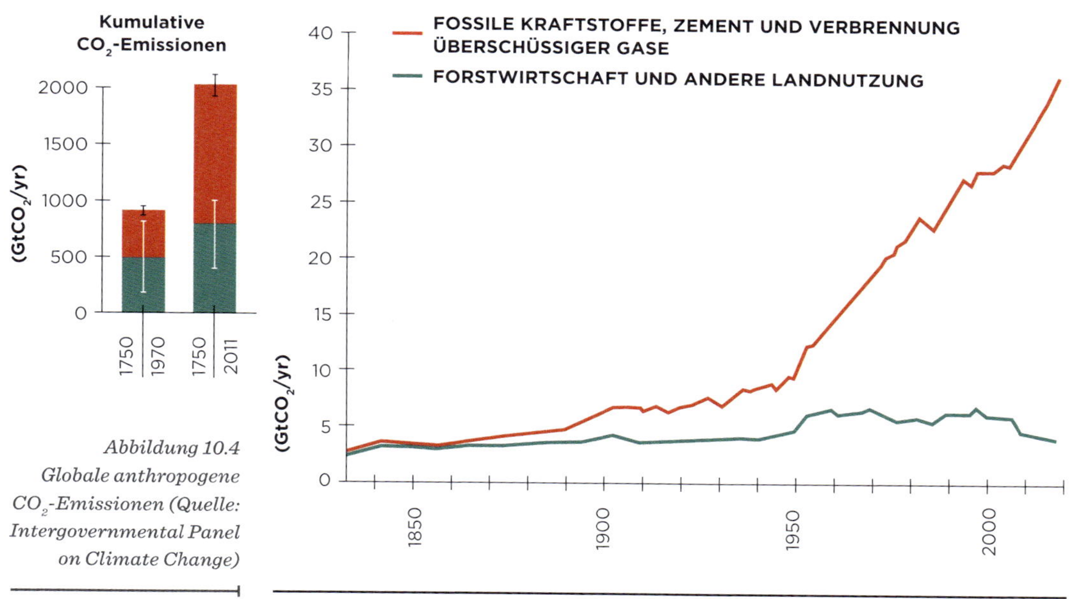

Abbildung 10.4 Globale anthropogene CO_2-Emissionen (Quelle: Intergovernmental Panel on Climate Change)

kutieren. Die Berechnungen des Wasserverbrauchs, der für die Viehzucht benötigt wird, variieren je nach den ernährungspolitischen Überzeugungen sehr stark. Organisationen wie PETA (People for the Ethical Treatment of Animals) nennen hier außergewöhnliche Zahlen – zum Beispiel dass 2.400 Gallonen Wasser benötigt werden, um ein Pfund Fleisch herzustellen – und beziehen sich dabei in der Regel auf grünes Wasser, also Regenwasser oder Schneefall auf einem Feld, auf dem ein Tier fressen könnte. Während ein kleiner Prozentsatz dieses Regenwassers letztlich zum Wachstum von Gras oder anderem Futter für die Tiere beiträgt, absorbiert der Boden das meiste davon, bevor es durch den normalen Wasserkreislauf wieder in die Atmosphäre gelangt. Hinzu kommt, dass das Wasser, das die Kühe trinken, nicht einfach für immer von der Erde verschwindet. Die Kühe urinieren, scheiden Kot aus und atmen den mit Wasser gefüllten Atem aus. All dieses Wasser kehrt in die Atmosphäre zurück und fällt wieder als Regen auf die Erde.

Abbildung 10.5 zeigt eine genauere Aufschlüsselung der Zahlen. Sie sehen, dass weltweit das Wasser, das für die Rindfleischproduktion benötigt wird, zu etwa 94 % aus Regenwasser (grün) und nur zu etwa 3 % aus Trinkwasser (blau) besteht. Die restlichen 3 % beziffern den Wasserverbrauch, der zur Verdünnung und Reinigung des Abwassers benötigt wird.

Wenn wir uns wirklich Sorgen über die Umweltauswirkungen von Tieren machen, dann müssen wir erkennen, dass es in den Vereinigten Staaten mehr

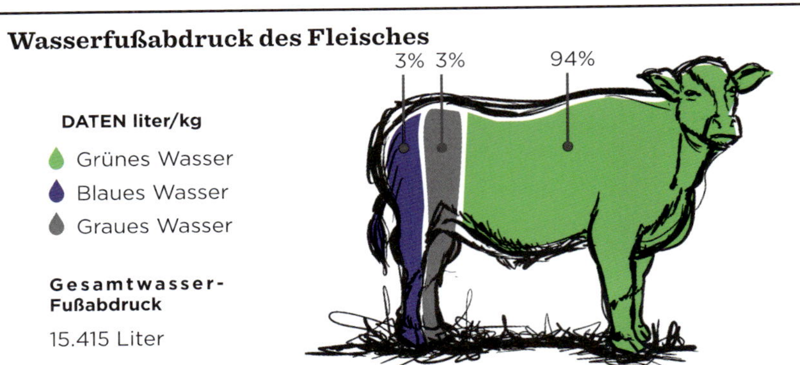

Abbildung 10.5 Wasserfußabdruck der weltweiten Kuhproduktion (Quelle: UNESCO-IHE)

Pferde als Milchkühe gibt (Anm. d. Verlags: In Deutschland werden etwa 11 Millionen Kühe gehalten im Vergleich zu 1 Million Pferde). Außerdem müssen wir sehen, dass unsere Haustierpopulation von Katzen und Hunden 140 Millionen Tiere übersteigt (Anm. d Verlags: In deutschen Haushalten gibt es ca. 15 Millionen Katzen und ca. 10 Millionen Hunde). Diese Tiere stehen in direkter Konkurrenz um Nahrungsressourcen zu uns, wenn unsere Ernährung Pflanzen umfasst. Der wahre Umweltschützer würde auch diese Tiere aus unserer Umwelt eliminieren. Wenigstens dienen Kühe dem Zweck, uns zu ernähren, während die anderen Tiere im Grunde eine Belastung für die Umwelt darstellen. Ich sage dies als Hundebesitzer, und ich habe nicht die Absicht, meine Hunde aufzugeben. Ich versuche nur zu zeigen, wie parteiisch die Argumentation gegen Fleisch geworden ist.

Vielleicht haben Sie schon gehört, dass manche Leute Dinge sagen wie: „Kühe zerstören den Amazonas-Regenwald" oder „Um die Erde zu retten, dürfen Sie das Steak in Chicago nicht mehr essen". Solche Aussagen sind unglaublich irreführend. Erstens hat das Steak, das Sie in Chicago essen, wahrscheinlich keinerlei Auswirkungen auf den Amazonas-Regenwald, weil nur ein winziger Bruchteil des in den Vereinigten Staaten konsumierten Rindfleischs aus Brasilien stammt – weit weniger als 1 %. Das gilt übrigens auch für den deutschen Markt: Nur 3 % des Rindfleisches wird aus Brasilien importiert. Wenn Sie jedoch über solche Dinge besorgt sind, könnten Sie die Folgen einschränken, indem Sie die Wiedereinführung der in den USA bis vor einigen Jahren geltenden Gesetze zur Herkunftsland-Kennzeichnung unterstützen, sodass Sie das genaue Herkunftsland Ihres Rindfleischs kennen. Das meiste brasilianische Rindfleisch geht nach China, Hongkong und Russland. Wenn Sie den Kampf zum Schutz der Regenwälder aufnehmen wollen, sollten Sie sich in einem dieser Länder für den Veganismus einsetzen.

Bevor ich das Thema der Umweltfragen abschließe, möchte ich noch eine Minute darüber sprechen, in welchem Rahmen diese Diskussion ge-

MITWIRKENDE BEI DER ENTWALDUNG

Die Viehwirtschaft ist nicht die einzige Ursache für die Entwaldung auf der Welt. Brasilien produziert etwa 120 Millionen Tonnen Sojabohnen und exportiert davon etwa 80 Millionen Tonnen nach China, wo ein Großteil davon in Sojaöl für den Menschen umgewandelt wird und die Abfallprodukte (in Form von Sojaschrot) zu Futter für Schweine werden. Ein weiteres Problem ist, nicht überraschend, die Holzproduktion. Und die Palmölproduktion ist die Hauptursache für die Entwaldung in Asien.

Jüngsten Satellitenbildstudien zufolge hat die Waldbedeckung in den Vereinigten Staaten und einem Großteil der übrigen Welt in den letzten Jahren zugenommen. Sicherlich duldet niemand die weitere Zerstörung des Regenwaldes, aber in den Vereinigten Staaten oder in vielen anderen Ländern kein Steak zu essen, hat keine Auswirkungen auf die Regenwälder in Brasilien.

führt wird. Gegenwärtig wird die Diskussion über Lebensmittel und Umweltauswirkungen isoliert von der Lebensmittelproduktion geführt, und wie ich bereits erwähnt habe, ist selbst dieses Thema weitaus nuancierter, als die veganen Befürworter Sie glauben machen wollen. Ich möchte ein wenig aus diesem engen Fokus heraustreten und Lebensmittel und die Auswirkungen auf die Umwelt aus einem anderen Blickwinkel betrachten.

Nehmen wir einmal an, wir sehen uns an, was nach der Produktion unserer Lebensmittel geschieht und wie sich diese auf unsere Umwelt auswirken. Zum Beispiel isst ein durchschnittlicher Amerikaner nach Angaben des USDA etwa 900 Kilo Lebensmittel pro Jahr. In Deutschland sind es sogar 1100 Kilo. Aus zahlreichen Umfragen wissen wir, dass ein durchschnittlicher Mensch, der sich carnivor ernährt, etwa 700 bis 900 Gramm Nahrung pro Tag zu sich nimmt. Wenn wir das auf jährliche Zahlen hochrechnen, ergibt das etwa 290 Kilo pro Jahr oder etwa 32 % dessen, was alle anderen essen. Denken Sie nun an die Reduzierung der Transportkosten aufgrund der geringeren Menge der verzehrten Lebensmittel. Wenn wir auch berücksichtigen, dass etwa 40 % der von uns produzierten Lebensmittel auf Mülldeponien landen – wobei der größte Teil davon Obst, Gemüse und Backwaren sind –, dann sehen wir auch hier erhebliche Einsparungen für die Umwelt, weil wir diese Dinge nicht verschwenden, wenn wir uns von Fleisch ernähren.

Wie viel Glas, Plastik, Pappe und Metall steckt in den Verpackungen, die für die meisten Lebensmittel verwendet werden, die wir kaufen? Wie viele fossile Brennstoffe werden für die Herstellung dieser Verpackungen verwendet? Der Abfall, den ich in meinem Haushalt im Zusammenhang mit Lebensmitteln entsorge, ist winzig im Vergleich zu der Menge an Abfall, die ich als Allesfresser produziert habe.

Die meisten Fleischfresser nehmen etwa zwei Mahlzeiten pro Tag ein. Ein durchschnittlicher Mensch nimmt bis zu fünf oder sechs Mahlzeiten und Snacks pro Tag zu sich. Wie viel Strom und Gas können wir einsparen, wenn wir zwei statt sechs Mahlzeiten zubereiten? Wie steht es mit der Tatsache, dass ein Großteil der Produkte, die wir essen, aus der ganzen Welt verschifft wird, aber das meiste Fleisch, das wir konsumieren, aus heimischer Produktion stammt?

Ein Fleischfresser benötigt in der Küche sehr wenige Konsumgüter. Ich benutze normalerweise eine gusseiserne Pfanne, einen Grill, ein Messer, eine Gabel und einen Teller. Vergleichen Sie das mit den Dutzenden von Geräten und Kochutensilien, die die meisten Menschen benutzen, und auch hier gewinnt die carnivore Ernährung!

Das US-amerikanische Gesundheitssystem verursacht 10 % unserer Treibhausgasemissionen. (Anm. d. Verlags: In Deutschland beträgt der Anteil am nationalen Ausstoß von CO_2 etwa 5 %.) Wie ich bereits in diesem Kapitel erwähnt habe, ist die Rinderproduktion in den USA nur für etwa 2 % der Emissionen verantwortlich. Es gibt also noch eine andere Möglichkeit, wie die carnivore Ernährung zu Umwelteinsparungen führt. Die Linderung bestimmter Gesundheitszustände belastet unser Gesundheitssystem weniger.

Mit all diesen Fakten will ich Folgendes sagen: Wenn wir etwas so Komplexes wie unser Ernährungssystem und die Umwelt untersuchen, sollten wir die carnivore Ernährung aus einem breiten Blickwinkel betrachten und die Diskussion nicht auf die Lieblingsargumente der Veganer beschränken.

Tierpopulation und Tierschutz

Was wäre, wenn wir alle Tiere, die wir jetzt aufziehen, irgendwie freilassen könnten? Was würde mit den rund 1,5 Milliarden Kühen geschehen? Würden sie auf magische Weise aufhören, Methan zu produzieren? Würden ihre Populationen in städtische oder vorstädtische Gebiete abwandern? Rinder sind ziemlich gefährliche Tiere, die leicht einen Menschen zertrampeln können, und Millionen von ihnen würden in besiedelten Gebieten umherwandern, was zum Verlust vieler Menschenleben und zahllosen Verletzungen führen würde. Was würde mit den Millionen von Arbeiternehmern geschehen, deren Lebensunterhalt von der Tierzuchtindustrie abhängt? Was geschähe mit den unzähligen Menschen, deren Gesundheit ohne hochwertiges tierisches Eiweiß abnehmen würde? Würden wir die Jagd auf wilde Kühe legalisieren? Wie würden diese Tiere leben und sterben? Es gibt viele Fragen, die man bedenken muss, wenn man über die Ethik der Aufzucht von Tieren diskutiert, die als Nahrungsmittel verwendet werden.

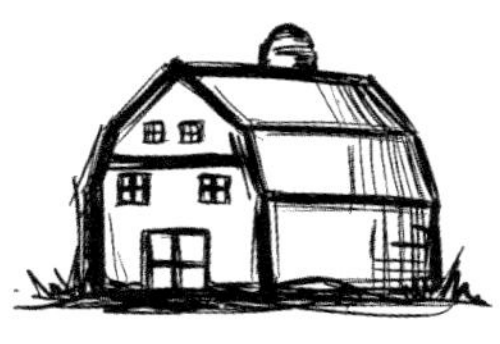

Veganer behaupten, dass wir mit einer pflanzlichen Ernährung mehr Menschen ernähren könnten. Obwohl das aus rein kalorischer Sicht zutrifft, würde ein hoher Prozentsatz der Bevölkerung schwere Nährstoffmängel entwickeln. Rinder verbrauchen zwar mehr Ressourcen, aber sie liefern auch ein unübertroffenes Maß an Nährstoffen, die pflanzliche Nahrung nicht erreichen kann. Insbesondere essenzielle Aminosäuren wie Lysin wären aus einer weltweiten pflanzlichen Ernährung nur schwer in ausreichenden Mengen zu gewinnen.

Die Antwort liegt nicht darin, das Kind mit dem Bade auszuschütten, sondern das System zu verfeinern und zu verbessern. Die Landwirte arbeiten ständig daran, Probleme bei der Aufzucht unserer Lebensmittel zu lösen. In den letzten rund fünfzig Jahren haben die Landwirte in den Vereinigten Staaten den Ausstoß von Treibhausgasen, die Landnutzung, den Wasserverbrauch und die Verwendung von Futtermitteln enorm reduziert, und die Bemühungen gehen weiter. Nutztiere sind für die menschliche Ernährung absolut lebenswichtig, aber wir brauchen sie auch für den Pflanzenanbau. Tiere spielen eine wesentliche Rolle bei der Wiederauffüllung des Bodens, was der Pflanzenlandwirtschaft zugutekommt, und bringen weit mehr Nutzen, als wir normalerweise erkennen. Es ist unmöglich, ein landwirtschaftliches System ohne Tiere zu haben.

Lassen Sie uns über das Thema Tierschutz sprechen, das unglaublich wichtig ist. Ich hatte das Privileg, mit vielen Viehzüchtern zu sprechen, wenn ich Ranches und Mastbetriebe besucht habe. Die meisten Menschen bekommen diese Gelegenheit nicht, sodass sie, wenn sie der Propaganda gegen die Tierhaltung ausgesetzt sind, keine Erfahrungen aus erster Hand haben, mit denen sie diese vergleichen könnten. Um es klar zu sagen: Eine Minderheit von Leuten in der Branche leistet keine gute Arbeit, und es sind diese Menschen, die von den Propagandaleuten als Beispiele angeführt werden. Die meisten Menschen, die mit Tieren aufwachsen, ihr Leben damit verbringen, über Tiere zu lernen und von ihnen zu leben, sind unglaublich fürsorglich, und sie tun alles in ihrer Macht Stehende, um die ihnen anvertrauten Tiere sicher und gesund zu halten. In keiner Weise nützt es einem Viehzüchter oder auch dem Besitzer eines Mastbetriebs, ein krankes, gestresstes oder anderweitig beeinträchtigtes Tier zu haben. Darüber hinaus gibt es in den Vereinigten Staaten und vielen anderen Ländern zahlreiche Vorschriften zur Gewährleistung des Tierschutzes, und die Folgen einer Nichteinhaltung dieser Vorschriften sind schwerwiegend.

Tierschützer weisen häufig darauf hin, dass neugeborene Tiere häufig kurz nach der Geburt von ihrer Mutter entfernt werden. Der Grund für ihre Entfernung ist nicht irgendein ruchloser Zweck, sondern der Schutz des Säuglings vor der versehentlichen Tötung durch die Mutter oder die Vermeidung von Infektionen oder Unterernährung. Versehentliche Todesfälle neugeborener

Tiere sind keine Seltenheit; einige Tiere töten versehentlich bis zu 90 % ihrer Würfe. Diese Details werden Ihnen die PETA-Eiferer jedoch nicht verraten.

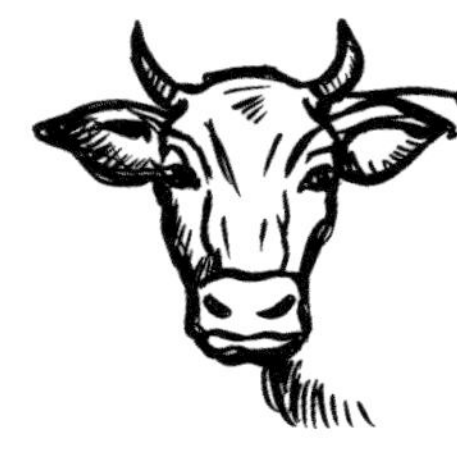

Ungeachtet dessen, was unzählige Familienfilme über anthropomorphe Nutztiere uns glauben machen wollen, sind die Tiere, die wir essen, weder unsere Haustiere noch unsere Freunde. Letztendlich sind sie für unser Überleben und unsere Gesundheit lebenswichtige Nahrung. Die Masse der Menschheit zu ernähren, ist eine Aufgabe von enormer Größenordnung, und viele Tiere sind zweifellos eine Schlüsselkomponente bei der Erfüllung dieser Aufgabe. Einige Viehzüchter können Ihnen Geschichten erzählen, wie sie manchmal kranke Kälber mit ins Haus nehmen oder wie sie sieben Tage in der Woche bei Regen oder Schnee auf dem Feld sind, um sich um ihre Tiere zu kümmern. Wenn Sie mit einigen Cowboys sprechen, die die Rinder auf den Weiden beaufsichtigen, werden sie Ihnen erklären, dass sie sich jedes einzelne Tier jeden Tag akribisch ansehen, um sicherzustellen, dass es ihm gut geht und es gesund bleibt. Die Menschen, die die Tiere aufziehen, die wir als Nahrung zu uns nehmen, nehmen ihre Arbeit ernst.

Ja, wir müssen diese Tiere schlachten, um aus ihrem Fleisch die verschiedenen Produkte zu gewinnen, die wir verzehren, aber Tiere in der Wildnis leiden weit mehr als Tiere auf Ranches oder Weiden. Zum Beispiel erfahren Tiere, die auf Ranches oder Weiden aufgezogen werden, einen schnellen, humanen Tod. In der freien Wildbahn stirbt ein bedeutender Prozentsatz der Wiederkäuer lange vor dem Erwachsenenalter, oft, weil hungrige Raubtiere sie ausweiden, während sie noch leben. Die meisten ausgewachsenen Tiere sterben auf die gleiche Weise und verbringen jeden Tag ihres Lebens mit dem Versuch, diesem Schicksal zu entgehen. Tiere, die nicht durch Raubtiere sterben, leiden häufig an tödlichen Verletzungen oder Krankheiten, oder sie verhungern oft.

Die Vorstellung, dass Kühe in Ställen eingesperrt sind, in denen es so eng ist, dass sie sich nicht einmal umdrehen können, und dass dies durchgeführt wird, damit sie sofort nach der Geburt zwangsgefüttert werden können, ist ein absoluter Witz. Aufgrund von Vorschriften haben die Kühe viel mehr Platz, als sie jemals nutzen werden. Der Grund, warum sie sich zusammendrängen, ist, dass sie Herdentiere sind und es ihr Instinkt ist, sich zum Schutz vor Raubtieren zusammenzuschließen. Seien Sie sich auch bewusst, dass die überwiegende Mehrheit der Rinder die meiste Zeit ihres Lebens auf der Weide verbringt. Tatsächlich werden von den rund 90 Millionen Rindern in den Vereinigten Staaten nur etwa 14 Millionen gleichzeitig am Futterplatz im Stall sein, weil sie die meiste Zeit damit verbringen, Gras, Sträucher und andere Dinge zu essen, für die wir Menschen keine ernährungsphysiologische Verwendung haben. Für den Menschen ungenießbare Lebensmittel machen etwa 86 % der lebenslangen Nahrung einer Kuh aus. Rinder fressen auch oft einen Großteil der Nebenprodukte aus der Herstellung unserer Nahrung. Diese Nebenprodukte würden sonst auf Mülldeponien entsorgt und erheblich zur globalen Umweltverschmutzung beitragen.

Temple Grandin, den ich vor einigen Jahren bei einem Vortrag über Autismus kennengelernt habe (mein ältester Sohn leidet an einer Autismus-Spektrum-Störung), ist in den Vereinigten Staaten eine große treibende Kraft für die humane Behandlung von Tieren, die zum Schlachten gezüchtet werden – Ziele, wie sie in Deutschland etwa vom Deutschen Tierschutzbund verfolgt werden. Das *Glass Walls Project* des American Meat Institute bietet einen praxisnahen, uneingeschränkten Einblick in die Art und Weise, wie Tiere tagtäglich behandelt werden. Sie finden die Videos des AMI, die von Dr. Grandin moderiert werden, auf YouTube, und ich ermutige Sie, sich diese Videos anzusehen, anstatt sich auf vegane Propagandafilme zu verlassen, die oft Praktiken der Dritten Welt zeigen, die niemand in den Vereinigten Staaten (oder fast jedem anderen entwickelten Land) unterstützt.

Den Argumenten der Veganer entgegentreten

Ich möchte auf einige Aussagen von Veganern eingehen, die behaupten, dass Menschen Pflanzenfresser sind. (Und ich möchte zu Protokoll geben, dass ich diese Aussagen für idiotisch halte). Für eine Sekunde ignoriere ich einmal die Tatsache, dass der Mensch schon so lange Fleisch isst, wie es den Menschen gibt – wahrscheinlich seit mindestens 3 Millionen Jahren. Verdammt, sogar Schimpansen essen Fleisch, wenn sie es bekommen können. In Afrika sind rote Colobus-Affen gefährdet, weil Schimpansen sie jagen. Wenn der Mensch wirklich ein Pflanzenfresser war, warum haben wir dann nicht schon vor etwa 10.000 Jahren, als die Landwirtschaft zu florieren begann, damit aufgehört, Tiere zu essen?

Ich freue mich, wenn mich jemand anspricht und sagt: Wenn Menschen Fleisch essen sollten, dann sollten wir unsere Beute jagen, sie mit unseren Klauen und Zähnen töten und sie dann roh und ganz essen. Diese Aussage ist einfach lächerlich. Wenn wir 3 Millionen Jahre Evolution ignorieren wollen, in denen wir Werkzeuge, fortschrittliche Jagdtechniken und die Fähigkeit zu kochen entwickelt haben, dann könnte das Argument vielleicht einen winzigen Wert haben. Diese Idee lässt auch die Tatsache außer Acht, dass auch heute noch viele Menschen ohne Probleme rohes Fleisch essen und genießen. Wir könnten die Frage umdrehen und fragen, wie es den Menschen ginge, wenn sie Kokosnüsse mit den Zähnen öffnen oder unverarbeitete Bohnen oder Nüsse essen müssten. Vielleicht könnten vegane Befürworter uns erklären, wie sie das ganze Jahr über überleben würden, wenn sie an Orten wie Kanada nur einheimische Früchte essen würden, ohne über irgendwelche Werkzeuge oder andere Möglichkeiten der Lebensmittelkonservierung zu verfügen.

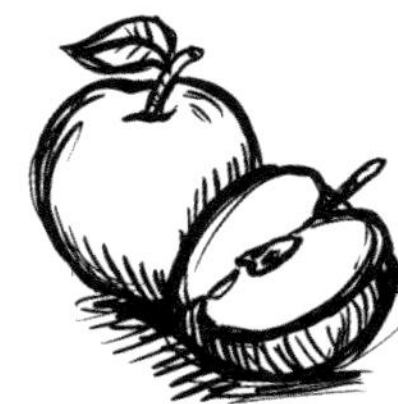

Das nächste Argument hängt mit dem ersten zusammen: Der Mensch kann kein Fleisch essen, weil er keine scharfen Klauen oder spitzen Zähne hat. Das größte fleischfressende Tier auf dem Planeten (der Blauwal) hat keine Zähne und schon gar keine Krallen. Unzählige nichtmenschliche Tiere haben gelernt, Werkzeuge zu benutzen, um an Nahrung zu gelangen. Krähen, Tintenfische, Schimpansen, Elefanten, Seeotter, Delfine, Gorillas, Orang-Utans, Nagetiere und Makaken wurden mit Werkzeugen beobachtet. Die Kieferstruktur des Menschen veränderte sich, als wir die Fähigkeit entwickelten, Werkzeuge zu benutzen und zu sprechen. Wir brauchen keine Kiefer mehr, die stark genug sind, um rohes Fleisch von Knochen zu reißen, obwohl man immer noch recht einfach Menschen finden kann, die genau dies tun.

Ein weiteres Argument, das ich oft höre, ist, dass wir Pflanzenfresser sein müssen, weil die Magensäure des Menschen nicht sehr sauer ist. Ich bin mir nicht sicher, ob die Leute, die dieses Zeug erfinden, auch nur vorgeben, ihre Behauptungen zu erforschen. Es hat sich gezeigt, dass die Magensäure eines gesunden Menschen einen pH-Wert von 1,1 bis 1,5 hat, womit unsere Mägen zu den säurehaltigsten Milieus im gesamten Tierreich gehören. Zahlreiche Studien haben diesen Wert bestätigt, und man kann dieses Detail leicht in einem grundlegenden Lehrbuch der Magen-Darm-Physiologie finden.

Veganer werden Ihnen sagen, dass der Veganismus Sie von jeglicher Schuld befreit, die im Zusammenhang mit dem Tod von Tieren steht, wenn es um die Beschaffung von Nahrung geht. Eine im *Journal of Agriculture and Environmental Ethics* veröffentlichte Studie untersuchte jedoch den zufälligen Tod von Feldtieren, der als Folge des Anbaus und der Ernte von Feldfrüchten in den Vereinigten Staaten auftrat. Schätzungen zufolge sterben jährlich 7,3 Milliarden Tiere auf diese Art. Davon entfallen auf Deutschland rund 500.000 Tiere, die bei der Getreideernte verenden. Obwohl es unmöglich wäre, eine genaue Zahl zu erhalten, können wir mit Sicherheit sagen, dass es weit mehr sind als die etwa 40 Millionen Kühe, die jedes Jahr getötet werden, um uns zu ernähren, und die Menge in etwa der Zahl der Hühner entspricht, die jedes Jahr sterben. (Anm. d. Verlags: In Deutschland werden jährlich ungefähr 3,5 Millionen Kühe und 620 Millionen Hühner geschlachtet.) Man kann mit Sicherheit sagen, dass für jede Form der Ernährungsweise viele Millionen Tiere umkommen (es sei denn, Sie ernähren sich von Lichtnahrung, was eine ganz neue Stufe von Verrücktheit darstellt). Wer bestimmt, dass das Leben einer Kuh wichtiger ist als das eines Kaninchens, einer Maus oder eines Truthahns?

Es gibt noch einige andere Dinge, die ich mich frage: Können Sie nachts besser schlafen, wenn Sie die Zerstörung eines ganzen Ökosystems für den Anbau von Erdbeeren fördern statt ein Steak zu essen? Die Vereinigten Staaten importieren 50 Prozent aller dort konsumierten Früchte. Europäische Länder wie Deutschland erreichen beim Import von Obst sogar Werte von 80 %. Machen sich Menschen, die über die Umweltkosten oder eine mögliche

Ausbeutung der Menschen in anderen Ländern besorgt sind, darüber Gedanken? Stört es jemanden, dass riesige Mengen derselben Früchte als Abfall enden?

Wenn Sie sich für den Veganismus entscheiden – und es ist Ihr gutes Recht, dies zu tun –, tun Sie nicht so, als ginge es bei Ihrer Entscheidung um die Gesundheit. Im besten Fall ist eine vegane Ernährung nicht besser als jede andere Nicht-amerikanische-Standard-Diät-Ernährung, und im schlimmsten Fall ist sie ein Rezept für eine gesundheitliche Katastrophe. Tun Sie auch nicht so, als ginge es bei Ihrer Entscheidung um die Rettung der Umwelt, denn ehrlich gesagt hat Veganismus darauf nur eine relativ geringe Wirkung. Man kann sagen, dass er die Ausrottung einer kleinen Anzahl ausgewählter Tierarten durch den Menschen verhindern wird. Was aus diesen Tieren werden würde, wenn wir sie nicht essen würden, ist unklar, aber wahrscheinlich würden viele von ihnen tatsächlich ein kürzeres, schmerzhafteres Dasein fristen, und mit ziemlicher Sicherheit würden sie viel traumatischere und schmerzhaftere Todesfälle erleiden.

Wenn der Zweck des Veganismus darin besteht, den Schaden für die Tiere so gering wie möglich zu halten und der Umwelt zu nützen, dann muss man, um diesem Ziel treu zu bleiben, ein strenger Fleischfresser werden, der ausschließlich Tiere verzehrt, die in einer regenerativen Weise aufgezogen wurden, wie es an Orten wie Joel Salatins Polyface Farm der Fall ist. Diese Art der Nahrungsmittelproduktion verzichtet auf Pestizide und Monokulturen, die die biologische Vielfalt zerstören, verursacht das wenigste Tiersterben und wirkt sich positiv auf den Boden und das allgemeine Ökosystem aus. Veganer sollten ihre Bemühungen darauf richten, die regenerative Landwirtschaft zu unterstützen, anstatt wütend zu protestieren, denn diese Art der Landwirtschaft stellt einen klaren Schritt in die richtige Richtung dar. Sie wird zu einer besseren Umwelt und glücklicheren, gesünderen menschlichen Tieren führen.

KAPITEL 11

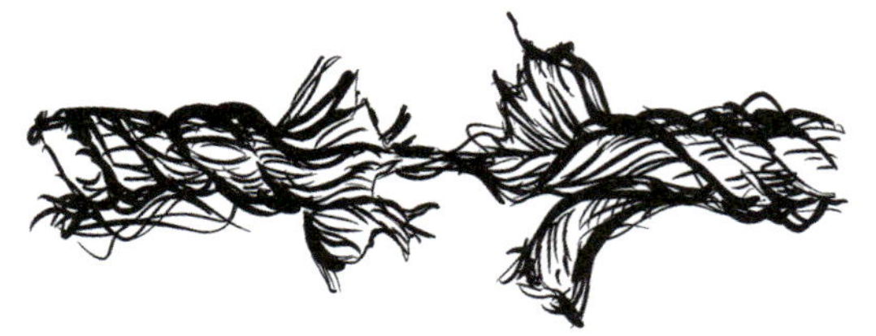

UNERLEDIGTE DINGE UND OFFENE FRAGEN

Nachdem ich nun die Hauptthemen behandelt habe, bleiben mir nur noch ein paar unerledigte Dinge und offene Fragen, die ich in Bezug auf die Fleischfresser-Diät noch klären möchte. In diesem Kapitel gehe ich auf einige der praktischen Aspekte beim Übergang zu einer fleischbasierten Lebensweise ein.

Bezahlbarkeit der Fleischfresser-Diät

Eine der häufigsten Fragen, die mir gestellt werden, lautet: „Wie können Sie sich eine fleischbasierte Ernährung leisten?“ Normalerweise ist hochwertiges Eiweiß der teuerste Teil einer Mahlzeit, und das aus gutem Grund. Protein aus tierischem Ursprung ist hinsichtlich der Vollständigkeit der Aminosäuren, der Bioverfügbarkeit und der Gesamtnährwerte nichttierischem Protein überlegen. Rindfleisch ist eine unglaublich wohlschmeckende Supernahrung, und Innereien – wenn Sie es mögen – sind sogar noch nahrhafter.

Wenn man sich Gedanken um die Kosten macht – was die meisten Menschen tun, mich eingeschlossen – zahlt es sich aus, beim Einkaufen klug vorzugehen. Wenn Sie lieber Bio- oder Weide-Rindfleisch essen, weil Sie das Gefühl haben, dass es einen zusätzlichen Nährwert hat und Sie sich diesen Luxus leisten können, dann kaufen Sie es unbedingt. Wenn Sie nicht in der Lage sind, die zusätzlichen Kosten dafür aufzubringen, oder wenn Sie der Meinung sind, dass der Geschmack den Preis nicht wert ist, dann kaufen Sie das Rindfleisch aus konventioneller Haltung, das in Supermärkten erhältlich ist. An dem Rindfleisch aus konventioneller Haltung ist nichts auszusetzen, und Sie sollten sich nicht schuldig fühlen oder von anderen unter Druck setzen lassen, es nicht zu kaufen.

Die Suche nach erschwinglichem Fleisch kann etwas Planung erfordern, aber die Arbeit wird die Belohnung wert sein. Großeinkauf und Einfrieren sind wirksame Strategien. Ich kaufe oft an die 20 Kilo auf einmal in einem Supermarkt, wenn der Preis stimmt. Websites wie kaufda.de oder marktguru.de machen es leicht, wunderbare Angebote zu finden. Bei dieser Art von Websites geben Sie *Steak* in das Feld *Suche* und Ihre Postleitzahl in das Feld für den Ort ein, um die besten Preise in Ihrer Nähe zu finden. In den USA wird Fleisch oft kurz vor großen Feiertagen stark rabattiert, sodass dies ein guter Zeitpunkt ist, sich damit einzudecken. Achten Sie auf solche Tage! Eine andere Möglichkeit besteht darin, bei einem lokalen Bauern zu kaufen oder einen Vertrag mit einem lokalen Verarbeiter abzuschließen, um eine halbe oder viertel Kuh zu erwerben.

Verschiedene Fleischstücke eignen sich für unterschiedliche Kochtechniken. Einige der mageren Teilstücke können mit verschiedenen langsamen Koch- und Niedrigtemperaturmethoden sehr zart gemacht werden. Rinderhackfleisch ist oft preiswert und eine köstliche Option. Innereien sind in der Regel sehr kostenfreundlich und liefern wahrscheinlich mehr Nährstoffe pro Dollar als jedes andere Nahrungsmittel.

Gehen Sie auch zu Ihrem örtlichen Metzger, dort erhalten Sie wahrscheinlich tolle Angebote. Einige Metzgereien geben einem manchmal etwas gratis dazu – wie abgeschnittene Fettstücke, Innereien und Knochen, die Sie zur Zubereitung von Brühe oder zum Kochen verwenden können.

Eine weitere kostengünstige Möglichkeit, Ihre Ernährung aufzustocken, ist es, Eier in Ihre Mahlzeiten aufzunehmen. Eier sind oft sehr preisgünstig.

Kochmethoden

Der Umfang dieses Buches lässt einen Kochkurs nicht zu, aber ich möchte einige allgemeine Tipps geben. Kochen ist eine wesentliche Fertigkeit, und es ist besonders wichtig zu lernen, wie man ein anständiges Steak richtig zubereitet. Über die beste Kochmethode für Steaks wird viel diskutiert. Ich rate Ihnen daher, mehrere auszuprobieren, um die für Sie am besten geeignete zu finden.

Das Grillen von Fleisch über einer Flamme ist Hunderttausende von Jahren alt, und es funktioniert immer noch verdammt gut. Holzkohle, Holzpellets und Gas sind einige der Brennstoffoptionen. Verschiedene Feuerquellen verleihen dem Fleisch unterschiedliche Geschmacksrichtungen, und dies gilt insbesondere für verschiedene Holzarten. Es ist nicht ungewöhnlich, dass Menschen unter den Brennstoffquellen einen Favoriten haben, der dem Fleisch den Geschmack bringt, den sie am liebsten mögen.

Der Verzehr von gegrilltem Fleisch verursacht keinen Krebs, und die Beweise, die darauf hindeuten, dass dies der Fall sein könnte, sind nicht glaubwürdig. Daher ist es unwahrscheinlich, dass das Grillen des Fleisches mit einer leichten Verkohlung gesundheitliche Probleme verursacht. Wenn Sie mir die Studie zeigen können, die beweist, dass Menschen mit einer funktionierenden Leber, die leicht verkohltes Fleisch essen, Krebs entwickeln, werde ich meine Meinung dazu ändern. Wenn Sie das Fleisch knusprig verbrennen, ist das vielleicht ein Problem, aber verbranntes Fleisch ist natürlich nicht mehr essbar, und Sie sollten sich schämen, dass Sie es zu lange gegrillt haben.

Wenn Sie erst einmal ein paar Dutzend Steaks gegrillt haben, werden Sie die Situation ziemlich gut einschätzen können. Sie werden instinktiv wissen, wann Sie das Steak wenden und wie lange Sie es braten müssen, damit es Ihre bevorzugte Garzeit erreicht. Seien Sie frühzeitig darauf vorbereitet, immer in der Nähe zu bleiben und alles sorgfältig zu beobachten. Die Dicke des Schnitts, die Art des Steaks und der Fettgehalt werden Ihre Kochstrategie beeinflussen.

Das Braten eines Steaks in der Pfanne ist eine weitere gängige Zubereitungstechnik. Wenn Sie Ihre Steaks blutig mögen, kann diese Methode der schnellste Weg zu Ihrer Mahlzeit sein. Sie brauchen nicht einmal Bratfett hinzuzufügen, da Sie ausgelassenes Fett aus dem Steak selbst verwenden können. Ich erhitze oft die Pfanne, vorzugsweise verwende ich eine aus Gusseisen, bis sie sehr heiß ist. Dann lege ich den Fettrand des Steaks in die Pfanne, sodass sich eine flache Schicht aus heißem Bratfett bildet. Danach brate ich das Steak darin an. Alternativ können Sie Ghee oder Butter verwenden, oder Sie können tierische Fette wie Talg, Schmalz oder Speck einsetzen. Sie können ein Steak auch rückwärts garen. Hierbei wird das Steak bei relativ niedriger Temperatur langsam gegart, bis die Innentemperatur die gewünschte Konsistenz erreicht. Dann legen Sie das Steak in eine heiße Pfanne, um beide Seiten schnell anzubraten und ein perfektes Finish zu erzielen. Das Hinzufügen von Gewürzen und Kräutern, falls Sie diese vertragen, kann dem Fleisch bei jeder dieser Kochtechniken einen schönen Geschmack verleihen.

Sous vide, was auf Französisch „unter Vakuum" bedeutet, ist eine weitere beliebte Technik, auf die viele Menschen schwören, um das perfekte Steak zu bekommen. Dabei wird das Steak in eine Plastiktüte gelegt und für relativ lange Zeit, bis zu achtundvierzig Stunden, in ein genau temperiertes Wasserbad gelegt. Wenn Sie das Steak aus dem Bad genommen haben, braten Sie es in einer Pfanne oder mit einer Lötlampe an. Das Ergebnis ist ein unglaublich zartes und perfekt aromatisiertes Fleischstück. Wow, mir läuft schon beim Gedanken daran das Wasser im Mund zusammen!

Manche Leute bevorzugen das Schmoren als Garmethode. Nach meiner Erfahrung ist das Ergebnis jedoch nicht so gut wie bei den vorherigen Optionen.

Sie können verschiedene langsame Gartechniken für magerere Teilstücke und Braten ausprobieren; diese Methoden können eine großartige Möglichkeit sein, eine große Menge Fleisch zuzubereiten. Multikocher und andere Schnellkochgeräte können die Kochzeiten für härtere Fleischstücke erheblich verkürzen und dadurch gute Ergebnisse erzielen, die den traditionelleren, langsamen Kochmethoden ähneln. Der gute altmodische Ofen ist ein weiteres geeignetes Werkzeug für die Zubereitung eines Bratens.

Ein relativer Neuling in der Welt der Lebensmittelgeräte ist die Heißluftfritteuse. Ich habe damit schon einige Male Steaks gegart und kann berichten, dass sie eine tolle Option für Bequemlichkeit und Benutzerfreundlichkeit ist.

Als Fleischfresser auf Reisen

Lassen Sie uns ein wenig darüber sprechen, wie man sich als Fleischfresser unterwegs ernährt. In den Vereinigten Staaten findet man gewöhnlich in jeder Stadt ein Restaurant, in dem Hamburger verkauft werden. Ja, Fast-Food-Hamburger-Restaurants, die verdammt viel Müll auf der Speisekarte haben, haben etwas auf der Speisekarte, das gesund ist – Rindfleisch! Ungeachtet dessen, was Sie vielleicht gehört haben, verwendet die Mehrheit der Fast-

Food-Restaurants 100 % Rinderhackfleisch. Die Restaurants braten die Burger in der Regel ohne zugesetzte Öle, und sie enthalten normalerweise keine Füllstoffe, obwohl einige Restaurants Gewürze hinzufügen, die für manche Leute problematisch sein können.

Wenn ich in ein Fast-Food-Restaurant gehe, frage ich als Erstes, ob sie die Burger-Pattys einzeln verkaufen. Die Antwort lautet fast immer ja. Dann erkundige ich mich nach dem Preis, der normalerweise um die 1,50 Dollar für einen Quarterburger aus Rindfleisch beträgt (je nach geografischer Lage). An diesem Punkt lasse ich die Bombe platzen und bestelle acht bis zwölf Pattys. Manchmal ordere ich noch ein paar Speckstreifen und gelegentlich etwas Käse, aber meistens nehme ich nur die Burger. Das ist eine wunderbar billige Möglichkeit, relativ preiswert an leckeres, nährstoffreiches, frisch gekochtes Essen zu kommen. Meiner Meinung nach könnten wir wahrscheinlich unsere Adipositas-Krise lösen und viele Probleme mit chronischen Krankheiten angehen, wenn die Menschen in diese Fast-Food-Läden gehen und nichts anderes als frisches Rindfleisch essen würden. Ich bin sicher, dass einige Leute nach der Lektüre dieser Erklärung kurz vorm Explodieren stehen, aber so ist es nun einmal. Die Fast-Food-Institutionen, die in hohem Maße zu der Epidemie chronischer Krankheiten beigetragen haben, können ebenfalls einen großen Beitrag zur Heilung leisten! (Ich freue mich schon darauf, nun wieder alle Arten von Hassmails zu erhalten).

Vorbereitete, klein geschnittene Steaks können eine ausgezeichnete Nahrungsquelle für unterwegs sein; ich nehme sie oft mit. Ich brate sie, schneide sie in kleine Stücke, bestreue sie mit etwas Salz und packe sie in eine Plastiktüte oder einen anderen Behälter, damit ich sie auf Reisen essen kann. Beef Jerky, Pemmikan und Biltong sind ebenfalls guter Reiseproviant, den Sie unterwegs kaufen können. Noch besser: Sie können sie zu Hause zubereiten, sodass Sie eine bessere Kontrolle über die Zutaten haben. Sie können gekochte Eier, Speck und sogar kleine Mengen Käse mit auf die Reise nehmen. Würstchen und anderes verarbeitetes Fleisch kann ein guter Snack sein, aber ich schlage vor, dass Sie sich die Zutaten genau ansehen und Varianten mit Soja, Gluten, starkem Zuckergehalt und anderen unerwünschten Zutaten vermeiden. Sicherlich sollten Sie diese Fleischsorten nicht zum Mittelpunkt Ihrer Ernährung machen, aber für einen gelegentlichen Snack oder als Reiseproviant reichen sie aus.

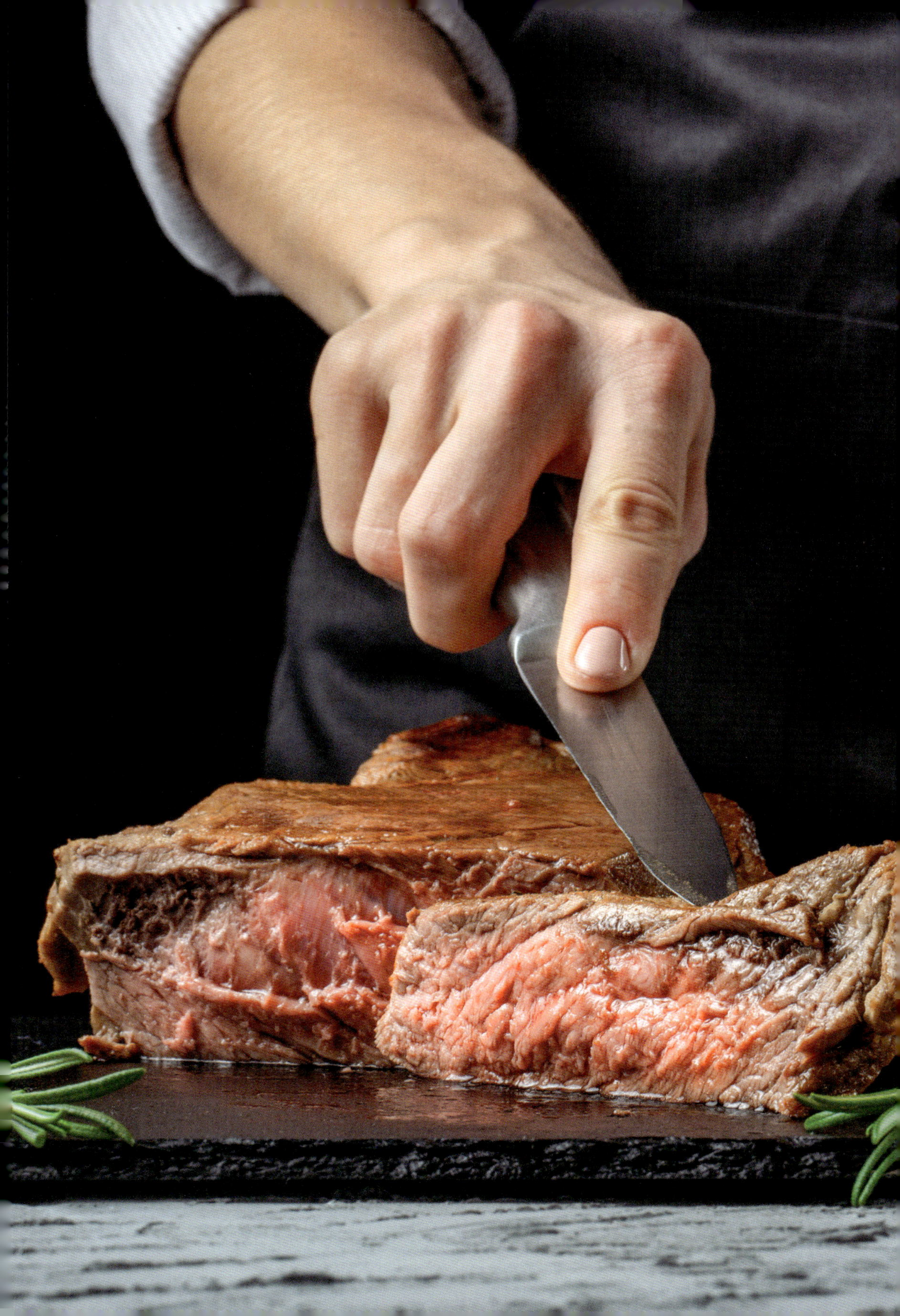

Online-Ressourcen

Da die Fleischfresser-Diät eine immer größer werdende Fangemeinde hat, gibt es eine ganze Reihe von Online-Ressourcen, die Ihnen bei der Umstellung auf diese Diät nützlich sein können. Hier sind einige meiner Favoriten:

- **Cholesterol Code** (*cholesterolcode.com*): Diese von Dave Feldman betriebene Website spricht über alles, was mit Cholesterin zu tun hat, einschließlich der Frage, wie man den Cholesterinspiegel im Körper dramatisch verändern kann.
- **Diagnosis: Diet** (*diagnosisdiet.com*): Dr. Georgia Ede liefert viele tolle Informationen über Probleme mit Pflanzen und warum die Beweise dafür, dass rotes Fleisch Krebs verursacht, schwach sind.
- **Dr. Malcolm Kendrick** (*drmalcomkendrick.org*): Dr. Malcolm Kendrick ist ein Arzt aus Schottland, der über Herzkrankheiten und andere Gesundheitsprobleme schreibt und spricht.
- **The Fat Emperor** (*thefatemperor.com*): Dies ist die Online-Heimat von Ivor Cummins, der ausgezeichnete Informationen über Cholesterin, Insulin und Krankheitsrisiken bietet.
- **Just Eat Meat** (*justmeat.co*): Diese Website bietet eine erstaunliche Sammlung von Ressourcen zu Informationen über die carnivore Ernährung. Die Website enthält eine umfangreiche Liste von Artikeln und Büchern zu diesem Thema, eine Zusammenstellung von Berichten in den sozialen Medien, ein Wiki mit Seiten über die Ernährung und Informationen über die verschiedenen Weltkulturen, die von der fleischbasierten Ernährung profitiert haben.
- **The Ketogenic Diet for Health** (*ketotic.org*): Amber O'Hearn, die seit 2009 carnivor lebt, und Zooko betreiben diesen Blog mit brillanten Beiträgen über die carnivore und ketogene Ernährung.
- **Meat Heals** (*meatheals.com*): Diese Website enthält eine ständig wachsende Sammlung von Erfahrungsberichten von Menschen, die nach der Umstellung auf eine fleischbasierte Ernährung gesundheitliche Veränderungen erfahren haben.
- **Principia Carnivora** (*www.facebook.com/groups/PrincipiaCarnivora/*): Dies ist die größte private Facebook-Gruppe für Fleischfresser mit mehr als 20.000 Mitgliedern.
- **Protein Power** (*proteinpower.com*): Diese Website bietet großartige Informationen von den langjährigen Low-Carb-Pionieren Dr. Michael und Mary Dan Eades.
- **Tuit Nutrition** (*www.tuitnutrition.com*): Die Autorin Amy Berger hat einen Master-Abschluss in Humanernährung. Auf ihrer Website bietet

sie hervorragende allgemeine Ernährungsratschläge in einem sehr angenehmen Schreibstil.

- **World Carnivore Tribe** (*www.facebook.com/groups/ worldcarnivoretribe/*): Dies ist meine öffentliche Facebook-Gruppe. Die mehr als 50.000 Mitglieder teilen ihr Wissen, ihre Erfahrungen und Daten, um sich gegenseitig bei der Suche nach besserer Gesundheit durch eine carnivore Ernährung zu unterstützen.
- **Zeroing in on Health** (*www.facebook.com/groups/zioh2/*): Dies ist eine weitere gut etablierte öffentliche Facebook-Gruppe. Der seit elf Jahren carnivore Veteran Charles Washington verwaltet die Website.

Schlussgedanken

Ganz gleich, wie Sie Ihre carnivore Ernährung umsetzen: Ich denke, der größte Vorteil ist, dass Fleisch ein entscheidender Bestandteil der menschlichen Ernährung ist. Für viele ist Fleisch völlig ausreichend und unglaublich gesundheitsfördernd. Andere können die Diät als leistungsstarkes Instrument nutzen, um Nahrungsmittelunverträglichkeiten herauszufinden oder gesundheitliche Probleme zu bekämpfen. Sportler können feststellen, dass die Umstellung auf die Fleischfresser-Diät ihre Leistung, ihre Körperzusammensetzung und ihre Erholung dramatisch verbessert. Viele Menschen entscheiden sich vielleicht dafür, die Diät zyklisch anzuwenden. Andere entscheiden sich möglicherweise dafür, „überwiegend carnivor" zu leben und auf diese Weise zu gedeihen.

Ich kann Ihnen versprechen, dass Sie als Fleischfresser weder in der Lage sein werden, den Brokkoli der Welt vor Misshandlungen zu retten, noch einen Freifahrschein in den Himmel zu bekommen. Sie werden moralisch nicht überlegener sein als alle anderen, und Ihre Schwingungsfrequenzen oder Ihr karmisches Gleichgewicht werden sich nicht verbessern. Aber ich hoffe, dass Sie eine bessere Beziehung zur Ernährung entwickeln und ein wenig mehr über Ihre Physiologie lernen werden.

Ich danke Ihnen, dass Sie dieses Buch gekauft und gelesen haben, und ich hoffe, dass Sie einige dieser Informationen mit den Menschen teilen werden, die Ihrer Meinung nach davon profitieren könnten. Die carnivore Ernährung ist ein sich entwickelndes Thema auf dem Gebiet der Gesundheit und Ernährung, und ich gehe davon aus, dass in Kürze sehr viel mehr Wissen verfügbar sein wird. Mehrere brillante Leute – wie Amber O'Hearn, Dr. Paul Saladino und Dr. Ted Naiman – werden bald zur Diskussion beitragen. Ich freue mich auf die Arbeit dieser Menschen und hoffe, dass diejenigen von Ihnen, die mich unterstützt haben, auch andere Fürsprecher der Fleischfresser-Diät unterstützen werden. Es bedarf einer enormen Anstrengung von allen an der Basis, um diesen außer Kontrolle geratenen Zug umzudrehen und unsere Gesundheit und unser Glück zurückzugewinnen.

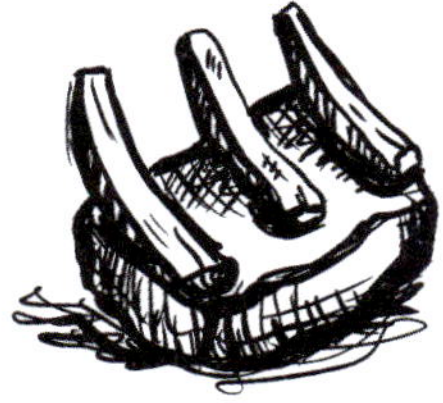

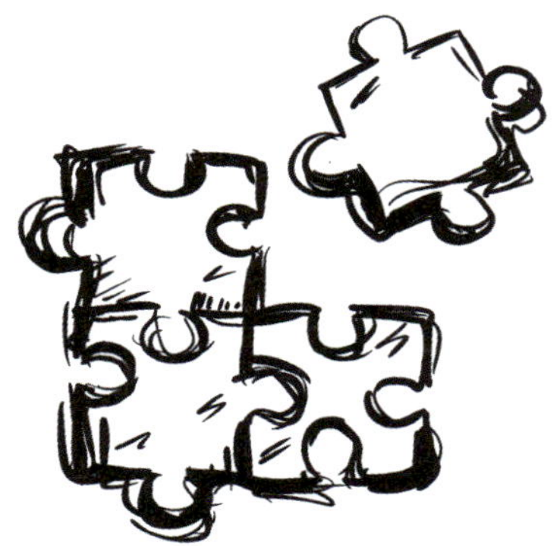

EPILOG

Letztendlich sollten Sie essen, was immer Sie wollen, und ich hoffe, dass Sie Ihre Gesundheit in diese Gleichung mit einbeziehen. Ich denke, wir werden in den kommenden Jahren einen Kampf um die Art und Weise erleben, wie wir essen dürfen, und die Ergebnisse werden uns über Generationen hinweg beeinflussen. Einige Leute äußern den großen Wunsch, dass wir uns vom Fleisch wegbewegen. Die meisten Menschen werden das nicht wollen, und genau deshalb setzten die anderen Gruppen Strategien ein, um uns in diese Richtung zu lenken.

Zuerst wird man uns freundlich bitten, unseren Fleischkonsum einzuschränken. Bestimmte Mächte werden Behauptungen über Gesundheitsrisiken, Umweltschäden und die Sorge um eine humane Behandlung von Tieren einsetzen, um uns davon zu überzeugen, dem nachzukommen. Wie ich bereits erwähnt habe, kann man Ernährung nicht auf einfache schwarz-weiße „tue dies, nicht aber das"-Erklärungen reduzieren. Menschen, die das tun, ignorieren einen großen Teil des Kontextes. 1977 verkündete der damalige Senator George McGovern, dass er nicht den Luxus habe, auf die Wissenschaft zu warten. Das Ergebnis seiner Ungeduld sind die katastrophalen U.S.-Lebensmittelrichtlinien, die uns aufgebürdet wurden.

Heute befinden wir uns in einer ähnlichen Situation, und es geschieht dasselbe. Man sagt uns, wir sollen die Nahrung aufgeben, auf die unsere Spezies angewiesen ist, weil dieses Opfer den Planeten retten wird. Die Forschung dazu ist noch lange nicht abgeschlossen, und es gibt viele Stimmen, die anderer Meinung sind. Die Möglichkeiten, wie wir vorgehen können, sind vielfältig, und die sogenannte einfache Lösung, die Kühe loszuwerden, hat eine erschreckend hohe Reihe potenziell katastrophaler Folgen. Diese Lösung könnte vielleicht kurzfristig helfen, aber kurzfristige Lösungen funktionieren selten auf lange Sicht. Genauso wie im medizinischen Bereich, wo routinemäßig Hightech-Verbände zur Begrenzung der Symptome angelegt werden, werden bei der Abschaffung der Tierhaltung nicht die wahren Kernprobleme unseres Ernährungssystems angegangen.

Weidetiere grasen seit 10 Millionen Jahren auf der Erde; sie sind nicht das Problem. Wir haben eine deutliche Verringerung unserer Graslandschaften verzeichnet, und wir haben beobachtet, wie sich große Landstriche in Wüste verwandelten. Diese Probleme können durch ein gut geregeltes Weidemanagement von Wiederkäuern rückgängig gemacht werden. Wir sollten jedes einzelne Stückchen Weideland maximieren und so viele Kühe wie möglich darauf grasen lassen. Fleisch aus Laboranbau und seine starke Abhängigkeit von Monokulturen wird keine langfristige Lösung sein. Das wird uns nur weiter auf den Weg bringen, den Planeten in staubige Erde zu verwandeln. Investoren sehen eine Multimilliarden-Dollar-Chance darin, mehr verarbeitete Lebensmittel zu verkaufen, die als „Fleischalternativen“ getarnt sind, und sie versuchen uns mit aller Gewalt davon zu überzeugen, dass wir diese Produkte brauchen. Das Ergebnis werden ununterbrochene Medienkampagnen und Berichte von bezahlten Wissenschaftlern sein. Die Menschen hinter dieser Bewegung nutzen unsere Schwäche und unsere mangelnde Fähigkeit zum selbstständigen Denken aus.

Wenn wir nicht bereitwillig zustimmen, wird die Regierung legislative Druckmittel anwenden. Es wird zu drakonischen Verbrauchssteuern, Zöllen, Handelspolitik und anderen Beschränkungen kommen. Wie ich bereits berichtete, habe ich viele meiner carnivoren Weggefährten sagen hören: „Sie müssen mir das Rib-Eye-Steak aus meinen kalten, toten Händen reißen.“ Das ist ja ein schöner Gedanke, aber leider wird das Rib-Eye-Steak gar nicht mehr in Ihre Hände gelangen. Es wird so verdammt teuer sein, dass sich viele Menschen mit Sojaschnitzeln oder falschem Frankenstein-Fleisch aus dem Labor begnügen müssen. Diejenigen unter Ihnen, die sagen, dass sie dann anfangen werden zu jagen, sollten wissen, dass der Hirschbestand in den USA nur etwa 30 Millionen Tiere umfasst. Wenn die Zahl der Jäger stark zunehmen würde, wären diese Tiere schnell verschwunden.

Solange die Menschen süchtig nach Zucker und anderem Junkfood bleiben, wird sich nichts ändern. Wir werden weiterhin ein erbärmliches Dasein akzeptieren und es als normale Folge des Alterns bezeichnen. Man verkauft uns munter weiter Nahrungsergänzungsmittel, um den schädlichen Auswirkungen der Medikamente entgegenzuwirken, die wir zur Behandlung der Krankheiten einnehmen, die durch die miese Ernährung verursacht werden. Wir werden mit Zeug gefüttert werden, das menschlichem Tierfutter entspricht, und es wird den Menschen schmecken. Die Hersteller werden es so entwickeln, dass es schmackhaft ist – das steht fest –, aber es wird keinen Nährwert enthalten. Ich weiß nicht, wie es Ihnen geht, aber der Gedanke daran macht mich einfach wütend!

Was können Sie tun, wenn Sie nicht in einer Zukunft leben wollen, in der verarbeitete Lebensmittel unsere Hauptnahrungsmittel sind? Wenn Sie sich nicht von Plattitüden wie „bäuerlichen Lebensmitteln" beschwichtigen lassen oder sich mit massenweise billigem Getreide, Zucker und hochverarbeiteten Ölen und nur ein paar Fleischresten begnügen wollen, die Sie gerade so am Leben erhalten, dann müssen Sie heute handeln. Es ist vielleicht schon zu spät, aber ich werde nicht kampflos untergehen, und ich hoffe, dass Sie das auch nicht tun werden.

Am 16. Dezember 1773 kippte ein wütender Mob von Demonstranten 342 Kisten Tee in den Hafen von Boston, um ihren Unmut über die ihrer Meinung nach unfaire und unangemessene Steuerpolitik zu demonstrieren. Dieser Akt trug zum Beginn des amerikanischen Unabhängigkeitskrieges bei. Heute geht unsere Unterwerfung nicht von einer ausländischen Armee aus, sondern von einem heimtückischen System minderwertiger Nahrungsmittel und geistloser Unterhaltung. Werden wir passiv zusehen, wie unsere Körper langsam verfallen? An dieser Entwicklung bin ich nicht interessiert.

Täuschen Sie sich nicht: Im Kampf um die Zukunft unserer Ernährung wird jede verfügbare Waffe eingesetzt werden, um Sie dazu zu zwingen, sich zu fügen. Ich verstehe nicht, wie wir untätig herumsitzen und darauf warten können, dass man uns sagt, was wir tun und was wir essen sollen. Als ich diese Reise zur Wiederherstellung meiner Gesundheit begann, hatte ich keine Ahnung, dass ich auf Aktivismus zurückgreifen müsste, um meine Fähigkeit zu schützen, mich selbst um meinen Körper zu kümmern. Kann eine Bevölkerung von Menschen entstehen, die ihre eigene Zukunft organisieren und lenken? Oder werden Gier, Unternehmensinteressen und Apathie die Oberhand gewinnen? Wenn Sie dies lesen und helfen wollen, unabhängig davon, ob Sie diese Ernährungsweise einhalten, engagieren Sie sich. Nutzen Sie die sozialen Medien, kontaktieren Sie Ihre Lokalpolitiker, lassen Sie die Verarbeitungsbetriebe wissen, dass Sie ihre miesen Angebote nicht mehr wollen, bringen Sie Ihren Kindern etwas über Ernährung bei und hinterfragen Sie, was Ihnen gesagt wird. Bei der Fleischfresser-Diät geht es letztendlich um viel mehr als nur um den Verzehr von Fleisch. Es geht darum, unser Leben und unsere Freiheit zurückzugewinnen!

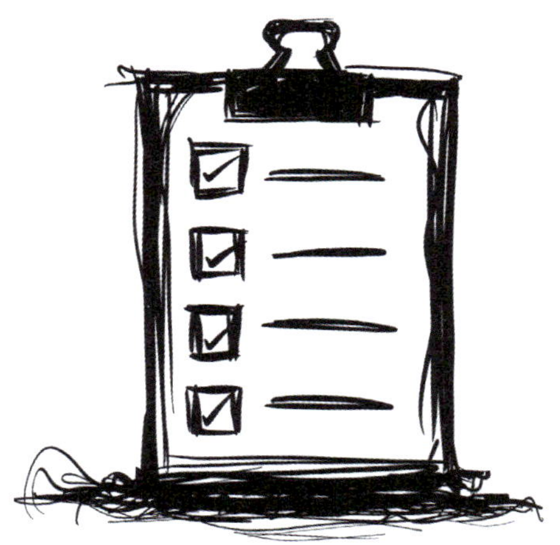

SPICKZETTEL FÜR FLEISCH-FRESSER

In dem folgenden praktischen Leitfaden habe ich einige Informationen zusammengestellt, die Ihnen bei der Planung und dem Einkauf Ihrer carnivoren Mahlzeiten helfen sollen. Sie könnten natürlich im Lebensmittelgeschäft massenweise Rib-Eye-Steaks, Hackfleisch und Speck einkaufen, aber vielleicht möchten Sie ihren Speiseplan von Zeit zu Zeit mit anderen Fleischsorten bereichern. In diesem Anhang stelle ich Nährwertinformationen über verschiedene Fleisch- und Milchprodukte, Diagramme der Fleischstücke verschiedener Nutztiere, Gartemperaturen für Rindfleisch und eine Erläuterung des Bewertungssystems für Rindfleisch zur Verfügung.

Zunächst jedoch einige fleischfresserfreundliche Websites, die einen Blick wert sind:

Seiten auf Englisch:

- **ButcherBox** (*butcherbox.com*)
- **Cabriejo Ranch** (*cabriejoranch.com*)
- **Certified Piedmontese** (*piedmontese.com*)
- **Colorado Craft Beef** (*coloradocraftbeef.com*)
- **Eatwild** (*eatwild.com/*)
- **Epic Provisions** (*epicprovisions.com*)
- **Mountain Primal Beef Co.** (*mountainprimal.com*)
- **Polyface Farms** (*polyfacefarms.com/food-sales/*)
- **The Provision House** (*theprovisionhouse.com*)
- **Savory** (*savory.global*)
- **Thousand Hills** (*thousandhillslifetimegrazed.com*)
- **U. S. Wellness Meats** (*grasslandbeef.com*)
- **White Oak Pastures** (*whiteoakpastures.com*)

Seiten auf Deutsch:

- **Naturmetzger** (*fleischlust.com*)
- **Gourmetfleisch** (*gourmetfleisch.de*)
- **Praktische Pakete** (*www.kaufnekuh.de*)
- **Bio-Fleisch** (*www.meinbiorind.de*)
- **Internationale Herkunft** (*fleischrebellen.de*)
- **Regionale Herkunft** (*www.meinekleinefarm.org*)
- **Hofladen online** (*www.meatbynature.de*)

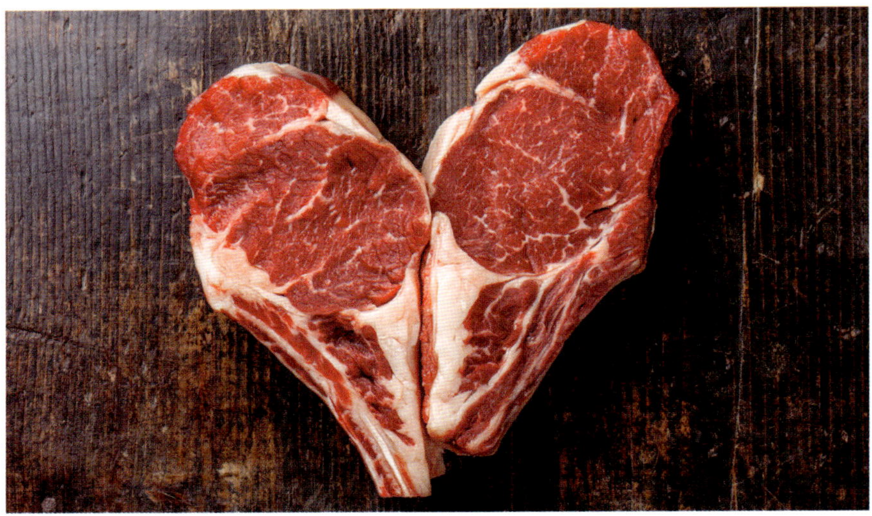

Nährwertinformationen

In der folgenden Tabelle sind Nährwertinformationen für verschiedene Lebensmittel aufgeführt, die Sie in Ihre carnivore Ernährung aufnehmen können.

RINDFLEISCH (115 G)	Kalorien	Fett	Eiweiß	Kohlenhydrate	Ballaststoffe	Preis-Leistungsverhältnis	Nährstoffe
Lendensteak	115,00	3,00	22,20	0,00	0,00	7,40	
Hoden	154,00	3,40	29,70	1,14	0,00	6,54	Zink, Eisen, Phosphor und Kalium
Herz	187,00	5,40	32,20	0,20	0,00	5,96	B12, Kalium, Selen, Kollagen
Niere	179,00	5,30	31,00	0,00	0,00	5,85	Omega-3, B12, Eisen
Dicker Bug	215,00	6,70	38,70	0,00	0,00	5,80	
Hüftsteak hinterer Rücken	190,00	6,00	34,00	0,00	0,00	5,67	
Leber	216,00	6,00	33,00	5,80	0,00	5,50	Fast alles, insbesondere die Vitamine A, C und D, Folsäure und Mineralien wie Magnesium, Selen, Kalium und Zink
Lendenbraten hinterer Rücken	190,00	7,00	31,00	0,00	0,00	4,43	
Hüftsteak aus der Mitte	190,00	7,00	31,00	0,00	0,00	4,43	
Schulter-Schmorbraten	185,00	7,00	30,70	0,00	0,00	4,38	
Flank-Steak	200,00	8,00	32,00	0,00	0,00	4,00	
Steak hinterer Rücken	150,00	6,00	23,50	0,00	0,00	3,92	
Falsches Filet	150,00	7,00	22,00	0,00	0,00	3,14	
Falsches Filet-Medaillons	150,00	7,00	22,00	0,00	0,00	3,14	
Lendenbraten	180,00	8,00	25,00	0,00	0,00	3,13	
Ranch-Steak/ Schultersteak	152,00	8,00	24,00	0,00	0,00	3,00	
Kutteln (Eingeweide)	107,00	4,60	13,30	2,30	0,00	2,89	Selen, B12 und Zink
Schmorfleisch aus der Keule	180,00	9,00	25,00	0,00	0,00	2,78	

RINDFLEISCH (115 G)	Kalorien	Fett	Eiweiß	Kohlenhydrate	Ballaststoffe	Preis-Leistungs-verhältnis	Nährstoffe
Weißes Scherzel	182,00	9,00	25,00	0,00	0,00	2,78	
Kurzrippensteak, ohne Knochen	160,00	8,00	22,00	0,00	0,00	2,75	
Tafelstück	253,00	13,40	32,00	0,00	0,00	2,39	
Tri-Tip-Steak (Bürgermeisterstück)	200,00	11,00	23,00	0,00	0,00	2,09	
Schultersteak	204,00	12,00	24,00	0,00	0,00	2,00	
Schmorbraten, 7-Knochen	240,00	14,00	28,00	0,00	0,00	2,00	
Schmorbraten, ohne Knochen	240,00	14,00	28,00	0,00	0,00	2,00	
Brisket/Brustspitze	245,00	14,70	28,00	0,00	0,00	1,91	
Braten hinterer Rücken	199,00	12,00	22,90	0,00	0,00	1,91	
Schultersteak Top Blade	204,00	13,00	22,00	0,00	0,00	1,69	
Steak aus dem Schulterscherzel	204,00	13,00	22,00	0,00	0,00	1,69	
Schmorfleisch aus der Keule	220,00	14,00	23,00	0,00	0,00	1,64	
Steak aus der Keule	220,00	14,00	23,00	0,00	0,00	1,64	
Skirt-Steak/ Kronfleisch	255,00	16,50	27,00	0,00	0,00	1,64	
Top Sirloin-Steak	240,00	16,00	22,00	0,00	0,00	1,38	
T-Bone-Steak	170,00	12,20	15,80	0,00	0,00	1,30	
Chuck-Eye-Steak/ Kurzrippensteak	250,00	18,00	21,00	0,00	0,00	1,17	
Gehirn	171,00	11,90	13,20	1,70	0,00	1,11	Cholesterin, Omega-3, Selen, Kupfer und B5
Rumpsteak, mit Knochen	270,00	20,00	21,00	0,00	0,00	1,05	
Rumpsteak, ohne Knochen	270,00	20,00	21,00	0,00	0,00	1,05	
Hochrippe	373,00	28,00	27,00	0,00	0,00	0,96	
Porterhouse	280,00	22,00	21,00	0,00	0,00	0,95	
Bries	362,00	28,30	25,00	0,00	0,00	0,88	Vitamine C und K, Omega-3, Selen, Phosphor und Zink
Zunge	322,00	25,30	22,00	0,00	0,00	0,87	Vitamine D und B, Cholin, Eisen und Zink

Fortsetzung auf der nächsten Seite

RINDFLEISCH (115 G)	Kalorien	Fett	Eiweiß	Kohlenhydrate	Ballaststoffe	Preis-Leistungsverhältnis	Nährstoffe
Rib-Eye-Steak	310	25.0	20.0	0.0	0.0	0.80	
Hintere Rippen	310,00	26,00	19,00	0,00	0,00	0,73	
Bürgermeistersteak	340,00	29,00	18,00	0,00	0,00	0,62	
Kurze Rippen, ohne Knochen	440,00	41,00	16,00	0,00	0,00	0,39	

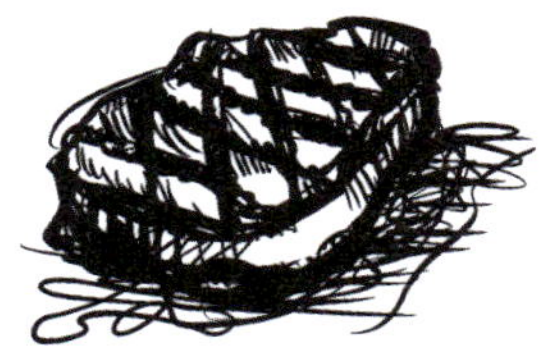

FISCH UND MEERESFRÜCHTE (115 G)	Kalorien	Fett	Eiweiß	Kohlenhydrate	Ballaststoffe	Preis-Leistungsverhältnis	Nährstoffe
Garnelen	112,00	0,32	27,20	0,23	0,00	49,45	
Langostino	93,00	0,67	21,30	0,00	0,00	31,79	
Thunfisch (in Dosen)	149,00	1,06	32,91	0,00	0,00	31,05	
Nördlicher Hecht	128,00	1,00	28,00	0,00	0,00	28,00	
Kabeljau	113,00	1,00	26,00	0,00	0,00	26,00	
Granatbarsch	119,00	1,00	25,70	0,00	0,00	25,70	
Krabben	94,00	0,84	20,28	0,00	0,00	24,14	
Thunfisch (Gelbflossen-Thun)	150,00	1,50	34,00	0,00	0,00	22,67	
Hummer	101,00	1,00	22,00	0,00	0,00	22,00	
Crappies (Pomoxis)	132,00	1,34	28,20	0,00	0,00	21,04	
Blauer Sonnenbarsch	133,00	1,34	28,20	0,00	0,00	21,04	
Barsch	132,00	1,34	28,20	0,00	0,00	21,04	
Mahi Mahi	100,00	1,00	21,00	0,00	0,00	21,00	
Zackenbarsch	134,00	1,50	28,20	0,00	0,00	18,80	
Flusskrebs (Languste)	93,00	1,40	19,00	0,00	0,00	13,57	
Barramundi	110,00	2,00	23,00	0,00	0,00	11,50	
Tilapia	145,00	3,00	29,70	0,00	0,00	9,90	
Seeteufel	110,00	2,20	21,10	0,00	0,00	9,59	

FISCH UND MEERESFRÜCHTE (115 G)	Kalorien	Fett	Eiweiß	Kohlenhydrate	Ballaststoffe	Preis-Leistungsverhältnis	Nährstoffe
Seebarsch	135,00	3,00	27,00	0,00	0,00	9,00	
Heilbutt	155,00	3,50	30,70	0,00	0,00	8,77	
Lachsrogen (Ikura)	185,00	4,00	34,30	0,00	0,00	8,58	
Wels	119,00	3,20	20,90	0,00	0,00	6,53	
Flunder	97,50	2,70	17,30	0,00	0,00	6,41	
Steinbutt	138,00	4,30	23,30	0,00	0,00	5,42	
Oktopus	186,00	2,40	33,80	5,00	0,00	4,57	
Tintenfisch	119,00	1,80	20,30	4,00	0,00	3,50	
Lachs	206,00	9,00	31,00	0,00	0,00	3,44	
Jakobsmuscheln	126,00	1,00	23,00	6,00	0,00	3,29	
Forelle	190,00	8,60	28,00	0,00	0,00	3,26	
Schwertfisch	195,00	9,00	26,60	0,00	0,00	2,96	
Zander	156,00	7,50	22,00	0,00	0,00	2,93	
Saibling	208,00	10,00	29,00	0,00	0,00	2,90	
Herzmuschel	90,00	0,80	15,30	5,30	0,00	2,51	
Fischleber	118,00	5,00	12,50	5,80	0,00	2,50	Fast alles, insbesondere die Vitamine A, C und D, Folsäure und Mineralien wie Magnesium, Selen, Kalium und Zink
Sardinen	139,00	7,50	18,00	0,00	0,00	2,40	
Muscheln	195,00	5,00	27,00	8,38	0,00	2,02	
Venusmuscheln	161,00	6,70	27,50	6,70	0,00	2,05	
Seeigel	137,00	5,60	18,30	3,90	0,00	1,93	
Sardellen	256,00	15,90	28,00	0,00	0,00	1,76	
Aal	267,00	17,00	26,80	0,00	0,00	1,58	
Makrele	290,00	20,30	27,00	0,00	0,00	1,33	
Austern	92,00	2,60	10,70	5,60	0,00	1,30	
Hering	283,50	20,20	23,80	0,00	0,00	1,18	
Kaviar	299,00	20,30	27,90	4,54	0,00	1,12	
Escargot	21,60	0,20	1,30	3,50	3,20	0,35	

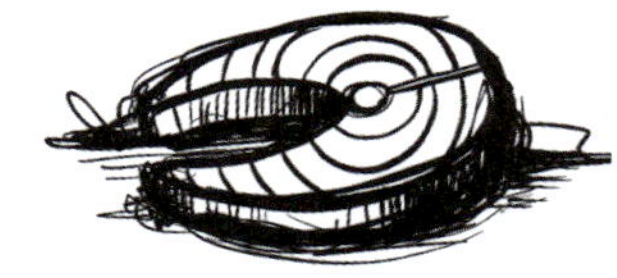

SCHWEINE-FLEISCH (115 G)	**Kalorien**	**Fett**	**Eiweiß**	**Kohlen-hydrate**	**Ballast-stoffe**	**Preis-Leistungs-verhältnis**	**Nährstoffe**
Filet	158,00	4,00	30,00	0,00	0,00	7,50	
Leber	187,00	5,00	29,50	4,30	0,00	5,90	Fast alles, insbesondere die Vitamine A, C und D, Folsäure und Mineralien wie Magnesium, Selen, Kalium und Zink
Niere	171,00	5,30	28,80	0,00	0,00	5,43	Omega-3, B12 und Eisen
Herz	168,00	5,70	26,80	0,50	0,00	4,70	B12, Kalium, Selen und Kollagen
Kotelett	241,00	12,00	33,00	0,00	0,00	2,75	
Rumpf	280,00	16,20	32,80	0,00	0,00	2,02	
Lende	265,00	15,50	30,80	0,00	0,00	1,99	
Mittelrippen (Landhausstil)	245,00	16,00	25,00	0,00	0,00	1,56	
Beinschinken	305,00	20,00	30,40	0,00	0,00	1,52	
Ohren	188,00	12,30	18,00	0,20	0,00	1,46	Kollagen, Cholin, Vitamin D und Kalzium
Zunge	307,00	21,00	27,30	0,00	0,00	1,30	Vitamine B und D, Cholin, Eisen und Zink
Gehirn	156,00	11,00	14,00	0,00	0,00	1,27	Cholesterin, Omega-3, Selen, Kupfer und Vitamin B5
Schweinekamm	240,00	18,00	19,00	0,00	0,00	1,06	
Grieben (Schweine-schwarten)	530,00	40,00	39,00	1,90	0,00	0,98	Kollagen
Speck	600,00	47,20	41,80	0,00	0,00	0,89	
Schulter	285,00	23,00	19,00	0,00	0,00	0,83	
Haxe	285,00	24,00	17,00	0,00	0,00	0,71	
Kotelettrippen	315,00	27,00	18,00	0,00	0,00	0,67	
Bauch	588,00	60,00	10,40	0,00	0,00	0,17	

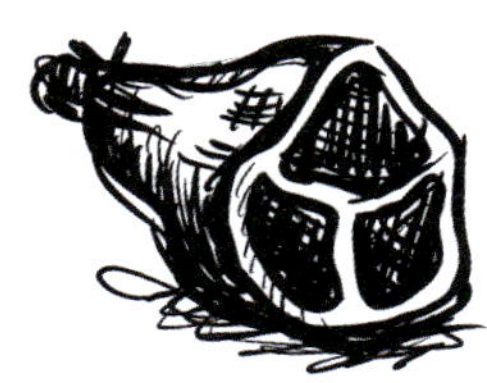

GEFLÜGEL (115 G)	Kalorien	Fett	Eiweiß	Kohlenhydrate	Ballaststoffe	Preis-Leistungsverhältnis	Nährstoffe
Hühnermagen	175,00	3,00	34,50	0,00	0,00	11,50	Niacin, Zink, Selen und Eisen
Hühnerbrust, ohne Haut	138,00	4,00	25,00	0,00	0,00	6,25	
Hühnerinnereien (Niere)	178,00	5,10	30,80	0,00	0,00	6,04	Omega-3, B12 und Eisen
Hühnerleber	189,00	7,40	27,70	1,00	0,00	3,74	Fast alles, insbesondere die Vitamine A, C und D, Folsäure und Mineralien wie Magnesium, Selen, Kalium und Zink
Hühnerbrust, mit Haut	200,00	8,40	31,00	0,00	0,00	3,69	
Hühnerherz	210,00	9,00	30,00	0,10	0,00	3,33	Vitamin B12, Kalium, Selen und Kollagen
Hühnerbein, ohne Haut	210,00	9,50	30,70	0,00	0,00	3,23	
Fasan	200,00	10,50	25,70	0,00	0,00	2,45	
Hähnchenkeule	178,00	9,90	22,00	0,00	0,00	2,22	
Truthahn	175,00	9,90	21,00	0,00	0,00	2,12	
Hühnerbein, mit Haut	255,00	15,20	29,40	0,00	0,00	1,93	
Hähnchenschenkel, ohne Haut	165,00	10,00	19,00	0,00	0,00	1,90	
Ente	228,00	13,90	26,30	0,00	0,00	1,89	
Hähnchenschenkel, mit Haut	275,00	17,60	28,30	0,00	0,00	1,61	
Hähnchenflügel	320,00	22,00	30,40	0,00	0,00	1,38	
Hühnerfüße	244,00	16,60	22,00	0,20	0,00	1,33	Kollagen, Riboflavin, Kalzium und Hyaluronsäure
Wildhuhn	220,00	16,00	19,00	0,00	0,00	1,19	
Gans	340,00	24,90	28,50	0,00	0,00	1,14	
Hühnerhaut	514,00	46,00	23,00	0,00	0,00	0,50	Kollagen, Kalzium und Ölsäure

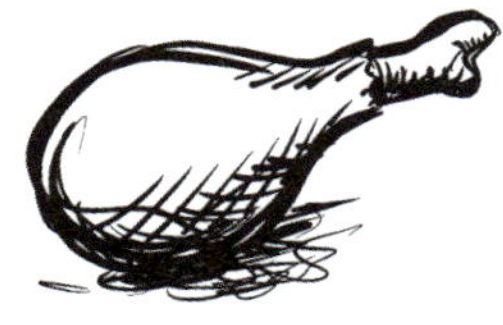

ZIEGE UND LAMM (115 G)	Kalorien	Fett	Eiweiß	Kohlen-hydrate	Ballast-stoffe	Preis-Leistungsver-hältnis	Nährstoffe
Ziegenfleisch	162,00	3,40	30,70	0,00	0,00	9,03	
Ziegenrippen	162,00	3,40	30,70	0,00	0,00	9,03	
Ziegenhoden	154,00	3,40	29,70	1,14	0,00	6,54	Zink, Eisen, Phosphor und Kalium
Lammhoden	154,00	3,40	29,70	1,14	0,00	6,54	Zink, Eisen, Phosphor und Kalium
Ziegenleber	217,00	5,90	33,00	5,80	0,00	2,82	Fast alles, insbesondere die Vitamine A, C und D, Folsäure und Mineralien wie Magnesium, Selen, Kalium und Zink
Lammleber	250,00	10,00	34,70	2,87	0,00	2,70	Fast alles, insbesondere die Vitamine A, C und D, Folsäure und Mineralien wie Magnesium, Selen, Kalium und Zink
Lammkoteletts	313,00	22,70	25,50	0,00	0,00	1,12	
Lammhack	313,00	22,70	25,50	0,00	0,00	1,12	

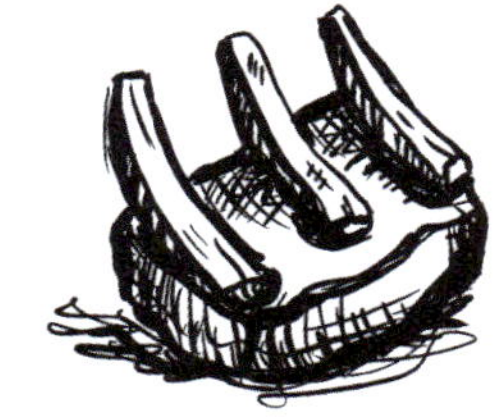

WILD (115 g)	Kalorien	Fett	Eiweiß	Kohlenhydrate	Ballaststoffe	Preis-Leistungsverhältnis	Nährstoffe
Wildlende*	169,30	2,70	34,30	0,00	0,00	12,85	
Elch-Steak	168,00	3,20	34,70	0,00	0,00	10,84	
Hirschbraten	179,00	3,60	34,30	0,00	0,00	9,53	
Hirsch-Steak	179,00	3,60	34,30	0,00	0,00	9,53	
Bison, Oberschale	138,00	2,80	26,40	0,00	0,00	9,43	
Kaninchenfleisch	196,00	4,00	37,40	0,00	0,00	9,35	
Elch-Lende	189,00	4,40	35,00	0,00	0,00	7,95	
Bison Kamm/ Schulter	219,00	6,00	38,30	0,00	0,00	6,38	
Hirsch-Herz	187,00	5,40	32,30	0,17	0,00	5,80	Vitamin B12, Kalium, Selen und Kollagen
Bison Rib-Eye	200,00	6,40	33,40	0,00	0,00	5,22	
Bison Top-Sirloin	194,00	6,40	31,80	0,00	0,00	4,97	
Hirschleber	196,00	8,00	28,00	0,00	0,00	3,50	Fast alles, insbesondere die Vitamine A, C und D, Folsäure und Mineralien wie Magnesium, Selen, Kalium und Zink
Hirschhack	212,00	9,30	30,00	0,00	0,00	3,23	
Elchhack	219,00	9,90	30,20	0,00	0,00	3,05	
Bisonhack	166,00	8,20	23,00	0,00	0,00	2,80	
Bison-Leber	241,00	5,30	33,30	6,70	0,00	2,78	Fast alles, insbesondere die Vitamine A, C und D, Folsäure und Mineralien wie Magnesium, Selen, Kalium und Zink
Bärenfleisch	186,00	9,40	22,80	0,00	0,00	2,43	
Bison-Herz	239,00	16,00	22,70	0,00	0,00	1,42	Vitamin B12, Kalium, Selen und Kollagen

**Wild bezieht sich in diesem Fall speziell auf Hirsch.*

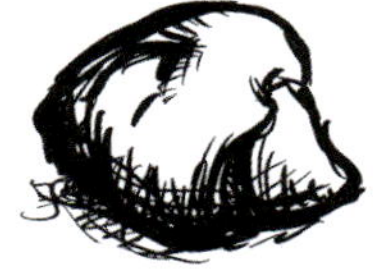

Eier und Milchprodukte (pro 28 Gramm, außer bei anderer Angabe)	Kalorien	Fett	Eiweiß	Kohlenhydrate	Ballaststoffe	Preis-Leistungsverhältnis	Nährstoffe
Eiweiß (1 großes)	17,40	0,06	3,64	0,24	0,00	12,13	
Griechischer Joghurt, natur (0 % Fett, pro 230 g)*	144,60	0,96	25,00	9,00	0,00	2,51	
Hüttenkäse (4 % Fett)*	206,00	9,00	23,35	7,10	0,00	1,45	
Parmesan	111,00	7,32	10,13	0,91	0,00	1,23	
Griechischer Joghurt, natur (Vollmilch, pro 230 g)*	230,00	11,00	22,00	9,00	0,00	1,10	
Ei (1 großes)	68,20	4,70	5,50	0,50	0,00	1,07	
Pecorino Romano	109,70	7,64	9,00	1,03	0,00	1,04	
Mozzarella (teilentrahmt)	83,60	5,61	6,73	1,58	0,00	0,94	
Gruyère	117,00	9,17	8,45	0,10	0,00	0,91	
Provolone	99,50	7,55	7,25	0,61	0,00	0,89	
Ziegenkäse	74,80	6,00	5,25	0,00	0,00	0,88	
Gouda	101,00	7,78	7,07	0,63	0,00	0,84	
Schweizer Käse	82,50	6,51	5,66	0,30	0,00	0,83	
Mozzarella (Vollmilch)	90,00	7,00	6,12	0,70	0,00	0,79	
Brie	94,70	7,85	5,88	0,13	0,00	0,74	
Ricotta (Vollmilch)	49,30	3,68	3,19	0,86	0,00	0,70	
Blauschimmelkäse	100,00	8,15	6,07	0,66	0,00	0,69	
Gorgonzola	100,00	8,15	6,10	0,66	0,00	0,69	
Cheddar	114,00	9,44	6,48	0,00	0,00	0,69	
Stilton	116,00	9,90	6,72	0,03	0,00	0,68	
Roquefort	104,60	8,70	6,10	0,57	0,00	0,66	
Asiago	130,00	11,00	7,00	0,94	0,00	0,59	
Feta	74,80	6,00	4,00	1,16	0,00	0,56	
Eigelb (1 großes)	47,00	3,87	2,32	0,52	0,00	0,53	
Frischkäse	99,00	9,76	1,74	1,56	0,00	0,15	
Sauerrahm	28,50	2,78	0,35	0,67	0,00	0,10	
Mascarpone	121,00	12,83	0,95	1,12	0,00	0,07	
Butter	203,00	23,00	0,24	0,02	0,00	0,01	
Ghee	248,00	28,20	0,08	0,00	0,00	0,00	

** Diese Produkte enthalten mehr Kohlenhydrate, daher sollten Sie sie nur in Maßen oder gar nicht verzehren, um optimale Ergebnisse zu erzielen.*

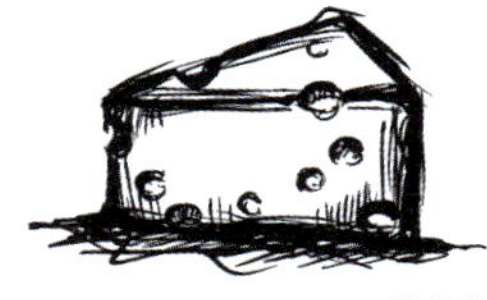

Die verschiedenen Fleischstücke

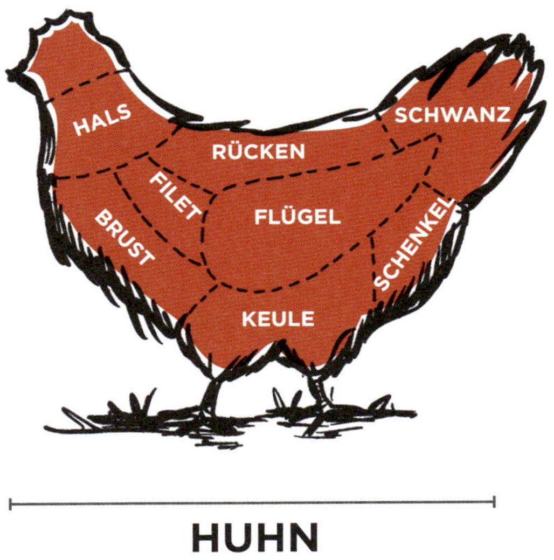

HUHN

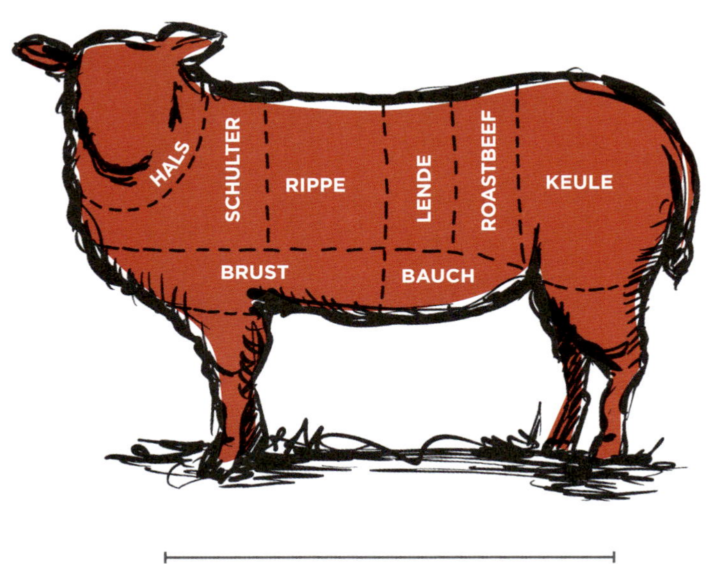

LAMM

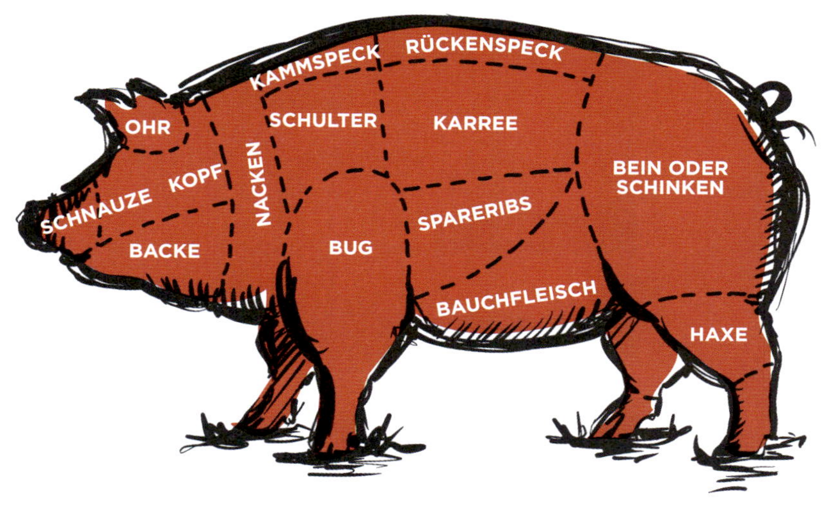

SCHWEIN

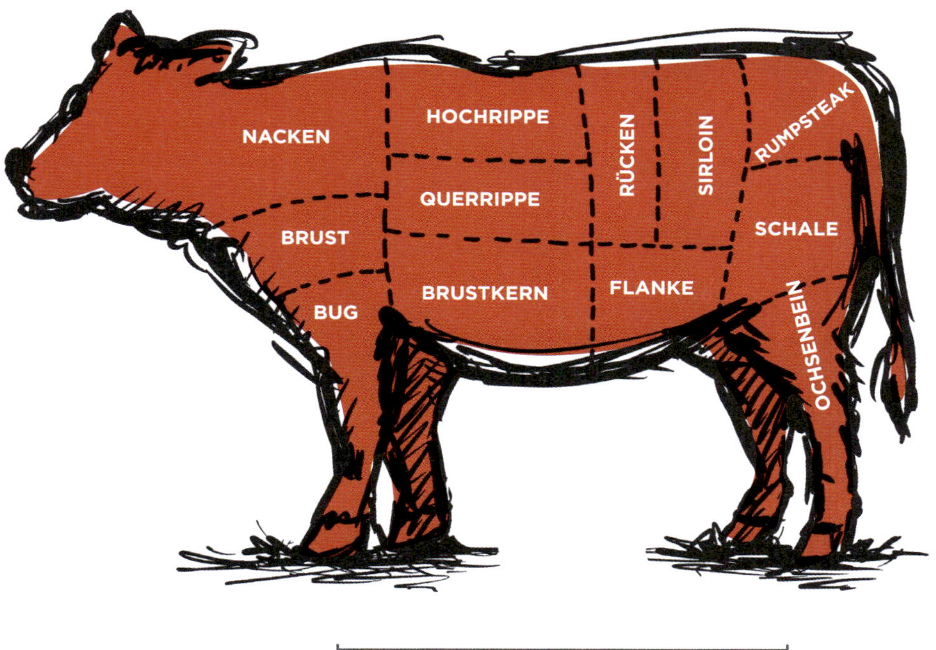

RIND

Gargrade für Fleisch

Blau, Pittsburgh
46 °C
Dunkelviolett, kühl, faserig, glitschig, leicht saftig

RARE
52 °C
Leuchtend purpurrote Mitte, warm, zart, saftig

MEDIUM RARE
EMPFOHLEN: 57°C
Leuchtend rote Mitte, warm, zart, sehr saftig

MEDIUM
63 °C (üblich im Restaurant)
Satte rosa Mitte, nachgiebig, saftig

MEDIUM WELL
66 °C
Hellbraun mit leichtem Rosa, fest, leicht faserig, leicht saftig

GUT DURCH/ WELL DONE
71 °C oder mehr
Hellbraun bis braun, nicht mehr rosa, zäh, trocken

Lamm, Wild, Ente (Steaks, Koteletts, Braten)	**Medium Rare 54–57 °C** *USDA Min. 63 °C*	Leuchtend rote Mitte, warm, zart, sehr saftig
Schweinefleisch, frischer Schinken, Kalbfleisch (Steaks, Koteletts, Braten)	**Medium 57–63 °C** *USDA Min. 63 °C*	Cremefarbene Mitte, etwas rosa, nachgiebig, saftig
Schweinerippen, Schweineschultern, Rinderbrust, Rinderrippen	**88–96 °C** *USDA Min. 63 °C*	Hoher Fett- und Kollagengehalt, am besten niedrig und langsam gegart
Huhn, Truthahn, einschließlich Füllung (ganz oder Hack)	**71 °C** *USDA Min. 74 °C*	Cremefarbenes weißes Fleisch, hellbraunes dunkles Fleisch
Hackfleisch, Burger, Würstchen (nur vorgekocht)	**71 °C** *USDA Min. 71 °C*	Kochen Sie diese riskanten Fleischsorten auf USDA-Minimum
Schinken, Hot Dogs, Würstchen (nur vorgekocht)	**60 °C oder mehr** *USDA Min. 60 °C*	Zart und saftig
Fisch (außer Thunfisch-Steaks)	**Medium 54–63 °C** *USDA Min. 63 °C*	Leicht durchscheinend, schuppig, zart
Thunfisch-Steaks	**Rare 49–52 °C** *USDA Min. 63 °C*	Leuchtend rote Mitte
Garnelen, Hummer, Krebse, Jakobsmuscheln		Bis das Fleisch undurchsichtig ist

Bewertungssystem für Rindfleisch

MARMORIERUNGSGRAD

Die Menge an Fett innerhalb des Fleischstücks

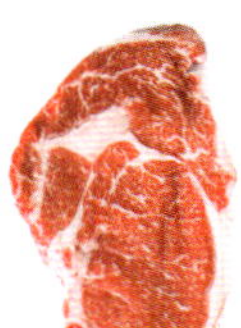

REICHLICH MARMORIERT

Hergestellt aus jungen, gut genährten Rindern. Es hat eine leichte bis reichliche Marmorierung und wird im Allgemeinen in Hotels und Restaurants verkauft. Braten und Steaks eignen sich hervorragend zum Schmoren, Braten oder Grillen.

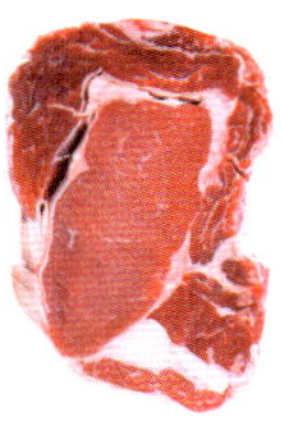

MODERAT MARMORIERT

Hochwertig, aber mit weniger Marmorierung. als Braten und Steaks aus Lende und Rippe sind sehr zart, saftig und aromatisch und eignen sich zum Schmoren, Braten oder Grillen. Weniger zarte Teilstücke, wie zum Beispiel aus der Schale, eignen sich hervorragend zum Schmoren, Braten oder Kochen mit wenig Flüssigkeit auf dem „Herd".

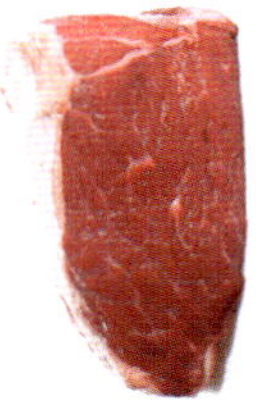

LEICHT MARMORIERT

Es ist ziemlich zart, aber es hat weniger Marmorierung, sodass es möglicherweise nicht so saftig oder aromatisch ist. Select-Rindfleisch eignet sich hervorragend zum Grillen, und es ist auch zum Marinieren oder Schmoren geeignet.

QUELLEN

Einleitung

K. Beckman. „9 Factors That Affect Longevity.“ *ThinkAdvisor* website. May 27, 2016. https://www.thinkadvisor.com/2016/05/27/9-factors-that-affect-longevity/?slreturn=20190506183852

Kapitel 2

M. Angell. „Drug Companies & Doctors: A Story of Corruption.“ *The New York Review of Books* magazine. January 15, 2009. https://www.nybooks.com/articles/2009/01/15/drug-companies-doctorsa-story-of-corruption/

G. Lundberg. „It's Not the Fat that Makes Us Unhealthy.“ *Medscape* video. August 24, 2018. https://www.medscape.com/viewarticle/900495

V. Stefansson. *Cancer: Disease of Civilization?* Anthropological and Historical Study (New York: Hill and Wang, 1960).

Kapitel 3

R. Aykroyd, D. Lucy, M. Pollard, C. Roberts. „Nasty, Brutish, but Not Necessarily Short: A Reconsideration of the Statistical Methods Used to Calculate Age at Death from Adult Human Skeletal and Dental Age Indicators.“ *American Antiquity* 65, no. 1 (1999): S. 55–70.

D. Beasley, A. Koltz, J. Lambert, N. Fierer, R. Dunn. „The Evolution of Stomach Acidity and Its Relevance to the Human Microbiome.“ *PLOS ONE* 10, no. 7 (2015).

California Academy of Sciences. „Oldest Evidence of Stone Tool Use and Meat-Eating Among Human Ancestors Discovered: Lucy's Species Butchered Meat.“ *Science Daily* website, August 11, 2010. https://www.sciencedaily.com/releases/2010/08/100811135039.htm

D. Fisher. „Taphonomic Analysis of Late Pleistocene Mastodon Occurrences: Evidence of Butchery by North American Paleo-Indians.“ *Paleobiology* 10, no. 3 (1984): S. 338–357.

J. Hagelaars. „The Two Epochs of Marcott.“ *My View on Climate* blog. https://ourchangingclimate.wordpress.com/2013/03/19/the-two-epochs-of-marcott/

J. Kuhn. „Throwing, the Shoulder, and Human Evolution.“ *American Journal of Orthopedics* 45, no. 2 (2016): S. 110–114.

C. Larsen. „Biological Changes in Human Populations with Agriculture.“ *Annual Review of Anthropology* 24, no. 1 (1995): S. 185–213.

Y. Malhi, C. Doughty, M. Galetti, F. Smith, J. Svenning, J. Terborgh. „Megafauna and Ecosystem Function from the Pleistocene to the Anthropocene.“ *Proceedings of the National Academy of Sciences of the United States of America* 113, no. 4 (2016): S. 838–846.

K. Milton. „Nutritional Characteristics of Wild Primate Foods: Do the Diets of Our Closest Living Relatives Have Lessons for Us?“ *Nutrition* 15, no. 6 (1999): S. 488–498.

C. Organ, C. Nunn, Z. Machanda, R. Wrangham. „Phylogenetic Rate Shifts in Feeding Time During the Evolution of Homo.“ *Proceedings of the National Academy of Sciences of the United States of America* 108, no. 35 (2011): S. 14555–14559.

B. Pobiner. „New Actualistic Data on the Ecology and Energetics of Hominin Scavenging Opportunities.“ *Journal of Human Evolution* 80 (2015): S. 1–16.

E. Trinkaus, A. Soficaru, A. Doboș, S. Constantin, J. Zilhão, M. Richards. „Stable Isotope for Early Modern Human Diet in Southeastern Europe.“ *Academia* website. http://www.academia.edu/245715/Stable_Isotope_Evidence_for_Early_Modern_Human_Diet_ in_Southeastern_Europe_Pe%C5%9Ftera_cu_Oase_Pe%C5%9Ftera_ Muierii_and_Pe%C5%9Ftera_Cioclovina_Uscat%C4%83

W. Zuo, F. Smith, E. Charnov. „A Life-History Approach to the Late Pleistocene Megafaunal Extinction.“ *The American Naturalist* 182, no. 4 (2013): S. 524–531.

Kapitel 4

P. Appleby, F. Crowe, K. Bradbury, R. Travis, T. Key. „Mortality in Vegetarians and Comparable Nonvegetarians in the United Kingdom.“ *The American Journal of Clinical Nutrition* 103, no. 1 (2016): S. 218–230.

W. L. Braddon und E. A. Cooper. „The Influence of Metabolic Factors in Beri-Beri. Part I. The Effect of Increasing the Carbohydrate Ration on the Development of Polyneuritis in Birds Fed on Polished Rice.“ *The Journal of Hygiene* 14, no. 3 (1914): S. 331–353.

N. R. Cook et al. „A Randomized Factorial Trial of Vitamins C and E and Beta Carotene in the Secondary Prevention of Cardiovascular Events in Women: Results from the Women's Antioxidant Cardiovascular Study.“ *Archives of Internet Medicine* 167, no. 15 (2007): S. 1610–1618.

M. Devries, A. Sithamparapillai, S. Brimble, L. Banfield, R. Morton, S. Phillips. „Changes in Kidney Function Do Not Differ Between Healthy Adults Consuming Higher- Compared with Lower- or Normal-Protein Diets: A Systematic Review and Meta-Analysis.“ *The Journal of Nutrition* 148, no. 11 (2018): S. 1760–1775.

D. Feldman. *Diet Doctor.* Website. https://www.dietdoctor.com/authors/dave-feldman

D. Garfinkel und L. Garfinkel. „Magnesium and Regulation of Carbohydrate Metabolism at the Molecular Level.“ Magnesium 7, no. 5–6 (1988): S. 249–261.

J. Geraci und T. Smith. „Vitamin C in the Diet of Inuit Hunters from Holman, Northwest Territories.“ *Arctic* 32, no. 2 (1979): S. 135–138.

R. Ghodsi und S. Kheirouri. „Carnosine and Advanced Glycation End Products: A Systematic Review.“ *Amino Acids* 50, no. 9 (2018): S. 1177–1186.

K. Ho, C. Tan, M. Daud, F. Seow-Choen. „Stopping or Reducing Dietary Fiber Intake Reduces Constipation and Its Associated Symptoms.“ *World Journal of Gastroenterology* 18, no. 33 (2012): S. 4593–4596.

S. J. Hur, C. Jo, Y. Yoon, K. T. Lee. „Controversy on the Correlation of Red and Processed Meat Consumption with Colorectal Cancer Risk: An Asian Perspective.“ *Critical Reviews in Food Science and Nutrition* (2018): S. 1–12.

J. Jamnik et al. „Fructose Intake and Risk of Gout and Hyperuricemia: A Systematic Review and Meta-Analysis of Prospective Cohort Studies.“ *BMJ Open* 6 (2016): e013191.

S. Jarrett, J. Milder, L. Liang, M. Patel. „The Ketogenic Diet Increases Mitochondrial Glutathione Levels.“ *Journal of Neurochemistry* 106, no. 3 (2008): S. 1044–1051.

M. Kasielski, M. Eusebio, M. Pietruczuk, D. Nowak. „The Relationship Between Peripheral Blood Mononuclear Cells Telomere Length and Diet: Unexpected Effect of Red Meat.“ *Nutrition Journal* 15, no. 1 (2016): S. 68.

D. Klurfeld. „What Is the Role of Meat in a Healthy Diet?“ *Animal Frontiers* 8, no. 3 (2018): S. 5–10.

M. M. Mielke et al. „The 32-Year Relationship Between Cholesterol and Dementia from Midlife to Late Life.“ *Neurology* 75, no. 21 (2010): S. 1888–1895.

T. Neogi, C. Chen, J. Niu, C. Chaisson, D. Hunter, Y. Zhang. „Alcohol Quantity and Type on Risk of Recurrent Gout Attacks: An Internet-Based Case-Crossover Study.“ *The American Journal of Medicine* 127, no. 4 (2014): S. 311–318.

G. Parnaud, G. Peiffer, S. Taché, D. E. Corpet. „Effect of Meat (Beef, Chicken, and Bacon) on Rat Colon Carcinogenesis.“ *Nutrition and Cancer* 32, no. 3 (1998): S. 165–173.

A. Peery et al. „A High-Fiber Diet Does Not Protect Against Symptomatic Diverticulosis." *Gastroenterology* 142, no. 2 (2012): S. 266–272.e1.

I. Schatz, K. Masaki, K. Yano, R. Chen, B. Rodriguez, D. Curb. „Cholesterol and All-Cause Mortality in Elderly People from the Honolulu Heart Program: A Cohort Study." *The Lancet* 358, no. 9279 (2001): S. 351–355.

M. Sheffer und C. L. Taylor. *The Development of DRIs, 1994–2004: Lessons Learned and New Challenges Workshop Summary* (Washington, DC: The National Academies Press, 2008).

E. Sijbrands, R. Westendorp, J. Defesche, P. de Meier, A. Smelt, J. Kastelein. „Mortality over Two Centuries in Large Pedigree with Familial Hypercholesterolaemia: Family Tree Mortality Study." *The BMJ* 322 (2001): S. 1019.

R. Sirtoli. „The Ultimate Keto Diet Guide for Beginners." *Nutrita* website. Updated May 27, 2019. https://nutrita.app/complete-guide-to-ketogenic-diet-for-beginners/

F. Stirpe und M. Comporti. „Adaptive Regulation of Ascorbic Acid Synthesis in Rat-Liver Extracts. Effect of X-Irradiation and of Dietary Changes." *The Biochemical Journal* 86, no. 2 (1963): S. 232–236.

G. E. Thottam, S. Krasnokutsky, M. H. Pillinger. „Gout and Metabolic Syndrome: A Tangled Web." *Current Rheumatology Reports* 19, no. 10 (2017): S. 60.

M. E. Van Elswyk, C. A. Weatherford, S. H. McNeill. „A Systematic Review of Renal Health in Healthy Individuals Associated with Protein Intake Above the US Recommended Daily Allowance in Randomized Controlled Trials and Observational Studies." *Advances in Nutrition* 9, no. 4 (2018): S. 404–418.

A. Weverling-Rijnsburger, G. Blauw, M. Lagaay, D. Knock, E. Meinders, R. Westendorp. „Total Cholesterol and Risk of Mortality in the Oldest Old." *The Lancet* 350, no. 9085 (1997): S. 1119–1123.

G. Wu et al. „Proline and Hydroxyproline Metabolism: Implications for Animal and Human Nutrition." *Amino Acids* 40, no. 4 (2011): S. 1053–1063.

C. S. Yajnik, R. F. Smith, T. D. Hockaday, N. I. Ward. „Fasting Plasma Magnesium Concentrations and Glucose Disposal in Diabetes." *The BMJ* 288 (1984): S. 1032.

Kapitel 5

G. Cavallini, S. Caracciolo, G. Vitali, F. Modenini, G. Biagiotti. „Carnitine Versus Androgen Administration in the Treatment of Sexual Dysfunction, Depressed Mood, and Fatigue Associated with Male Aging." *Urology* 63, no. 4 (2004): S. 641–646.

A. R. Hipkiss. „Could Carnosine or Related Structures Suppress Alzheimer's Disease?" *Journal of Alzheimer's Disease* 11, no. 2 (2007): S. 229–240.

T. Huc et al. „Chronic, Low-Dose TMAO Treatment Reduces Diastolic Dysfunction and Heart Fibrosis in Hypertensive Rats." *Heart and Circulatory Physiology* 315, no. 6 (2018): H1805–20.

K. Mahajani und V. Bhatnagar. „Comparative Study of Prevalence of Anaemia in Vegetarian and Non Vegetarian Women of Udaipur City, Rajasthan." *Journal of Nutrition & Food Sciences* S3 (2015).

R. Mynatt. „Carnitine and Type 2 Diabetes." *Diabetes/Metabolism Research and Reviews* 25, supplement 1 (2009): S. 45–49.

R. Pawlak, S. J. Parrott, S. Raj, D. Cullum-Dugan, D. Lucas. „How Prevalent Is Vitamin B12 Deficiency Among Vegetarians." *Nutrition Reviews* 71, no. 2 (2013): S. 110–117.

V. Senthong et al. „Intestinal Microbiota-Generated Metabolite Trimethylamine-N-Oxide and 5-Year Mortality Risk in Stable Coronary Artery Disease: The Contributory Role of Intestinal Microbiota in a COURAGE-Like Patient Cohort." *The Journal of the American Heart Association* 5, no. 6 (2016): e002816.

R. Smith, A. Agharkar, E. Gonzales. „A Review of Creatine Supplementation in Age-Related Diseases: More than a Supplement for Athletes." *F1000Research* 3, no. 222 (2014). https://www.ncbi.nlm.nih.gov/ pmc/articles/PMC4304302/

M. Soinio, J. Marniemi, M. Laakso, K. Pyörälä, S. Lehto, T. Rönnemaa. „Serum Zinc Level and Coronary Heart Disease Events in Patients with Type 2 Diabetes.“ *Diabetes Care* 30, no. 3 (2007): S. 523–528.
C. G. Zhang und S. J. Kim. „Taurine Induces Anti-Anxiety by Activating Strychnine-Sensitive Glycine Receptor in vivo.“ *Annals of Nutrition & Metabolism* 51, no. 4 (2007): S. 379–386.

Kapitel 6

B. N. Ames, M. Profet, L. S. Gold. „Dietary Pesticides (99.99% All Natural).“ *Proceedings of the National Academy of Sciences of the United States of America* 87, no. 19 (1990): S. 7777–7781.
M. Bernardino und M. Parmar. „Oxalate Nephropathy from Cashew Nut Intake.“ *Canadian Medical Association Journal* 189, no. 10 (2017): E405–08.
I. F. Bolarinwa, M. O. Oke, S. A. Olaniyan, A. S. Ajala. „A Review of Cyanogenic Glycosides in Edible Plants,“ chap. 8 in *Toxicology—New Aspects to This Scientific Conundrum* (Rijeka, Croatia: InTech, 2016).
S. Bugel, J. Bonventre, R. Tanguay. „Comparative Developmental Toxicity of Flavonoids Using an Integrative Zebrafish System.“ *Toxicological Sciences* 154, no. 1 (2016): S. 55–68.
N. T. Davies. „Effects of Phytic Acid on Mineral Availability,“ in *Dietary Fiber in Health and Disease* (New York: Plenum Press, 1982), S. 105–116.
G. Ede. „Vegetables.“ *Diagnosis: Diet* website. http://www.diagnosisdiet.com/food/vegetables/
J. M. Gee et al. „Effects of Saponins and Glycoalkaloids on the Permeability and Viability of Mammalian Intestinal Cells and on the Integrity of Tissue Preparations in Vitro.“ *Toxicology in Vitro* 10, no. 2 (1996): S. 117–128.
G. S. Gilani, C. W. Xiao, K. Cockell. „Impact of Antinutritional Factors in Food Proteins on the Digestibility of Protein and the Bioavailability of Amino Acids and on Protein Quality.“ *British Journal of Nutrition* 108, no. 52 (2012): S. 315–332.
T. Gong et al. „Plant Lectins Activate the NLRP3 Inflammasome to Promote Inflammatory Disorders.“ *The Journal of Immunology* 198, no. 5 (2017): S. 2082–2092.
S. Gundry. *Böses Gemüse: Wie gesunde Nahrungsmittel uns krank machen.* Lektine – die versteckte Gefahr im Essen (Weinheim: Beltz, 2018).
E. Lorenz, C. Michet, D. Milliner, J. Lieske. „Update on Oxalate Crystal Disease.“ *Current Rheumatology Reports* 15, no. 7 (2013): S. 340.
S. Malakar. „Bioactive Food Chemicals and Gastrointestinal Symptoms: A Focus of Salicylates.“ *Journal of Gastroenterology and Hepatology* 32, no. 51 (2017): S. 73–77.
B. Patel, R. Schutte, P. Sporns, J. Doyle, L. Jewel, R. N. Fedorak. „Potato Glycoalkaloids Adversely Affect Intestinal Permeability and Aggravate Inflammatory Bowel Disease.“ *Inflammatory Bowel Diseases* 8, no. 5 (2002): S. 340–346.
T. Truong, D. Baron-Dubourdieu, Y. Rougier, P. Guénel. „Role of Dietary Iodine and Cruciferous Vegetables in Thyroid Cancer: A Countrywide Case-Control Study in New Caledonia.“ *Cancer Causes Control* 21, no. 8 (2010): S. 1183–1192.

Kapitel 7

J. Antonio, C. Peacock, A. Ellerbroek, B. Fromhoff, T. Silver. „The Effects of Consuming a High Protein Diet (4.4 g/kg/d) on Body Composition in Resistance-Trained Individuals.“ *Journal of the International Society of Sports Nutrition* 11, no. 19 (2014): eCollection 2014.
N. Avena, P. Rada, B. Hoebel. „Evidence for Sugar Addiction: Behavioral and Neurochemical Effects of Intermittent, Excessive Sugar Intake.“ *Neuroscience & Behavioral Reviews* 32, no. 1 (2008): S. 20–39.
S. Baker und M. Maier. *Track-Well Forum.* Updated June 6, 2018. https://forum.track-well.com/t/carnivore-challenge-preliminary- results-are-good-weight-down-waist-down-pulse-down/42

A. Fasano. „Leaky Gut and Autoimmune Diseases.“ *Clinical Reviews in Allergy & Immunology*. 42, no. 1 (2012): S. 71–78.
W. Chai et al. „Dietary Red and Processed Meat Intake and Markers of Adiposity and Inflammation: The Multiethnic Cohort Study.“ *The Journal of the American College of Nutrition* 36, no. 5 (2017): S. 378–385.
R. Marshall. *Arctic Village*. Fairbanks, Alaska: University of Alaska Press, 1991.
F. Meader und E. Meader. *Year of the Caribou*, 1974, Alaska Wilderness Films.
C. Nasca et al. „Acetyl-L-Carnitine Deficiency in Patients with Major Depressive Disorder.“ *Proceedings of the National Academy of Sciences of the United States of America* 115, no. 34 (2018): S. 8627–8632.
Paleomedicina website. https://www.paleomedicina.com/en/#rolunk
L. Strath et al. „The Effect of Low-Carbohydrate and Low-Fat Diets on Pain in Individuals with Knee Osteoarthritis.“ *Pain Medicine* pnz022 (2019).

Kapitel 8

C. Ebbeling et al. „Effects of a Low Carbohydrate Diet on Energy Expenditure During Weight Loss Maintenance: Randomized Trial.“ *The BMJ* 363, no. 8177 (2018): S. 4583.
M. A. Farhangi, S. Keshavarz, M. Eshraghian, A. Ostadrahimi, A. Saboor-Yaraghi. „White Blood Cell Count in Women: Relation to Inflammatory Biomarkers, Haematological Profiles, Visceral Adiposity, and Other Cardiovascular Risk Factors.“ *Journal of Health, Population, and Nutrition* 31, no. 1 (2013): S. 58–64.

M. Den Heijer, S. Lewington, R. Clarke. „Homocysteine, MTHFR and Risk of Venous Thrombosis: A Meta-Analysis of Published Epidemiological Studies.“ *Journal of Thrombosis and Haemostasis* 3, no. 2 (2005): S. 292–299.

D. Feldman. *Cholesterol Code* website. https://cholesterolcode. com/

S. Gill und S. Panda. „A Smartphone App Reveals Erratic Diurnal Eating Patterns in Humans That Can Be Modulated for Health Benefits.“ *Cell Metabolism* 22, no. 5 (2015): S. 789–798.

L. A. Gilmore et al. „Consumption of High-Oleic Acid Ground Beef Increases HDL-Cholesterol Concentration but Both High- and Low-Oleic Acid Ground Beef Decrease HDL Particle Diameter in Normocholesterolemic Men.“ *The Journal of Nutrition* 141, no. 6 (2011): S. 1188–1194.

E. Hopkins und S. Sharma. *Physiology, Acid Base Balance* (Treasure Island, FL: StatPearls Publishing, 2019). https://www.ncbi.nlm.nih.gov/books/NBK507807/

S. Kashyap et al. „Ileal Digestibility of Intrinsically Labeled Hen's Egg and Meat Protein Determined with the Dual Stable Isotope Tracer Method in Indian Adults.“ *The American Journal of Clinical Nutrition* 108, no. 5 (2018): S. 980–987.

H. Kim, S. Lee, R. Choue. „Metabolic Responses to High Protein Diet in Korean Elite Body Builders with High-Intensity Resistance Exercise.“ *Journal of the International Society of Sports Nutrition* 8 (2011): S. 10.

M. Safieh, A. Korczyn, D. Michaelson. „ApoE4: An Emerging Therapeutic Target for Alzheimer's Disease.“ *BMC Medicine* 17, no. 64 (2019): S. 64.

S. Smith. „Marbling and Its Nutritional Impact on Risk Factors for Cardiovascular Disease.“ *Korean Journal for Food Science of Animal Resources* 36, no. 4 (2016): S. 435–44.

Kapitel 10

K. Andersen und K. Kuhn. *Cowspiracy: The Sustainability Secret*, 2014, Appian Way.

J. Bentley. „U. S. Trends in Food Availability and a Dietary Assessment of Loss-Adjusted Food Availability, 1970–2014." *Economic Information Bulletin*, no. 166 (2017): S. 24.

M. Dehghan et al. „Associations of Fats and Carbohydrate Intake with Cardiovascular Disease and Mortality in 18 Countries from Five Continents (PURE): A Prospective Cohort Study." *The Lancet* 390, no. 10107 (2017): S. 2050–2062.

B. Fischer und A. Lamey. „Field Deaths in Plant Architecture." *Journal of Agriculture and Environmental Ethics* 31, no. 4 (2018): S. 409–428.

A. Glatzle. „Questioning Key Conclusions of FAO Publications ‚Livestock's Long Shadow' (2006) Appearing Again in ‚Tackling Climate Change Through Livestock' (2013)." *Pastoralism: Research, Policy, and Practice* 4, no. 1 (2014).

Humane Research Council. „Study of Current and Former Vegetarians and Vegans," 2014. https://faunalytics.org/wp-content/up-loads/2015/06/Faunalytics_Current-Former-Vegetarians_Full-Report.pdf

Intergovernmental Panel on Climate Change. „2014 Synthesis Report." https://ar5-syr.ipcc.ch/topic_summary.php

„Italian Beef Production Uses 25 % Less Water." *Carni Sostenibili* website, March 22, 2016. http://carnisostenibili.it/en/ italian-beef-production-uses-25-less-water/

J. Johansen. „The Glass Walls Project." *AgWired* website, May 8, 2013. http://agwired.com/2013/05/08/the-glass-walls-project/

T. Key, P. Appleby, E. Spencer, R. Travis, A. Roddam, N. Allen. „Mortality in British Vegetarians: Results from the European Prospective Investigation into Cancer and Nutrition (EPIC-Oxford)." *The American Journal of Clinical Nutrition* 89, no. 5 (2009): S. 1613–1619.

D. Layman. „Assessing the Role of Cattle in Sustainable Food Systems." *Nutrition Today* 53, no. 4 (2018): S. 160–165.

S. Mihrshahi, D. Ding, J. Gale, M. Allman-Farinelli, E. Banks, A. E. Bauman. „Vegetarian Diet and All-Cause Mortality: Evidence from a Large Population-Based Australian Cohort–the 45 and Up Study." *Preventive Medicine* 97 (2017): S. 1–7.

M. Richter et al. „Vegan Diet. Position of the German Nutrition Society." *Ernährungs Umschau* 63, no. 4 (2016): S. 92–102.

H. Shibata, H. Nagai, H. Haga, S. Yasumura, T. Suzuki, Y. Suyama. „Nutrition for the Japanese Elderly." *Nutrition and Health* 8, no. 2–3 (1992): S. 165–275.

M. Springmann et al. „Health-Motivated Taxes on Red and Processed Meat: A Modelling Study on Optimal Tax Levels and Associated Health Impacts." *PLOS ONE* (2018). https://journals.plos.org/ plosone/article?id=10.1371/journal.pone.0204139

H. Steinfeld. *Livestock's Long Shadow: Environmental Issues and Options* (Rome, Italy: Food and Agriculture Organization of the United Nations, 2006). http://www.fao.org/3/a-a0701e.pdf

United States Environmental Protection Agency. „Inventory of U. S. Greenhouse Gas Emissions and Sinks." https://www.epa.gov/ghgemissions/inventory-us-greenhouse-gas-emissions-and-sinks

D. Widmar. „Pass the Meat: U. S. Meat Consumption Turns Higher." *Agricultural Economic Insights* website, October 31, 2016. http://ageconomists.com/2016/10/31/u-s-meat-consumption-turns-higher/

World Health Organization. „Depression in India: Let's Talk." 2017. http://www.searo.who.int/india/depression_in_india.pdf

INDEX

A

B

C

D

E

F

G

H

I

J

K

L

M

N

O

P

R

S

T

U

V

W

Y

Z

Über den Autor

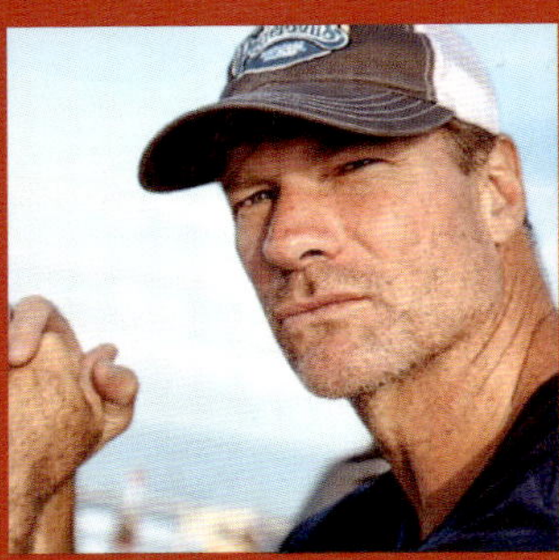

Dr. Shawn Baker ist Chirurg, Militäroffizier mit Auszeichnung, CEO, internationaler Vortragsredner und Vater. Bereits sein ganzes Leben ist er als erfolgreicher Spitzensportler aktiv. Durch seine Erfahrungen als professioneller Rugby-Spieler nationaler Rekordhalter im Powerlifting, Weltmeister bei den Highland Games, Weltmeister im Rudern, Offizier bei der US Air Force für den Start von Atomwaffen, Unfallchirurg in Afghanistan und Orthopäde hat er eine einzigartige Perspektive auf die Welt erlangt.

In den vergangenen Jahren untersuchte Dr. Baker, wie Gesundheit, Krankheit und Leistungsfähigkeit durch Ernährung und Lebensstil maßgeblich beeinflusst werden. Sein Einsatz für die Fleischfresser-Diät hat unzählige Menschen dazu inspiriert, unser fehlerhaftes Ernährungsparadigma in Frage zu stellen und stattdessen zu einem carnivoren Lifestyle überzugehen. Sie finden Dr. Baker auf Twitter (@SBakerMD) und Instagram (@ shawnbaker1967).

Weitere Titel im Unimedica Verlag

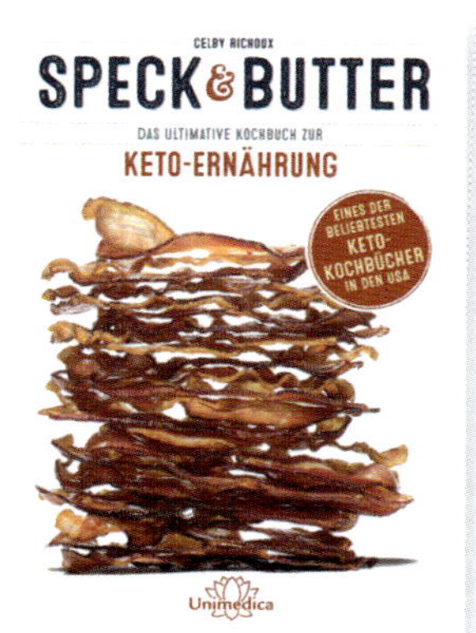

Celby Richoux

SPECK & BUTTER

Das ultimative Kochbuch zur Keto-Ernährung

312 Seiten, geb., € 26,80

150 leckere Keto-Rezepte für jeden Geschmack

Mit fettreicher & kohlenhydratarmer Kost zum persönlichen Idealgewicht!

Beim Reizwort Diät denken viele an fade Salate und teuere Nahrungsergänzungsmittel. Die ketogene Ernährung aus fettreichen, proteinoptimierten und dabei extrem kohlenhydrat-reduzierten Bestandteilen bietet Abnehmwilligen eine schmackhafte und reichhaltige Alternative. In diesem Kochbuch lernen Sie, Ihren Körper mit ausgewogener Keto-Ernährung und ganz ohne Hungergefühl (!) in einen sanften „Fasten-Modus" zu versetzen, um gesund und dauerhaft abzunehmen. Das Beste daran ist: Alle Zutaten sind problemlos beim Discounter erhältlich.

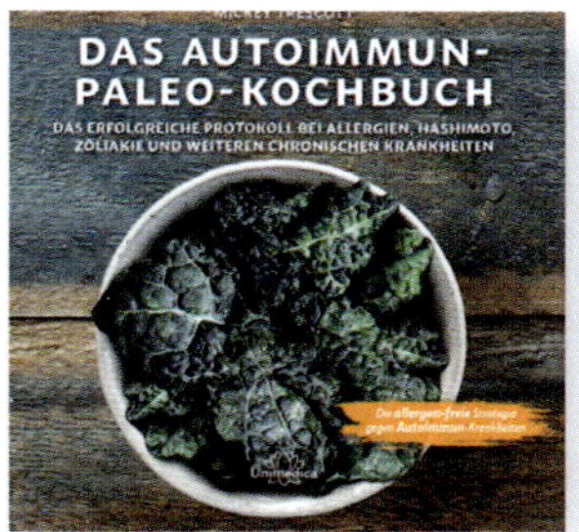

Mickey Trescott

DAS AUTOIMMUN PALEO-KOCHBUCH

Das erfolgreiche Protokoll bei Allergien, Hashimoto, Zöliakie und weiteren chronischen Krankheiten

320 Seiten, geb., € 25,99

Autoimmunerkrankungen wie Diabetes, Allergien, Multiple Sklerose oder Zöliakie beherrschen den Alltag vieler Menschen, während die heutige Medizin den Betroffenen oft keinen wirksamen Ausweg bietet. Das Autoimmunprotokoll wurde speziell für diese Krankheiten entwickelt. Es entfernt mögliche Auslöser in der Ernährung und schafft einen gesunden Darm. Die Voraussetzung für eine Heilung von innen. Mickey Trescotts Buch ist der perfekte Begleiter für den Einstieg. Die Ernährungsberaterin und erfolgreiche Bloggerin hat sich selbst mithilfe dieser speziellen Paleo-Diät von Zöliakie, Hashimoto-Thyreoiditis und chronischer Erschöpfung geheilt.